Die Freude des Seins

Die Freude des Seins

Vertiefende Kum Nye Übungen zur Entspannung, Integration & Konzentration

Tarthang Tulku

Dharma Publishing

Herzlichen Dank allen, die geholfen haben, das Buch zu übersetzen, zu korrigieren, zu gestalten und zu finanzieren.

Die Originalausgabe erschien 2006 unter dem Titel „The Joy of Being" bei Dharma Publishing, 35788 Hauser Bridge Road, Cazadero, CA 95421, USA. www.dharmapublishing.com

Autorisierte Übersetzung ins Deutsche von
Dharma Publishing Deutschland
www.dharmapublishing.de

Für die Überlassung der Fotos danken wir dem Instituto Nyingma do Rio de Janeiro.

Deutsche Erstausgabe 2010
ISBN 978-3-928758-27-7
Die Deutsche Bibliothek verzeichnet diese Publikation in der Deutschen Nationalbiografie; detaillierte bibliografische Daten sind abrufbar unter www.d-nb.de

Satz & Layout: Gewidmet Dr. Norbert Braunagel
Druck: Westermann Druckerei Zwickau GmbH
Printed in Germany

Erfahrenen Kum Nye-Praktizierenden und Lehrenden in der ganzen Welt gewidmet.

Mögen sie besonderen Erfolg erfahren mit den vertiefenden Übungen, die in diesem Buch vorgestellt werden. Mögen sie innere Freude, Frieden und Bedeutung finden, während sie Meister von Kum Nye werden.

Inhalt

Einleitung

Kum (sKu) bezieht sich auf den Körper, im Sinn von verkörpertem Sein. Die Bedeutung des Wortes geht über unsere physische Form hinaus und bezieht alle Aspekte unseres Seins mit ein und ebenso alle Wege, auf denen wir uns als Verkörperung authentischer Existenz entwickeln und nähren können. Nye (mNye) bedeutet Massage oder Übung, die heilt, integriert und belebt. Zusammen beziehen sich die Worte Kum Nye auf Massage, Körperhaltungen und Übungen, die uns in die Lage versetzen, uns in unserer Verkörperung wohlzufühlen und uns inspirieren, die vollständige Kapazität von Körper und Geist, Sinnen und Herz zu wecken.

Die Körperübungen von Kum Nye sind nur die äußere Form einer ganzheitlichen Vision menschlichen Seins. Ihr wahrer Wert liegt in ihrer Fähigkeit, Energie anzuregen, die Körper und Geist in einem Kontinuum von Freude und Wertschätzung miteinander verbindet. Indem wir Kum Nye meistern, lernen wir, wie wir von allen Formen der Erfahrung profitieren können; wir gewinnen Vertrauen, das sich auf Selbsterkenntnis gründet und wir errichten ein Fundament von Freude, das uns in unserem ganzen Leben unterstützen kann. Wir lernen, was es bedeutet, vollständig in uns selbst zu sein: Wir entdecken, was es bedeutet, zu SEIN.

Kum Nye war schon zu Zeiten der frühen Schüler Buddhas bekannt und wurde späteren Praktizierenden des Yoga weitergegeben. In Tibet war es nicht immer üblich. Im Westen ist es vor allem bekannt als eine

Massageart, aber es schließt ebenso einfache Körperhaltungen und Streckübungen mit ein, die von ihrer Natur her Yogaübungen sind, wobei die wesentliche Ausrichtung innerlich stattfindet.

Die Übungen, die in den früheren Büchern zu Kum Nye vorgestellt wurden (*Selbstheilung durch Entspannung* und *Tibetische Entspannung*, beide von Tarthang Tulku) konzentrieren sich auf die körperlichen Aspekte unseres Seins, indem sie Massage, Atemübungen, Körperhaltungen und Bewegungsübungen nutzen, um den Körper zu entspannen und zu beleben. *Die Freude des Seins* geht tiefer in die inneren Aspekte unserer Verkörperung hinein. Es betont die innere Massage durch das Fühlen und benutzt die Sinne, um unsere Fähigkeit zu sehen, zu hören, zu fühlen, zu berühren, zu schmecken und zu erkennen wieder zu beleben und somit die Grundlage für ein befriedigendes und sinnvolles Leben zu schaffen. Es will uns helfen, uns in unserer Verkörperung zu Hause zu fühlen, damit wir seine inneren Schätze würdigen können und inspiriert werden, sie weiter zu kultivieren.

Da jede/jeder ohne viel Philosophie oder Theorie beginnen kann, diese Schätze zu entwickeln, ist Kum Nye ein wirkungsvoller Weg, um Meditation zu praktizieren. Entspannung, die es dem Herzen erlaubt, sich zu öffnen, und ermöglicht, dass Meditation sich auf natürliche Weise manifestiert, ist für Praktizierende im Westen besonders hilfreich. Wenn du diese Übungen praktizierst, werden die Sinne, der Geist und das Bewusstsein vertrauter werden mit dem Gefühl von Glückseligkeit – dem reichen Nektar der Energie, die unbehindert durch einen vollkommen entspannten und ausgeglichenen Körper fließt. Glückseligkeit heilt das Herz, wenn es durch Ängstlichkeit und Schmerz bedrückt ist, und beruhigt den gestressten und konfliktbeladenen Geist. Wenn Glückseligkeit Teil unseres Seins wird, werden Körper und Geist zusammenarbeiten, wenn du meditieren möchtest, und du musst nicht so sehr mit körperlichen und geistigen Ablenkungen kämpfen. Bevor du also meditierst, entspanne dich tief und benutze Kum Nye-Übungen, um in Kontakt zu kommen mit glückseligen Zuständen. Wenn Glückseligkeit dann ihr Ziel erreicht hat, lass sie los und ruhe in der entspannten Stille der Meditation. Wenn du abhängig wirst vom Gefühl der Glückseligkeit und es dir widerstrebt, es gehen zu lassen, wirst du eine qualifizierte Lehrerin (oder einen qualifizierten Lehrer) brauchen, die (der) dir hilft, dich darüber hinaus und in den tiefen Strom von Samadhi zu bewegen.

Die Art und Weise, wie Kum Nye Körper, Sinne und Geist entspannt, kann uns in die Kraft und Schönheit des spirituellen Weges einführen. Die Fülle von Freude inspiriert zur Großzügigkeit des Herzens und zum Wunsch, anderen Freude zu bereiten. Freude ruft Freude hervor: Sind wir freudig in unserem eigenen Sein, erfreuen wir uns an den positiven Leistungen anderer und ihre Freude wird spontan zu unserer eigenen. Das Leiden anderer berührt unser Herz direkter und weckt Mitgefühl und den Wunsch nach Wissen, das heilt und inspiriert. Liebe wächst über das Selbst und die Verpflichtung hinaus und manifestiert sich mehr in unseren Handlungen. Freude stabilisiert sich zu Gleichmut, der Angst beseitigt und Selbstverpflichtung bestärkt. Auf diese Weise kann der Nutzen von Kum Nye die Grenzen unserer spezifischen Verkörperung überschreiten und Verdienste hervorbringen, die alle Wesen erheben.

Das Bedürfnis zu SEIN

Im Allgemeinen zwingt uns die Unfähigkeit, uns in uns selbst vollständig zu fühlen, einfach zu SEIN, dazu, viel Zeit damit zu verbringen, auf ruhelose, hungrige Weise nach etwas zu suchen – Freunde, Ablenkungen, Wohlgefühl, Unterhaltung – sogar nach Wissen. Wie auch immer wir unsere Motivation erklären, die Ursache dieser Ruhelosigkeit kann oft auf einen Mangel an Zufriedenheit zurückgeführt werden. Die meisten von uns erreichen irgendwann einen Punkt, an dem sie feststellen, dass etwas in ihrem Leben fehlt.

Kum Nye kann unser ganzes Sein ins Gleichgewicht bringen, integrieren und energetisieren, dabei klarere Wege der Kommunikation zwischen Sinnen, Körper und Geist öffnen und ein Gefühl von Ganzheit und Ruhe einladen, das sehr erfrischend ist. Wenn alle Aspekte unseres Seins harmonisch nebeneinander bestehen und jeder den anderen unterstützt und ergänzt, wird unsere innere Umgebung glücklicher; unsere Gefühlsstimmungen sind im Allgemeinen heller und freudiger, und unsere Interaktionen mit anderen sind beständiger angenehm. Wenn Körper und Geist sich in vollkommenem Gleichgewicht befinden, fühlen wir uns vollständig und ganz: nichts fehlt. An diesem Punkt antworten wir vielleicht auf eine neue Vision der menschlichen Bestimmung und gehen den nächsten Schritt auf unserem spirituellen Weg.

Der Körper, das Gefährt, das unser Leben unterstützt und erhält, ist unser intimster Freund, und wir sollten alles nur Mögliche tun, um ihn gesünder und glücklicher zu machen. Der Geist ist ebenso unser ständiger Begleiter; was immer er fühlt, fühlen auch wir, und daher bringt es besonderes Vergnügen, wenn wir ihn mit Glückseligkeit nähren. Wenn du fragst: „Wie soll das möglich sein, unserem Geist nach Belieben Glückseligkeit zu bieten?", ist die Antwort für uns so nah wie unser eigener Körper, der Atem und die Sinne. Wir können jetzt handeln, um unsere Augen auf Schönheit auszurichten, die Ohren auf die Qualität von Klang, die Nase und Zunge auf die Feinheiten von Duft und Geschmack und den Körper auf seine eigene lebendige Energie. Dann können die Sinne dem Geist, der vor Langeweile dumpf ist oder von negativen Gedanken und Emotionen gefesselt, Licht und Freude bringen. Der Geist wird freudvoll, Bewusstheit dehnt sich aus und das Festhalten an Negativität verliert sich. Ist der Geist zufrieden, wird sogar das Ego milde; frei vom Bedürfnis sich zu schützen, sich seiner selbst zu vergewissern und sich zu verteidigen, entwickelt es die Schönheit der Bescheidenheit.

Kum Nye kann dein Geschenk an dich selbst sein, deine Geste der Dankbarkeit für deine Verkörperung und für all die Zellen und Körpersysteme, die es dir ermöglichen, die Freude am Lebendigsein zu erfahren. Da jeder Mensch Glücklichsein braucht und Entlastung von den Frustrationen eines geschäftigen und oft sinnlosen Lebens, hoffe ich, dass du dich einsetzt zum Wohle anderer und ihnen auch Freude widmest. Das zu tun wird die Wohltat deiner Bemühungen sehr vergrößern.

Wenn du Kum Nye in deine tägliche Routine mit hinein nimmst, kannst du viele seiner Körperhaltungen und Übungen ausführen, während du deinen täglichen Aktivitäten nachgehst, während kurzer Pausen bei der Arbeit oder morgens und abends. Wenn du dann schwere Zeiten erlebst, wirst du über Wissen und Techniken verfügen, die dir helfen werden, besser zurechtzukommen.

Was auch immer du tust, eines Tages wirst du vielleicht lernen, dass es möglich ist, dein Sein in einer flexibleren Art zu gestalten. Wenn du die Fähigkeiten deiner Sinne entwickelst, wirst du vielleicht deine täglichen Aktivitäten in einem schöneren Licht wahrnehmen. Wenn du deinen

Geist mit Freude nährst, wirst du vielleicht Wege finden, deine Einstellungen zu transformieren und neues Wissen und neue Techniken anzuwenden, die Leichtigkeit ins tägliche Leben und in die Arbeit bringen. Was immer du tust, kann zu einer Kum Nye-Übung werden, die die Vorstellungskraft und Kreativität anregt.

Dieses Buch ist meine Art, meine Gedanken mit dir zu teilen. Ich habe lange überlegt, wie ich vertiefende Aspekte von Kum Nye auf eine praktische Weise vermitteln kann; eine Weise, die Menschen im täglichen Leben nützt und die diejenigen unterstützt, die gerne tiefere Ebenen der Meditation erreichen möchten. Vor kurzem habe ich mit Betty Cook daran gearbeitet, meine Ideen zu diesem Buch zusammenzufassen. Dabei habe ich Übungen hinzugefügt, die entwickelt wurden, um ein Gefühl für die körperlichen, sinnlichen und geistigen Erfahrungen zu vermitteln, die durch Kum Nye möglich sind.

Obwohl eine gewisse Orientierung hilfreich ist, können Worte allein dich nicht mit Kum Nye verbinden. Es ist die Praxis, die dir die unmittelbare Erfahrung bringt; und es ist die Erfahrung, die dich befähigt, die Qualität deines Lebens zu transformieren. Da der Nutzen von Kum Nye sich mit regelmäßiger Praxis ansammelt, ist es wichtig, dass du etwa alle drei Monate vier oder fünf Übungen aus diesem Band auswählst und dich dazu ermunterst, mindestens zweimal täglich eine oder zwei davon zu üben. Erinnere dich bei allem, was du tust, dass Kum Nye deine Rüstung gegen Negativität ist, die dich von innen heraus belastet oder durch andere auf dich einwirkt. Es ist Wissen, das du durch Achtsamkeit meistern und aufrechterhalten kannst.

Wenn du schließlich mit dem Weg von Kum Nye, Gefühle und Empfindungen zu intensivieren, vertraut bist, wirst du keine Erinnerung mehr benötigen – Entspannung wird auf natürliche Weise entstehen, weil du das Wissen und die Einstellungen, die du durch Kum Nye kultiviert hast, verkörperst. Wonach immer du suchst – nach Macht, nach positiven Gefühlen, nach einem Gefährten, oder nach Liebe – sie sind alle nichts im Verhältnis zum Reichtum des Geistes, den Kum Nye dir geben kann. Es ist nicht notwendig, auf das, was du schätzt, zu verzichten oder es aufzugeben. Du kannst allen Manifestationen des Geistes Raum geben und Freude gewinnen aus allem, was du tust.

Deine Körper/Geist-Verkörperung ist dein persönliches Schatzhaus, eine Quelle wunderschöner Gefühle und tiefer Zufriedenheit. Wenn du ihren Wert schätzt und lernst, wie du sie gut nähren kannst, wird Kum Nye dir zeigen, wie du ins Herz deines Seins eintreten und deine inneren Reichtümer vollständiger entwickeln kannst. Kum Nye wird die Freude des Seins wecken; Kum Nye wird dich nach Hause bringen.

In den vergangenen 20 Jahren haben diejenigen, für die Kum Nye zu einem Teil ihres Lebens wurde, positive Erfahrungen gemacht. SchülerInnen, die Kum Nye am Nyingma Institut in Berkeley gelernt haben, haben eine Ausbildung als Kum Nye-LehrerInnen absolviert und bieten nun Kum Nye-Programme in Argentinien, Brasilien, Deutschland und Holland an. Einige dieser Langzeit-Übenden haben vor einiger Zeit ihre Wertschätzung für Kum Nye in kurzen Kommentaren geäußert; sie sind am Ende des Buches (siehe Seite 286 ff.) eingefügt.

Das Buch Kum Nye Relaxation (deutsch: *Selbstheilung durch Entspannung*) wurde in der ganzen Welt in 15 Sprachen veröffentlicht. Eine Ausgabe mit Photos und dem Titel *Tibetan Relaxation* (deutsch: *Tibetische Entspannung*) wurde auf Englisch, Holländisch, Französisch, Deutsch und Portugiesisch herausgegeben. Ich hoffe, dass *Die Freude des Seins* neue Praktizierende inspiriert und erfahrene Übende ermutigt, ihr Herz durch Kum Nye unmittelbarer berühren zu lassen. Mögen diese Beiträge deine Praxis inspirieren und deine Reise durchs Leben erleichtern.

Tarthang Tulku
Odiyan, 1. August 2005

Zur Nutzung dieses Buches: Hinweise des Herausgebers

Die Aufsätze/Abhandlungen und Übungen in diesem Buch sind in vier Hauptteile gegliedert: „Die Arbeitsgrundlage", „Atem", „Sinne und Wahrnehmung" und „Den Geist massieren". Die Kapitel darin sind im Allgemeinen kurz, einige von ihnen haben verschiedene Untertitel, die verschiedene Aspekte des Hauptthemas darlegen. Obwohl die Anordnung der Themen und Übungen nicht unbedingt aufeinander aufbauen, ist es ratsam, das Buch von Anfang bis Ende durchzulesen, bevor du einen bestimmten Teil als Schwerpunkt auswählst.

Es ist hilfreich, das ganze Buch – auch die Teile, die nicht ausdrücklich als solche gekennzeichnet sind – als Übung für den Geist zu betrachten. Du hast vielleicht den Eindruck, dass die Zielsetzung mancher Teile nicht sofort klar ist, und vielleicht erfordert es mehrmaliges Lesen und eingehendes Studium, um den Wert dieser Zeilen zu schätzen. Aber wenn du dich ihnen mit offenem Geist annäherst und dich immer wieder in der gleichen Weise herantastest, wie du es mit einer körperlichen Übung machen würdest, ist es wahrscheinlich, dass deine Bemühungen reich belohnt werden.

Einige LeserInnen mögen gerne der Reihenfolge der Übungen folgen, wie sie hier im Buch angegeben ist; für andere wird es nützlicher sein, ihren Interessen zu folgen. Einige Übungen, die zunächst im ersten Kum Nye-Buch vorgestellt wurden, sind hier ebenfalls aufgenommen, weil sie in einer Übungssequenz eine Rolle spielen. Wenn du ein/e erfahrene/r Übende/r bist, kannst du andere Übungen deiner Wahl hinzufügen. Sei ermutigt, dein eigenes Programm zu entwickeln, das du über mehrere Monate durchführen kannst.

Sinneswahrnehmung ist ein wichtiges und komplexes Studium und wurde in buddhistischen Abhandlungen des Abhidharma sehr detailliert erforscht. Da die Traditionen variieren, ist es hier nicht möglich, in spezifische Details zu gehen und traditionelle Terminologien einzubringen. Aber ein kurzes Diagramm der Begriffe und Kategorien der sechs Sinne, wie sie in den tibetischen Traditionen definiert sind, findet sich auf Seite 137. Eine kurze Liste empfohlener Literatur hierzu für die Leser, die mehr wissen möchten über den Geist und geistige Ereignisse, findet sich auf Seite 292.

Obwohl die Kapitel über die sechs Sinne (Seite 74 bis Seite 137) frei sind von technischen Begriffen, stellen sie allgemeine Gedanken zu den Sinnesorganen und zum Wahrnehmungsprozess vor, die bei der Kum Nye-Praxis hilfreich sein können. Im Kapitel über den Körper werden insbesondere Gefühle allgemeiner behandelt als sie im traditionellen Abhidharma behandelt werden, wo unterschieden wird zwischen Empfindungen, Gefühlen, Gefühlstönen und den verschiedenen Kategorien von Emotionen.

Wo westliche Systeme unterscheiden zwischen den physischen Sinnen und dem Geist, fassen buddhistische Traditionen im Allgemeinen die physischen Sinne und den erkennenden Aspekt des Geistes zusammen und bilden in der Summe sechs Sinne. Im westlichen Verständnis betrachten wir den Geist gewöhnlich nicht als ein Sinnesorgan. Buddhistische Abhidharma-Lehren benennen verschiedene Aspekte des Geistes, bestimmen ihre Funktion und unterscheiden verschiedene Ebenen von Bewusstsein.

Kum Nye ist unser größter Schatz, und wir haben ein Recht, diesen zu kultivieren und zu verkörpern; er ist ein Erbe, das durch unsere Einstellungen und Haltungen wieder belebt werden muss. Aufgrund des Wissens, das in Kum Nye bewahrt wird, ist der Buddha ein Symbol universellen Friedens und der Dharma ein Symbol für Heilung und Transformation. Wir können dieses Wissen nicht sterben lassen.

— Tarthang Tulku

Teil Eins

Die Arbeitsgrundlage

Auf der ganzen Welt gibt es nichts Wichtigeres, als die Kostbarkeit unserer menschlichen Verkörperung wertzuschätzen und zu tun, was wir können, um Gesundheit und Glück für uns und andere zu vermehren.

Diejenigen unter uns, die in den verwirrenden Strömungen des modernen Lebens gefangen sind, neigen vielleicht dazu, diese Priorität beiseite zu stellen, bis sie krank werden oder erschöpft sind. Aber hier kann Kum Nye besonders hilfreich sein. Diese Übungen erwecken das Wissen, das wir benötigen, um unser Leben zu bereichern und der ganzen Menschheit zu nützen, und sie sind dabei leicht in unsere tägliche Routine einzubauen. Wenn du dich selbst liebst und wenn du andere liebst, wird die Belohnung für dein Üben größer sein, als du es dir vorstellen kannst.

Es ist also wichtig, dass wir uns sehr bemühen, dieses Wissen zu entwickeln und es anzuwenden. Das kannst du tun, indem du dich täglich erinnerst: Es gibt Schönheit, die du noch nicht gesehen hast. Es gibt Klang, der das Bewusstsein in himmlische Sphären versetzt. Es gibt Düfte, die köstlicher sind als das seltenste Räucherwerk. Es gibt Freude, die über Ekstase hinausgeht und den Keim von Leiden auflöst. Du verdienst es, all diese Schätze zu erleben und ihre Bedeutung der ganzen Menschheit gegenüber zu vertreten.

Kum Nye ist Leben

Kum Nye ist ein Weg, Körper und Geist zu entspannen, die Sinne zu wecken, uns selbst mit Freude zu nähren und eine ergiebige Grundlage für alle Aktivitäten des Lebens zu schaffen. Obwohl die Übungen, die hier vorgestellt werden, einfach beginnen – mit dem Körper im Mittelpunkt, breitet sich ihr Nutzen auf alle Aspekte unseres Lebens aus.

Was auch immer unser Interesse, unsere Beschäftigung oder unsere persönliche Situation ist, Kum Nye entwickelt unsere Fähigkeit, unser ganzes Sein zu heilen und zu energetisieren. Die Sinne werden erfrischt, subtile sinnliche Wahrnehmungen kultiviert und Zugänge zur Erfahrung geöffnet, die schon Yoga-Übende vergangener Zeiten genossen haben. Erfahrung sammelt sich an und vertieft sich, entfaltet Bedeutung, die ihren Ausdruck in einem Glücklichsein findet, das die Qualität unserer Handlungen und das Verhältnis zu anderen verbessert. Auf dieser Grundlage entwickelt sich Meditation und enthüllt neue Dimensionen von Glückseligkeit, die weit über das hinausgehen, was wir uns jetzt vorstellen können. Diese Art von Wissen fehlt im modernen Leben, in dem Menschen Glücklichsein damit gleichsetzen, Geld im Überfluss, Macht oder materiellen Besitz zu haben, einen außergewöhnlichen Job bzw. Arbeit, die man selbst für wichtig hält oder mit großem persönlichen Vergnügen macht. Sie haben vielleicht angenommen, den amerikanischen Traum zu leben, indem sie hart arbeiteten und materielle Ziele anstrebten, nur um zu entdecken, dass diese an sich weder Befriedigung noch Sinn bringen. Auch mit harter Arbeit mag der Weg zum Erfolg lang und mit Problemen übersät sein.

Diejenigen, die ihre materiellen Ziele erreichen, merken bald, dass ihre Zeit angefüllt ist von Arbeit und familiärer Verantwortung, vom Drang, materiellen Besitz zu erwerben und zu erhalten, und von einer verwickelten Anordnung sozialer und persönlicher Verpflichtungen. Obwohl es immer leichter wird, die neueste Technologie zu besitzen oder Luxusartikel, die früheren Generationen unbekannt waren, sind viele Menschen weder wirklich glücklich noch zufrieden.

In jedem Bereich des modernen Lebens macht sich Mangel bemerkbar: Mangel an Geldmitteln, Mangel an Gelegenheit, Mangel an Freude und Befriedigung. Tag für Tag wird unsere Zeit eingenommen; jeder Moment scheint vorherbestimmt zu sein, jede Aktivität einem Zeitplan unterworfen. Sogar unsere Vergnügungen sind durch Zeitdruck bestimmt. Zeit scheint uns zu beherrschen und die Vitalität aus jeder Erfahrung herauszupressen.

Gleichzeitig gibt es Ablenkungen im Überfluss. Der Hunger nach Empfindung oder vielleicht nach Entkommen bringt viele dazu, ihren Körper noch weiter zu missbrauchen, indem sie sich Exzessen hingeben, die ihr Leben noch komplizierter machen. So intensiv diese Freuden auch sein mögen, sie neigen dazu, kurzlebig zu sein und die drängende Intensität von Verlangen zu verstärken. An einem bestimmten Punkt stellen wir vielleicht fest, dass wir in unserem Leben nicht genug Vergnügen bekommen.

Kum Nye weckt Freude und hilft uns, das Leben lebenswert zu machen. Diese Körper- und Atemübungen, Massagen und geistigen Übungen fördern die Gesundheit von Körper, Geist und Seele und befähigen uns, eine positive und produktive Lebensweise zu schaffen. Wir lernen, wie wir durch einfache Körperhaltungen und Bewegungen die Nerven und Energiezentren des Körpers (Chakren) stimulieren können. Blockaden werden aufgelöst und Chakren öffnen sich; belebende Ströme von Energie fließen durch sie hindurch zu den Sinnen und von diesen zurück und unterstützen die Vitalität, Kreativität und Ganzheit, die den Überfluss des menschlichen Geistes ausdrücken.

Wenn wir die Fähigkeiten unserer Sinne entwickeln, können wir die Augen, die nach Schönheit verlangen, befriedigen, den Geist, der nach Sinn sucht, und das Herz, das sich nach Liebe sehnt, die nicht zu Enttäuschung führt. Wir können den Reichtum der Freuden erfahren, die unsere Sinne bieten können, sodass wir nie ängstlich oder allein sein werden, unbefriedigt oder deprimiert, voller Sehnsucht und auf der Suche nach etwas, das die innere Leere füllen könnte. Dann kann es möglich sein, die Fülle, die in unserer Natur liegt, auszudrücken: die Fülle des Lebens, die Fülle von Erkenntnis und die Fülle von Glückseligkeit. Wenn wir inspiriert sind, auch reichlich zu geben, können wir die Freude der Großzügigkeit erfahren, die frei ist von Verpflichtung oder Eigeninteresse. Auf all diese Weisen, körperlich, geistig und spirituell, kann Kum Nye zu üben helfen, das große Versprechen des menschlichen Seins zu erfüllen.

Der Nutzen von Kum Nye ist erfüllend und überzeugend; sobald du ihn für dich selbst erfährst, wirst du keine weitere Motivation nötig haben. Das Kum Nye-Yoga vereint die verschiedenen Aspekte unseres Seins und macht uns ganz. Wenn wir mit unserem Körper und Geist vollständig in Kontakt sind, können wir uns auf unsere eigenen Mittel und Fähigkeiten zum Glücklichsein verlassen. Frei von Mangel können wir gute Freunde für uns selbst und andere sein. Wir werden uns weniger sorgen wegen gewöhnlicher Probleme, vielmehr werden wir von Freude getragen in allem, was wir tun.

Meditation kann die Yoga-Übungen von Kum Nye zu einer Quelle unbegreiflicher Glückseligkeit erheben, die so verfeinert ist, dass sie über Gedanken, über irgendeinen Sinn von Selbst oder einen Standort in Zeit und Raum hinausgeht. Da wir vielleicht an derart verzückenden Erfahrungen festhalten, müssen auch sie schließlich umgewandelt werden, und es wird die Führung eines qualifizierten Lehrers dazu nötig sein. Aber da, wo wir jetzt sind, brauchen wir die Freude, die Kum Nye uns gibt, um den Mangel in unserem Leben zu mildern und die Muster aufzubrechen, die uns an Frustration und Schmerz binden.

Im Moment ist es wichtig, die Erfahrung von Kum Nye weiter aufzubauen und zu stärken. Diese Übungen stimulieren die subtilen Energien von Körper und Geist. Wahrscheinlich werden Empfindungen intensiver; sie können spontan auftauchen, den Geist entzücken und die Wahrnehmungen erhellen; sie können sich auch in Träumen zeigen, die tiefe Bedeutungsebenen vermitteln.

Wenn du bei deiner Übung bleibst, wirst du merken, dass Geist und Herz mehr Offenheit für Freude und immer weniger Raum für Schmerz und Negativität haben. All diese Veränderungen sind Zeichen dafür, dass du angefangen hast, Kum Nye zu verkörpern. Von da aus kannst du dich vollständiger mit dem spirituellen Weg verbinden und in die Fußstapfen der großen Boddhisattvas treten.

Unsere menschliche Verkörperung

Die buddhistische Tradition lehrt, dass die menschliche Verkörperung unter allen möglichen Formen von Existenz die wertvollste ist, eine Gelegenheit, die wir schätzen und entwickeln sollten, und zwar so, wie es unser Wissen und unsere Umstände erlauben. Es gibt jedoch in Bezug auf die Natur unserer Verkörperung vieles, was wir nicht wissen, und solange wir uns selbst nicht besser verstehen, können wir nicht wirklich überzeugt sein, dass unsere Erkenntnis auf einer gesunden Grundlage ruht.

Traditionelle Lehren beginnen oft damit, die Studierenden zum Nachdenken darüber zu ermutigen, wie ihr Körper Form angenommen hat. Dies kann eine wertvolle Übung sein, die uns daran erinnert, wie wenig wir tatsächlich von unseren Anfängen wissen und wie früh die grundlegenden Strukturen unseres Körpers und unseres Geistes gelegt worden sind. Da diese Strukturen die Grundlage für die Architektur unseres Seins sind, ist es wichtig, einige Gedanken darauf zu verwenden, wie sie Form angenommen haben, und zu bedenken, wie Muster, die sogar schon vor unserer Geburt angelegt wurden, uns vielleicht heute beeinflussen. In der buddhistischen Tradition fördert diese Art der Kontemplation das Verständnis von Nama-Rupa (Name und Form), der Grundlage von Wahrnehmung, Gedanken und Handlung. Ohne das Wunder und die Offenheit des sich entwickelnden Kindes auszuschließen, ist es der Sinn dieser Übung, Einsicht in die Muster von Beschränkungen und

Druck zu fördern, die sich in unserer Konditionierung zeigen und Rückstände hinterlassen, die uns in unserem Erwachsenenleben weiterhin beeinflussen. Wenn wir uns in unserem Leben auf positive Weise verändern wollen, ist es ein guter Ausgangspunkt, auf gelassene Weise die Wurzeln unseres Seins zu untersuchen.

Nama Rupa

Wir haben kein direktes Wissen über die Wurzeln unseres Seins. Weder haben wir eine Möglichkeit, die Umgebung zu rekonstruieren, in denen unser Körper Form angenommen hat, noch können wir einschätzen, welche Ereignisse und Handlungen diese Umgebung bestimmt haben könnten.

Von unserem jetzigen Wissensstand aus können wir uns unsere Entwicklung im Mutterleib nur vorstellen, wie Zellen sich teilen und beginnen, bestimmte Funktionen zu übernehmen. Für weitere Informationen müssen wir uns an Lehrbücher wenden. Dort erfahren wir, dass die Zellen schon innerhalb weniger Wochen beginnen, Impulse zu tragen und Verbindungen einzurichten, die das unreife Gehirn mit den sich aufbauenden Sinnesorganen verbinden. In den sich entwickelnden Sinnen und um sie herum bilden sich Netzwerke von Nerven, die die zukünftige Aufgabe eines jeden Organs definieren. Bilden sich diese Netzwerke richtig, so wird das Ohr Verbindungen zu Klang herstellen, das Auge zu Gestalten und Formen, und die Drüsen der Nase werden auf Gerüche reagieren. Schon lange bevor sich dem Mund zum ersten Mal Nahrung bietet, beginnen sich Nervennetzwerke zu formen, die schließlich die Zunge befähigen werden, Geschmacksrichtungen zu unterscheiden, und den Körper, auf taktile Empfindungen zu reagieren.

Es kann Ehrfurcht erwecken, über dieses komplexe Zusammenwirken vieler Hunderter von Prozessen nachzudenken, das die Gestalt eines menschlichen Körpers bildet. Welche Gesetze bestimmen den entscheidenden Zeitpunkt, der etwas festlegt, und welche Bedingungen behindern es, wie geringfügig auch immer? Schon jetzt stimulieren Impulse, die durch das sich entwickelnde Gehirn fließen, das Wachstum von Nerven. Dabei richten sie ausgedehnte Netzwerke ein, die mit elektrischer

Geschwindigkeit Daten aus den Sinnen empfangen, bearbeiten und dann einspeisen. Schon in diesem frühen Stadium formen die Daten, die durch die Nerven geleitet werden, Pfade und verbindende Gewebe und Organe in dem sich entwickelnden Embryo.

Physische Geburt

Wir wissen, dass sich die Entwicklung der Sinne nach der Geburt fortsetzt, jedoch mit einer tiefgehenden Änderung der Orientierung, da sie sich zum ersten Mal nach außen hin öffnen. Sogar in der Vorstellung ist es schwer zu erfassen, wie tief diese Veränderung geht, oder wie wir als Säuglinge von dem heftigen Druck beeinflusst werden, der uns aus dem Körper unserer Mutter herausschleudert. Der Säugling schreit – und versichert dadurch die Erwachsenen, dass er seinen ersten Atemzug tut. Aber ist es vielleicht auch eine Reaktion auf den Schock der Geburt?

Der Säugling bewegt Arme und Beine; sein Mund öffnet sich, um die Brust der Mutter zu greifen und Nahrung zu bekommen; Milch strömt in den Körper und beruhigt und befriedigt das neugeborene Kind. Grundlegende Lebensfunktionen setzen eine Vielzahl neuer Körperempfindungen in Gang und der Säugling beginnt, eine Verbindung zwischen Schreien und der Erfüllung seiner Bedürfnisse herzustellen. Der Körper des Babys reagiert auf Hitze und Kälte und darauf, in besänftigenden Armen gehalten und geschaukelt zu werden. Klänge, Bewegung und Reaktionen bilden eine grundlegende Form von Verständigung, die durch Wiederholung gestärkt wird. Gleichzeitig fangen die Augen des Säuglings an, Muster von Licht und Schatten zu unterscheiden, und die Ohren hören Klänge, die erschrecken und aufwecken können.

Fast von Geburt an ist der Säugling dazu hingezogen, das menschliche Gesicht anzustarren, selbst wenn es noch zwei bis vier Monate dauern wird, bis er vertraute Gesichter erkennen kann. Gleichzeitig entwickelt sich die Fähigkeit zu hören. Unter den ersten Klängen, die das Baby hört, mag das sanfte Summen der Mutter sein, das besänftigen und versichern soll. Durch seinen Körper lernt der Säugling, Signale mit Handlungen zu verbinden, und er drückt Hunger und Unbehagen durch Schreien und Bewegungen aus. Wenn die Erfahrungen sich ansammeln, entwickeln

Klänge Verbindungen mit Gefühlen – Befriedigung, Vergnügen, Unbehagen oder Furcht. Mit jeder Wiederholung werden Klänge – zusammen mit ihren Obertönen – Teil des Datenstroms, der in den Körper hineinfließt, und dabei werden die Verbindungen der Nerven gestärkt und die Grundlage für spätere Verständigung gelegt.

Gestalt und Form

Während sich das Baby entwickelt, öffnen sich allmählich die Tore der Sinne, und jedes Organ wird empfänglicher für innere und äußere Anreize: Das Auge interagiert mit sichtbaren Formen, das Ohr mit Klängen, die Nase mit Gerüchen, die Zunge mit Geschmack, der Körper mit Formen, die er berühren und fühlen kann, der Geist mit geistigen Objekten. Unbearbeitete Daten strömen durch jeden der sechs Sinne herein, regen dabei die Synapsen der Nerven an und bilden neue Verbindungen. Aber diese sich entwickelnden Fähigkeiten sind noch nicht ausgereift – wie können sie aus dieser Flut sinnlicher Anregungen das, was bedeutsam ist, aussortieren? Welche Gestalten, Farben und Strukturen gehören zu welcher Bedeutung? Welche Klänge bedeuten was? Die Grundlage ist noch unsicher, aber von diesem Fundament aus entwickeln sich Worte, die schon mit Bruchstücken von Assoziationen und Bedeutungen beladen sind.

Aus diesen ungeordneten, überfließenden Datenströmen tauchen Stellen von Kontakt auf: Fühlen entsteht, Gestalt und Form können unterschieden werden. Wenn jemand einen Klang macht, wiederholt das Kind ihn. Nach mehreren Wiederholungen lernt das Kind den Namen des Objektes und kann es wiedererkennen.

Bewegung und Beschränkungen

Unterdessen wird der Körper des Kindes beweglicher. Die Hände können sich ausstrecken, greifen und ziehen. Das Kind lernt, sich selbst umzudrehen, sich aufzusetzen, herumzukrabbeln – und gegen Ende des ersten Lebensjahres oder kurz danach – zu stehen. Innerhalb weniger Monate macht das Kind die ersten Schritte und kann zum Ende des nächsten Jahres auch laufen und klettern. Mit diesem Wachstum geht die Bewusstheit von Beschränkungen einher: Das Kind wird von der Wiege ins Kinderbett verfrachtet, an Stühlen festgebunden und in Laufställe gesetzt.

Sobald das Kind anfängt, sich unabhängig zu bewegen, hört es das Wort „NEIN!" immer häufiger, vielleicht vom Ausdruck der Missbilligung begleitet und der Beschränkung auf einen sichereren, eingeschränkten Platz. Wenn das Kind durchsetzungsfähiger wird, werden die Beschränkungen stärker. Die Eltern beginnen, das Benehmen des Kindes energischer zu lenken, indem sie das, was sie wünschenswert finden, belohnen und das unterdrücken oder bestrafen, was sie unannehmbar finden. Das Kind ist vielleicht enttäuscht oder agiert seine Gefühle in einem Trotzanfall aus, womit es die Eltern verärgert und weitere Ermahnungen oder Beschränkungen herausfordert.

Die Geburt des Selbst

Wir erinnern uns wahrscheinlich nicht an unsere ersten Bemühungen, Objekte, die wir um uns herum wahrnehmen, zu benennen. Aber vielleicht sehen wir, wie dieser Prozess funktioniert, wenn wir Kinder dabei beobachten, wie sie die Klänge, die ihre Eltern machen, wiederholen und wie sie diese mehr oder weniger richtig mit einem Objekt in Verbindung bringen. Wir lernen unseren eigenen Namen in der gleichen Weise, so, als ob wir selbst Objekte wären. Schließlich lernen wir, „ich" zu sagen. Während wir lernen, Worte aneinander zu reihen, wird dieses „ich" allmählich wichtiger und wir sagen es immer öfter. Wir sind allmählich fähig, unsere Eltern zu kopieren und „ich" zu sagen, damit verändert sich unsere bisher objektorientierte Welt grundlegend. „Ich" bin jetzt das Subjekt, bestimmend und kontrollierend. Alles andere wird zum Objekt, etwas anderes als „ich".

Dieser Übergang geht nicht immer glatt. Es braucht einige Zeit, bevor wir lernen, die Sprache angemessen zu gebrauchen. Das Konzept des „ich" ist besonders schwierig, weil es außer „ich" auch „mir" und „mein" gibt, Objekte können „meine" sein. Ohne die Möglichkeit zu haben, den Gebrauch von „ich", „mir" und „mein" in Frage zu stellen, wiederholen wir die Muster so, wie wir sie von Eltern und Geschwistern hören, und durch Versuch und Irrtum benutzen wir sie schließlich richtig. Während wir durch dieses Hin und Her Witzen und Gelächter ausgesetzt sind, bekommen wir es schließlich hin. Weil wir unsere Eltern und ältere Kinder immer genauer kopieren, stärkt der ständige Gebrauch von „ich", „mir" und „mein" unser Gefühl für ein Selbst – ein Selbst, das so fundamental und allumfassend ist, dass es schon bald zu unserer grundlegenden Identität wird.

Regeln und Bestimmungen

Zwischen zwei und vier Jahren lernen wir die Sprache und die Regeln unserer Familie. Dann beginnen wir mit der Schule, lernen neue Wörter und neue Arten, mit anderen zu interagieren. Weiterhin gibt es Beschränkungen in Form von Regeln in der Schule, denen wir folgen müssen, und Regeln, die für unsere Sicherheit sorgen sollen. Auch für die Sprache und für den Ausdruck von Emotionen gibt es Regelungen. Für alle Arten sozialer Interaktion und jede Form von Aktivität sind Regeln vorhanden.

Kindheit entfaltet sich in einem Zusammenhang, der voll ist von Warnungen vor drohenden Gefahren, dem Drängen, „brav" zu sein, und der Drohung, bestraft oder ausgeschlossen zu werden, wenn wir nicht folgsam sind. Zur gleichen Zeit kämpfen wir darum, außerhalb unserer Familie zu funktionieren; unser Gefühl für uns selbst ist veränderlich und unsicher. Wir wehren uns vielleicht von Zeit zu Zeit gegen die Regeln und Bestimmungen, die alles, was wir tun, zu beeinflussen scheinen, aber letztlich müssen wir doch tun, was uns unsere Eltern und Lehrer sagen; wir haben den Regeln zu folgen.

Neun oder zehn Jahre lang gehen wir zur Schule und uns werden dort weitere Worte und Konzepte beigebracht; wir lernen Lesen und Schreiben, Grundlagen der Mathematik, Naturwissenschaften und vielleicht gewinnen wir auch Fähigkeiten in Kunst und Musik. Drei Jahre in der Oberstufe folgen und in jedem Jahr wird das Lernen komplexer. Wir beschäftigen uns mit Sport oder anderen Aktivitäten, die alle ihre eigenen Regeln und Bestimmungen haben. Unsere Persönlichkeit entwickelt sich genauso wie unsere Unsicherheiten. Wir erleben Konflikte, Druck und emotionale Nöte. Nichts scheint richtig zu sein – wir haben so viel zu tun, Dinge, die wir wollen, Dinge, die wir nicht wollen, Dinge, die wir mögen oder nicht – wir haben zu viele Wahlmöglichkeiten oder auch zu wenige. Wir können das alles nicht einordnen, und es stellen sich Probleme ein.

Inzwischen sind wir ausgebildet und machen unseren Abschluss. Unabhängig davon, ob wir uns bereit und ausreichend vorbereitet fühlen, eine richtige Wahl zu treffen, müssen wir Entscheidungen treffen, die den Verlauf unseres Erwachsenenlebens beeinflussen werden. Wir nehmen vielleicht Arbeit an oder leisten Militärdienst; vielleicht reisen wir oder gehen für vier bis sechs Jahre zum College, für einen höheren Abschluss vielleicht länger. Vielleicht heiraten wir irgendwann und gründen eine Familie. Jetzt sind wir auch damit beschäftigt, Karriere zu machen. Nebenbei haben wir viele Wünsche und Ablenkungen; wir spielen Spiele und überlegen, wie wir Vorsprung gewinnen können. Wir erleben Blockaden; wir experimentieren mit Alternativen und ändern unsere Richtung vielleicht mehrmals.

Wir sind jetzt in unseren Dreißigern oder Vierzigern, vielleicht sogar fünfzig Jahre oder älter, und wir verkörpern die Konditionierung, die uns befähigt, in unserer Kultur zu funktionieren. Wir haben in höherem oder geringerem Maß die Regeln und die Bedeutungen akzeptiert, die sich uns im Lauf der Jahre eingeprägt haben. Es ist gleichgültig, ob wir sie vollständig angenommen haben oder versuchten, eine unabhängige Richtung zu bilden, unser Verhalten wurde von den Erwartungen anderer geformt, und die Art, in der wir uns selbst betrachten, wird höchstwahrscheinlich noch immer von deren Einstellungen und Bewertungen beeinflusst.

Heilen durch Freude

Von unserem jetzigen Standpunkt aus können wir vielleicht darüber nachdenken, welche Arten äußerer Einflüsse den Verlauf unseres Lebens geformt haben, aber wir haben keine Vorstellung, wie Jahre von Beschränkungen die inneren Aspekte unseres Körpers geprägt haben: unsere Sinne, Nerven, Organe und Kreislaufsysteme – möglicherweise sogar die Art, in der unser Geist arbeitet. Obwohl unser Körper eine immer gegenwärtige Quelle von Freude und Erfolg ist und uns befähigt, etwas zustande zu bringen, haben wir ihn lange vernachlässigt. Vielleicht aus dem Gefühl heraus, sein Besitzer zu sein, haben wir ihn für selbstverständlich gehalten und ihn durch Enttäuschung und Sorgen missbraucht. Jetzt leidet er vielleicht unter ungelösten Verletzungen, die in der Vergangenheit versteckt liegen oder unter den verborgenen Narben von Erregung und Ärger, heftigen Gedanken und einer Neigung zu überstürzten Handlungen. Er wird durch Knoten von Spannungen blockiert, die den Fluss der Gefühle behindern.

Wir haben jetzt die Gelegenheit, diese Knoten von innen heraus zu öffnen und die Gefühle, die in ihnen eingeschlossen waren, an die Oberfläche kommen zu lassen. Kum Nye bietet uns die Mittel, uns tief zu entspannen und die Sinnesbereiche unseres Seins zu öffnen. Wir werden in Kum Nye dazu ermutigt, empfindliche Stellen zu berühren und starke Gefühle furchtlos anzunehmen. Wenn wir diese Übungen machen, können wir Freude entwickeln, die schmerzliche Überreste von Bedauern auswaschen kann und Rückstände von Ärger und Groll derartig transformiert, dass diese eine positive Ausdrucksform finden.

Wenn wir die Sprache unseres eigenen Körpers und unserer Sinne lernen, gewinnen wir mehr Kontrolle über Gefühle, Gedanken und über unsere Art, uns auszudrücken. Mit unserer erwachsenen Bewusstheit können wir die Offenheit der Kindheit auf frische Weise erleben und die Verwirrung und die chaotischen Verbindungen, die ein unausweichliches Ergebnis unserer Entwicklungsjahre zu sein scheinen, ausgleichen. Wir können unsere eigentliche Grundlage finden, die Verbindungen zwischen Sinnen, Körper und Geist verbessern und uns selbst ein neues Leben schaffen, das auf einem besseren Verständnis unserer eigenen Verkörperung beruht. Auf eine Weise, die wir noch nie zuvor erfahren haben, können wir wirklich SEIN.

Uns auf Entspannung einstimmen

Bestimmte Arten von Empfindungen, Gedanken und Wünschen, die im Lauf des Tages auftauchen, haben die Tendenz, ein Gefühl des Unbehagens oder der Unsicherheit zu erzeugen. Auch wenn wir ihre subtilen Rückstände nicht wahrnehmen, häufen sie sich als Spannung in unseren Nerven und Muskeln an und schnüren dort die Energie von Körper und Geist ein. Wir fühlen uns vielleicht etwas niedergeschlagen oder unglücklich, ohne zu wissen, warum, und ohne eine Idee, wie wir dieses Gefühl lindern könnten. Normalerweise fühlen wir uns morgens besser, wenn unsere Energie frisch aufsteigt. Aber die Rückstände sind nicht verschwunden. Sie häufen sich weiterhin an und ihre Auswirkungen bleiben bestehen und werden deutlicher sichtbar, wenn unsere Energie nachlässt.

Die meisten von uns merken, dass sie nach ihrer täglichen Arbeit ein wenig Entspannung gebrauchen könnten, aber wir müssen Verpflichtungen und Verantwortlichkeiten nachkommen und es kann schwierig sein, diesen Bedürfnissen regelmäßig Vorrang zu geben, ohne uns dabei ziemlich schuldig oder selbstsüchtig zu fühlen. Die Kum Nye Entspannung mag im Vergleich zu anderen, anstrengenderen Formen körperlicher Übungen sehr grundlegend und einfach scheinen, und das ist sie tatsächlich. Sie bewirkt, dass wir uns gut fühlen, und wenn wir uns wohlfühlen, haben wir anderen positive Gedanken und Einstellungen anzubieten. Entspannung verbessert sich, wie andere Fähigkeiten auch, durch das Üben, und sie nützt uns mehr, wenn wir ausdauernd sind. Nach und nach begreifen wir, worum es geht, und sehen selbst, wie sehr Kum Nye die Qualität unseres Lebens verbessern kann. Es kann einige Zeit dauern, bis wir das volle Potenzial von Kum Nye realisieren, aber es gibt schon auf dem Weg dorthin angenehmes Erwachen von Interesse und Blitze von Einsicht, die uns inspirieren und erfreuen. Wir lernen, Spannung auf Ebenen loszulassen, die westliche Techniken nicht erreichen, und die Ergebnisse davon können die Türen zu den großartigsten spirituellen Erfahrungen öffnen.

Eine empfohlene Routine

Um eine Grundlage für dein Üben zu legen, richte eine regelmäßige Routine ein, die du über mehrere Monate oder länger täglich fortsetzen kannst. Bereite dich auf den nächsten Tag vor, indem du eine leichte, möglichst vegetarische Mahlzeit zu dir nimmst und dich für zehn bis zwanzig Minuten entspannst, bevor du zu Bett gehst. Führe nach dem Aufwachen die Übung zur Reinigung aus.

Übung zur Reinigung

Setze dich auf ein Kissen, mit den Beinen in der Lotus- oder Halblotusposition. Wenn es dir mehr zusagt, kannst du auch ein Bein aufstellen, wobei der Fuß flach auf dem Boden stehen und nach vorne zeigen sollte oder du kannst dich auf einen Stuhl setzen. Lass deinen Rücken aufgerichtet sein, lass deine Hände mit den Handflächen nach unten auf den Knien ruhen und führe eine Reihe von kräftigen Ausatmungen aus: insgesamt neun, die in Gruppen von drei Ausatmungen unterteilt sind, wobei du dir zwischendurch Zeit nimmst, um dich auszuruhen. Atme normal ein und atme dann durch Nase und Mund kräftig aus. Mache in jeder Gruppe die ersten beiden Ausatmungen langsam und die letzte schneller und heftiger. Die letzten dreimal atme so kraftvoll aus, wie du kannst, so als wolltest du den Bauch leeren.

In der gleichen Haltung kannst du diese Übung auch folgendermaßen variieren: Atme ein und atme dann so kraftvoll durch Mund und Nase aus, wie es dir möglich ist, dabei wirf die Arme nach vorne und rufe die Silbe „AH!" aus. Wiederhole diese Bewegungen neunmal.

Während du diese Übung ausführst, reflektiere die Rückstände, die aus deinem Körper herausgestoßen werden. Du kannst sie dir bildlich vorstellen, als Farben, die vom Atem nach außen getragen werden: dunkles Rot, tiefes Schwarz und eine trübe, schlammige Farbe. Diese Rückstände tragen Gefühlstöne in sich: dunkles Rot die Gefühlstöne von Ärger und Abscheu; tiefes Schwarz Ängstlichkeit, Festhalten und Bedürftigkeit, die schlammige Farbe Trägheit, Dumpfheit und Teilnahmslosigkeit. Alle diese Überreste – Qualitäten, die wir in Worten auszudrücken uns gedrängt fühlen, die aber emotional schwer loszulassen sind – können mit Hilfe des ausströmenden Atems gereinigt werden. Denke daran, wenn du kräftig ausatmest und sie vollständig loslässt.

Morgenübungen

Entspanne die Schultern; bewege sie auf und ab und lass sie dann kreisen, die eine Seite bewegt sich nach oben, während die andere nach unten kommt. Lockere deine Brust und hebe sie ein wenig an; bewege deine Schultern ein wenig nach hinten, um die Wirbelsäule aufzurichten. Dein Nacken ist aufgerichtet und bildet eine Linie mit der Wirbelsäule, das Kinn ist leicht nach innen gezogen. Dehne den Hals, indem du den Kopf leicht beugst, erst zur einen Seite, sodass sich das rechte Ohr der rechten Schulter nähert, dann zur anderen Seite, sodass sich das linke Ohr zur linken Schulter hin bewegt. Dann entspanne dich. Wiederhole diese Bewegungen neunmal und lass den Hals sich jedes Mal ein wenig mehr lockern.

Falls du keine Schwierigkeiten mit deinem Hals hast, kannst du den Kopf ein wenig kreisen lassen. Du kannst die Augen schließen, aber lass den Mund offen. Der Atem muss leicht durch die offenen Atemwege von Mund und Nase fließen.

Schließe diese Atem- und Bewegungsübungen ab, indem du dich für zehn bis zwanzig Minuten entspannst oder meditierst. Übe noch dreimal im Lauf des Tages in irgendeiner Form Kum Nye. Besonders mit Haltungsübungen kannst du gut innerhalb deiner täglichen Aktivitäten arbeiten. Entspanne oder meditiere am Abend, vor dem Essen, wieder für dreißig bis vierzig Minuten. Wenn du etwa eine Stunde nach dem Abendbrot Kum Nye-Gehübungen oder Dehnungsübungen machst, wird das helfen, dich in einen guten Schlaf hinein zu entspannen. Leichte, aber nahrhafte Mahlzeiten sind die beste Unterstützung für dein Üben; reichhaltiges und schweres Essen erschwert es, zu entspannen.

Die Sieben Gesten

Die Haltung der Sieben Gesten gibt uns im Sitzen Gleichgewicht und erlaubt es der Energie, gut durch unseren Körper zu kreisen. Diese Haltung fördert Entspannung, Gleichgewicht und Integration auf so wirkungsvolle Weise, dass sie an sich als eine vollständige Übung ausgeführt werden kann.

1. Wähle ein Kissen aus, das fest ist und eine bequeme Höhe hat, um dein Becken anzuheben, sodass es höher ist als deine Knie. Sitze mit gekreuzten Beinen, mit einem Knie vor dem anderen oder, wenn du das bevorzugst, in der Halb- oder der vollen Lotusposition. Du kannst auch ein Knie anheben und den Fuß flach auf den Boden stellen, oder auch auf einem Stuhl mit gerader Lehne sitzen, wobei du beide Füße in etwa 30 cm Abstand auf den Boden stellst. Auch mit einem niedrigen Meditationsbänkchen, das es dir erlaubt, deine Beine unter dir zu haben, funktioniert es gut. In allen diesen Formen ist das Dreieck, das Po und Knie bilden, deine wesentliche Grundlage.

Mach es dir im Sitzen bequem. Nimm dir ein paar Augenblicke, um dich zu entspannen und lass deine Gliedmaßen ein Gefühl von Behaglichkeit an ihrem neuen Platz entwickeln. Erlebe die Empfindungen im Unterkörper, wie etwa an der Stelle, wo deine Füße, Beine und Becken in Kontakt mit dem Kissen, Stuhl oder Bänkchen den Boden berühren. Nach und nach kann dabei ein Gefühl entstehen, geerdet zu sein – eine stabile Basis für das Üben.

Wenn du nicht auf dem Boden sitzen kannst, benutze einen Stuhl mit gerader Lehne und sitze so, dass beide Füße auf dem Boden stehen, in bequemem Abstand zueinander.

2. Mit beiden Händen auf den Knien (oder in Richtung der Knie, so weit sie von selbst reichen), mit den Handflächen nach unten, lass Spannung in den Schultern los, und fühle das Gewicht deiner Schultern und Arme, die nach unten sinken. Spüre die Kontaktpunkte deiner Knie oder Oberschenkel mit den Händen.

3. Es ist sehr wichtig, dass der Rücken vom unteren Ende der Wirbelsäule bis zum unteren Ende des Halses gerade aufgerichtet ist, sodass die Energie zwischen Unterkörper und Oberkörper frei fließen kann. Wird dein Rücken müde, dann versichere dich, dass der obere Teil deines Beckens leicht nach vorne geneigt ist, sodass dein unterer Rücken seine natürliche Rundung nach vorne beibehalten kann. Stimme dich auf die Empfindungen in deinem Rücken und entlang deiner Wirbelsäule ein. Ziehe die Schultern etwas nach hinten. Hebe die Brust leicht an und lass Spannung in den Schultern los.

4. Ziehe dein Kinn etwas in Richtung deines Halses, sodass der Nacken sich in einer Linie mit dem Rücken befindet und der Kopf auf der Wirbelsäule mühelos im Gleichgewicht ruht, ohne dass du die Nackenmuskeln dafür anspannst.

5. Bewege dein Kinn leicht nach unten und entspanne den Unterkiefer; der Mund ist leicht geöffnet, die Lippen gut einen Zentimeter voneinander entfernt. Das mildert die Spannung in den Kiefermuskeln und erlaubt es dem Atem, frei und gleichmäßig verteilt durch Mund und Nase zu fließen. Es wird vielleicht ein wenig dauern, bis du dich an diese Art des Atmens gewöhnt hast, aber es ist wichtig, den Atem ins Gleichgewicht zu bringen, indem du ihn sowohl durch den Mund als auch durch die Nase fließen lässt. Der Atem durch die Nase regt den Kopf und die Gedanken an, während die Atmung durch den Mund den Körper aufweckt. Wenn du durch beide gleichzeitig atmest, hilft das, Körper und Geist, Herz und Kopf sanft ins Gleichgewicht zu bringen und zu integrieren.

6. Die Zungenspitze berührt leicht den Gaumen, direkt hinter den oberen Schneidezähnen. Sie ist etwas nach hinten gebogen und die Zunge ist entspannt.

7. Die Augen sind halb geöffnet und locker auf den Boden gerichtet. Dabei folgen sie dem Nasenrücken weiter nach unten. Lass deine Augen weich und mitfühlend sein, wie die einer Großmutter, die ein Kind anschaut. Bemerke die Spannungen, die es um deine Augen herum gibt und lass sie schmelzen.

Wenn du das Gebiet um deine Augen herum entspannst und deine Bewusstheit nach innen richtest, kannst du die Notwendigkeit zu blinzeln sehr verringern. Das geschieht ganz natürlich, wenn du den Fokus der Augen weich werden lässt und dir vorstellst, dass du nach innen, zum Hintergrund deiner Augäpfel hin, schauen würdest.

Es kann für deinen Körper einige Wochen dauern, bis er sich in dieser Haltung ganz entspannen kann. Es ist wichtig, dass du dich daran erinnerst, dass kleine Formen von Unbehagen durch Übung bald nachlassen werden, und es dir möglich wird, für längere Zeitabschnitte bequem zu sitzen. Du musst nicht darum kämpfen, ein Gefühl von Stabilität zu erzeugen. Wenn du damit beginnst, dass sich der Körper in einer bequemen Haltung befindet und der Rücken dabei aufgerichtet ist, wird dein Körper sein eigenes Gleichgewicht finden. Von Zeit zu Zeit spürst du vielleicht kleine Veränderungen; das ist vollkommen normal, und du kannst die subtilen Gefühle genießen, die oft mit diesen Veränderungen einhergehen.

Höre auf deinen Körper, sodass er dir zeigen kann, wie du Erfahrung auf neue Weise erforschen kannst, nicht unbedingt in Form von Worten, sondern in Bewegung. Jede Empfindung oder jedes Gefühl oder jeder Gedanke ist eine Geste in sich selbst, und jede dieser Gefühls-Gesten kann der Keim einer frischen Erfahrung sein.

Es gibt in jeder Geste eine Bewegung, die sie ausdrucksstärker oder beredter macht. Durch diese Bewegung wirst auch du bewegt und aufgeweckt. Wenn das geschieht, steigt vielleicht Freude auf oder auch Klarheit. Jede Bewegung und jeder Moment können bedeutungsvoll sein.

Einige dieser Gesten kannst du zu jeder Tageszeit üben, wie etwa die Haltung der Zungenspitze, den Atem durch Mund und Nase oder das Ausbalancieren und Aufrichten des Rückens zusammen mit dem Loslassen der Spannung in den Schultern.

Diese Übung ist von Anfang an wohltuend. Obwohl das anfängliche Nachlassen der Spannungen, das sie bewirkt, erfrischend sein kann, von ekstatischer Freude begleitet oder sogar Tränen der Erleichterung auslöst, ist es wichtig, dich daran zu erinnern, dass anhaltendes Üben noch viel größeren Nutzen hat. Wenn du an Retreats teilnehmen kannst, wenn möglich zweimal im Jahr, werden die Ergebnisse noch befriedigender sein.

Nach etwa achtundvierzig Übungsstunden wirst du wahrscheinlich allmählich anfangen, Gefühle auf neue Weise wahrzunehmen. Wenn du ihrem Rhythmus lauschst und ihren Impulsen folgst, nimmst du sie möglicherweise als Töne wahr, die in deinem Körper in einer fast musikalischen Qualität widerhallen und zu einem tieferen und glückseligeren Gefühl von Entspannung führen. Erlaube dir, mit den Gefühlen, die aufsteigen, zu verschmelzen; entspanne dich in sie hinein und erlaube ihnen, sich auszudehnen.

Ein neues Zuhause der Gefühle erschaffen

Wenn die Gefühle, die aus tiefer Entspannung heraus aufsteigen, auf diese Weise entwickelt werden, können sie unsere körperliche Umgebung in ein warmes, behagliches Zuhause verwandeln. Das Bewusstsein wird strahlender und positiver, offen für neue Ideen und für Veränderung. Frische Wogen von Energie und Vitalität regen an, dass sich unsere Art, zu sein, innerlich umbildet. Wenn diese Übung ausgedehnt und vertieft wird, enthüllt sie die Schönheit unserer eigenen spirituellen Qualitäten und leitet ganz natürlich in Meditation über. Haben wir dieses Zuhause einmal erschaffen, können wir uns, wann immer wir wollen, dorthin begeben.

Du wirst vielleicht feststellen, dass sich das Gefühl von Erleichterung und Entspannung immer weiter in deine täglichen Aktivitäten hinein ausdehnt, wenn du beim Üben bleibst. Vertraute Muster neigen dazu, sich zu wiederholen, Erinnerungen steigen auf und bringen Fantasien und andere Arten von Vorstellungen und Träumereien mit sich, aber diese ganze geistige Aktivität kann Teil deines Entspannungsprozesses werden. So attraktiv sie auch sein mögen, oder so sehr du sie gerne wegschieben würdest, schenke ihnen keine Aufmerksamkeit, lass sie einfach da sein. Entspanne deinen Körper, bleibe bei dem Gefühl von Erleichterung und Entspannung und lass alle Manifestationen geistiger Aktivität ziehen. Während sie verklingen, kannst du dich tiefer in dein inneres Zuhause sinken lassen und ihnen erlauben, vollständig wegzufallen.

Falls Emotionen und innere Dialoge sich immer wieder einmischen, nutze sie als Gelegenheit, um zu üben, dass sie sich in Ruhe auflösen. Während du durch Mund und Nase atmest, entspanne dich ganz tief;

ohne auf die Geschichten zu achten, die durch den Geist ziehen, höre den Fluss der Geräusche und lass dein geistiges Geschwätz zu bedeutungslosen Klängen und Rhythmen verklingen. Wenn die Energie dieser schrillen, fordernden Gedanken sich beruhigt, kannst du deine Entspannung tiefer werden lassen und dich völlig dem Frieden und der Ruhe hingeben.

Deine Fähigkeit, auf diese Weise in Ruhe einzutauchen, wird sich mit regelmäßiger Übung entwickeln, deshalb ermutige dich selbst, dich mindestens zweimal am Tag so vollständig wie möglich zu entspannen. Sobald du den Geschmack von Entspannung kennengelernt hast, ist es wichtig zu verstehen, dass Gedanken an sich keine Substanz haben. Wenn sie auftauchen, erinnere dich daran, dass es keine Notwendigkeit gibt, sie zu vermeiden, zu beschränken oder wegzuschieben.

Entspannung kann allem, was im Geist aufsteigt, Raum geben. Entspannung kann die zackigen Kanten der Gedanken glätten und ihre Widerhaken aus unserem Bewusstsein entfernen, sodass sie davonschlüpfen können. Durch Erfahrung bekommen wir die Sicherheit, die wir brauchen, um auch unangenehmen Gedanken und Emotionen, die uns aus der Fassung bringen, Raum zu geben. Schließlich kann Kum Nye uns, wenn wir immer weiter bei unserem Üben bleiben, dazu befähigen, alle negativen Gedanken und Emotionen anzunehmen und sie in Mitgefühl zu verwandeln. Die heilsame Energie von Mitgefühl erleichtert es uns, Überreste von Schuldgefühlen und Selbstzweifeln loszulassen, die jetzt zu tief liegen, als dass wir sie ausdrücken könnten. Wenn wir Kum Nye immer weiter entwickeln, können wir es noch wirkungsvoller einsetzen, auf Arten, die sich im Lauf der Zeit ganz natürlich zeigen werden.

Stimmen und Einstimmen

Wie oft kommt es vor, dass wir etwas zustande bringen wollen, uns aber von einem Gefühl der Beschränkung blockiert fühlen, das wir nicht ganz verstehen? Wir wollen zum Beispiel etwas ausdrücken, finden aber nicht die richtigen Worte. Gründe dafür gibt es reichlich – „Ich weiß nicht wie", „Das hat mir niemand gezeigt", „Ich will keinen Fehler machen", „Ich kann das nicht". Aber Gründe helfen uns nicht, unser Ziel zu erreichen, und wir stellen vielleicht fest, dass solche Gründe noch nicht einmal wirkliche Gründe sind – sie haben keinen festen Boden. Oft haben wir keine Vorstellung, warum dieser Widerstand da ist, und so können wir ihn nicht auflösen, indem wir ihn durchdenken. Gefangen zwischen der Notwendigkeit oder dem Wunsch, etwas zu tun, und den Gründen, warum wir es nicht können, verspannen wir uns – zu Knoten verschnürt, die wir nicht lösen können. Wir verschieben, verzögern und zaudern, und indem wir das tun, verpassen wir wertvolle Gelegenheiten und schaffen die Voraussetzung für Bedauern.

Tu's einfach jetzt!

Wenn du unter Stress stehst und dringend Erleichterung brauchst, taucht vielleicht der Gedanke auf: „Ich weiß nicht, wie das geht, ich kann mich nicht entspannen". Die einzige Weise, es zu tun, ist, die Punkte der Anspannung in deinem Körper zu fühlen und sie einen nach dem anderen zu entspannen, so viel und so oft wie möglich. Du kannst mehrmals am Tag oder auch innerhalb deines regelmäßigen Sitzens die Qualität von Anspannung, wo immer du sie fühlst, loslassen. Lass die fordernden

Gedanken ziehen, das „Ich weiß nicht, wie", das deinen Geist beschränkt. Lass das „Ich" ziehen, das dich mit der Verwirrung gleichsetzt. Alle diese Gedanken sind unwichtig – Verwirrung ist unwichtig, Gründe sind unwichtig und das Festhalten an einem „Ich" hilft nicht. Zu diesen Zeiten weißt du nur, dass du angespannt bist und dich unwohl fühlst.

Also lockere alle Teile deines Körpers: Entspanne die Nerven in der Brust, und lass einfach sein. Entspanne deine Kehle, lass den Unterkiefer nach unten sinken, sodass der Mund sich leicht öffnet. Lass deine Augen halb geschlossen sein und deinen Blick weich werden. Strecke deinen Nacken sanft und entspanne dort die Muskeln. Geh noch einmal durch deinen Körper und suche Zeichen von Anspannung. Wo immer du Enge oder Anspannung feststellst, lass sie los. Lass deinen Atem weich sein und deinen Geist in Stille ruhen.

Wenn du Kum Nye übst, ist Geduld dein bester Freund – Geduld mit dir selbst, die ihre Grundlage in dem Wissen hat, dass du einen entspannten, gesunden Körper und Geist verdienst und dass es die Mühe lohnt, sie zu entwickeln. Es dauert gewöhnlich einige Wochen, bis du ein Gefühl dafür bekommst, wie du auf eine solche Art mit Anspannung und körperlichen Empfindungen arbeiten kannst, dass du in der Lage bist, einen ruhigen und stetigen Zustand von Entspannung aufrechtzuerhalten. Dieses anfängliche Stadium bereitet dich für den Prozess vor, in dem du den Körper, den Geist und die Sinne ‚einstellst', sie beruhigst und sie auf eine entspannte Seinsweise hin ausrichtest, die ruhig ist, völlig offen und frei von Festlegungen. Dieser Prozess ähnelt dem ‚Einstellen' der Maschine eines Wagens, um sie runder, wirksamer und effizienter laufen zu lassen.

Mit andauerndem Üben wirst du auf eine fortgeschrittenere Ebene kommen und du wirst fähig sein, alle Gedanken und Gefühle, die auftauchen, anzunehmen, indem du ihre Energie in die Ruhe der Entspannung hineinschmelzen lässt. Schließlich wird nichts übrig bleiben, das nicht entspannt ist.

Diese Anleitungen sind nur Vorschläge, wie man vorgehen kann. Wahrscheinlich wirst du dein eigenes Rezept entwickeln, Spannungen wahrzunehmen und loszulassen, während du mit diesen Techniken arbeitest. Kum Nye hat die Tendenz, Neuerungen anzuregen, deshalb fühle dich ermutigt, dem Fluss der Gefühle und deinen eigenen körperlichen Reaktionen zu folgen.

Schmerz und Emotionalität erleichtern

So sehr wir uns um die äußere Erscheinung unseres Körpers gekümmert haben, so wenig haben wir seine innere Funktionsweise verstanden und sie weitgehend für selbstverständlich gehalten. Während unser Körper von Beschränkungen und Regeln geformt wurde, die uns die soziale Konditionierung und unsere Erziehung auferlegt haben, waren unser Geist und unsere Sinne in ihrer Entwicklung weitgehend auf sich selbst gestellt. Dabei haben sie die Konsequenzen unserer Haltungen und unseres Benehmens ohne große Bewusstheit oder bewusste Führung von unserer Seite aufgenommen. Das Ergebnis ist, dass sie jetzt auf Negativität eingestimmt sind: Sie sind empfänglicher für Schmerz als für Freude, sie werden von Katastrophen eher angezogen als von Zufriedenheit, sie sind mit Negativität zufriedener als mit positiven Einstellungen und werden von Problemen eher angezogen als zu kreativen Gedanken und Handlungen angeregt.

Die Konzentration des Geistes und der Sinne ist momentan auf Ereignisse außerhalb des Körpers gerichtet; sie sind empfänglich für äußere Anregungen und neigen deshalb dazu, sich eher auf äußere Quellen für Sinn und Befriedigung zu verlassen als auf innere. Wir könnten sagen, dass sie uns in gewissem Sinn verlassen haben, weil sie im Äußeren nach Nahrung suchen, die wir ihnen nicht zur Verfügung stellen konnten. Dabei lassen sie uns in Abhängigkeit von Objekten und Ereignissen, die außerhalb unserer Kontrolle sind.

Es ist wichtig, dass wir den Geist und die Sinne in ihr natürliches Zuhause zurückbringen, wo wir uns auf unsere eigenen Ressourcen an Sinn und Bedeutung einstimmen können. Wir müssen Kopf und Herz zusammenbringen, sodass ihre Energien zusammenwirken und frei fließen können, um Seele, Geist und Selbst in einem neuen Gefühl für das Sein zu vereinigen.

Wir können Ruhe und freudige Gefühle dazu einladen, in unserem System zu zirkulieren und dabei emotionale Bedrängnis zu heilen und körperliche Schmerzen zu lindern. Um starke Schmerzen und Emotionen vollständig zu transformieren, sind zwar fortgeschrittenere Übungen notwendig, aber wenn wir mit der folgenden Übung arbeiten, können wir anfangen, uns vor ihren schädlichen Auswirkungen zu schützen.

Übung: Abstand schaffen

Wenn starke Schmerzen oder heftige Emotionen aufsteigen, versuche, einen Abstand zu schaffen, sodass die Schärfe des Gefühls dich nicht direkt trifft. Du kannst Schmerz als eine Welle außerirdischer Wesen visualisieren, die auf dich zurollt. Es sind wilde Wesen, und du kannst sie mit der Kraft deiner Bewusstheit zurückhalten. Spüre die Bewusstheit wie ein Kraftfeld, das von dir ausstrahlt und das die Schmerz-Wesen berühren, aber nicht durchdringen können. Benutze deine Bewusstheit, um die scharfe Emotion oder den scharfen Schmerz auf Abstand zu halten. Er kommt vielleicht so nah, dass du spürst, wie seine Schwingungen dich berühren, sie aber nicht hereinkommen lässt.

Wenn du es schaffst, dieses Kraftfeld auszudehnen, wenn du einen Abstand zwischen dir und dem Schmerz öffnen kannst, dann wird er dich nicht direkt treffen und du kannst der vollen Macht seiner Schärfe entkommen. Wenn du nicht weißt, wie du diesen Abstand schaffen kannst, benutze deine Erinnerung und rufe dir schöne Erfahrungen ins Gedächtnis, bringe sie in die Gegenwart, lass sie intensiver werden, und konzentriere dich darauf, einen winzigen Raum zwischen dir und dem Schmerz zu öffnen. Dann kannst du zulassen, dass Energie diesen Raum weiter ausdehnt, sodass er dein Schutz sein kann.

Mit anhaltendem Üben entwickelt Kum Nye deine Fähigkeit, diesen Raum zu öffnen und stellt ein Reservoir an Energie zur Verfügung, das die Bewusstheit sogar noch weiter befähigen kann. Hast du diese Grundlage, dann benötigst du mündliche Anweisungen eines qualifizierten Lehrers, um noch grundlegendere Bedeutungsebenen, die in dieser Übung eingeschlossen sind, zu erkennen.

Sich an Freude erinnern

Die kraftvollen Gefühle, die durch das Üben von Kum Nye geweckt werden, können unser Sein mit Erleichterung und Freude überschwemmen, so als ob wir lange gesucht hätten und schließlich nach einer langen und schwierigen Reise nach Hause kommen würden. Wenn diese Intensität des Fühlens einmal das Herz berührt hat, sind wir vielleicht fähig, den

Strom von Gefühlen weiter auszudehnen, in unserer Erinnerung lebendig zu halten und ihn von dort nach Belieben ins Gedächtnis zu rufen. Dann wird die frische Freude der Erfahrung nicht nur zufällig zustande kommen, sondern als eine ständige Quelle spiritueller Stärke und Erneuerung zur Verfügung stehen. Dies ist eine therapeutische Übung, die du anwenden kannst, wann immer du willst.

Dieser tiefe Fluss von Gefühlen bringt die Süße von Intimität und das strahlende Glühen von Liebe mit sich. Wenn wir ihn in Herz und Geist lebendig halten, wird Erfahrung ein andauerndes Fest, eine Liebesaffäre mit unserem eigenen spirituellen Weg. Die Intensität des Fühlens transformiert unser Sein: Die Qualität unserer Verkörperung ist spürbar anders und auch alle Beziehungen – zu den Sinnen, den Gedanken, zu den Menschen, die uns nahe stehen – können sich sehr verbessern.

Dieser Weg kann etwas selbstsüchtig scheinen, und er mag ganz anders aussehen als der Weg der Bodhisattvas, aber er ermöglicht, dass wir uns auf uns selbst verlassen – dass wir unsere eigene Heimat finden, unsere eigenen Ressourcen entwickeln und Freundschaft mit unserem eigenen Geist, unserem Körper und unseren Sinnen schließen.

Wenn du dein eigenes Üben immer weiter entwickelst, fühlst du dich vielleicht irgendwann inspiriert, es mit anderen zu teilen und sie durch dein Beispiel zu ermutigen. Wenn du gerne dem Beispiel der großen Bodhisattvas folgen würdest, kannst du damit beginnen, den Nutzen deines Übens allen fühlenden Wesen zu widmen und ihnen zu wünschen, dass sie ähnliche Erfahrungen machen.

Wie Mitgefühl genährt wird

Vor langer Zeit fragte ein indischer König den Buddha: „Was sind die nützlichsten Handlungen, die ich überhaupt tun könnte? Kannst du mir irgendwelche Anweisungen geben?“ In seiner Antwort riet der Buddha ihm, allen Wesen Gutes zu wünschen und ihnen alle verdienstvollen Handlungen, die von wem auch immer in der Vergangenheit getan wurden, zu widmen. Auch wir können diesem Rat des Buddha folgen und alle positiven Gedanken und Handlungen, die wir angesammelt haben, dem Wohl anderer widmen. Dies ist eine einfache, aber wichtige Übung, die dazu führt, dass Weisheit und Mitgefühl wachsen.

Solange unser Verstehen nicht in Erfahrung gegründet ist, sind unsere Worte und Gesten nicht wirklich die unseren, und sie haben keinen großen Wert. So gut gemeint unsere Wünsche auch sein mögen, so sehr wir auch fühlen, dass sie aus der Tiefe unseres Herzens kommen, wenn wir keine Erfahrung haben, was solche Sätze bedeuten, können sie nicht viel mehr als gesellschaftliche Konventionen sein. Haben wir aber einmal Wissen, werden wir feststellen, dass uns auch eine neue Art zu kommunizieren zur Verfügung steht. Unsere Worte kommen von einem heilsameren Ort und entsprechen eher unserem Wesen. Je tiefer und bedeutungsvoller unsere Erfahrung ist, desto mehr Wert können unsere Wünsche und Gebete vermitteln und umso mehr werden sie anderen nützen.

Eines Tages werden Übende im Westen vielleicht vollständiger verstehen, was die Gesten des Mitgefühls eines Bodhisattva bedeuten. Was ist die Bedeutung ihrer Tränen und ihres Lächelns? Zeigen ihre Tränen, dass sie sehen, wie wir in Samsara gefangen sind und dass sie uns gerne von unserer Verwirrung befreien würden? Lächeln sie, um uns mit ihrem Segen emporzuheben?

Um die volle Bedeutung dieser Gesten zu verstehen, müssen wir selbst erfahren, was es heißt, ein wirklich selbstloses Wesen zu sein, frei von Zweifeln und Unsicherheiten, die unsere Konditionierung uns eingeflößt hat, und erfüllt mit unbegrenztem Mitgefühl für alles empfindungsfähige Leben. Wenn auch wir mit den Augen erleuchteten Mitgefühls sehen können, werden unsere Worte und Gesten wirklich aufrichtig und für alle Wesen in jeder Hinsicht hilfreich sein.

Kum Nye verkörpern

Etwas zu verkörpern bedeutet, dass man einer Qualität oder einer Idee Form gibt, dass man etwas Unfassbares manifestiert, sodass wir uns in etwas konkreterer Weise darauf beziehen können. Wir könnten in diesem Sinne sagen, Kum Nye zu verkörpern bedeutet, die Qualität des Seins – eine strahlende Lebendigkeit, die vollkommen auf den gegenwärtigen Moment abgestimmt ist – zu manifestieren. Sein macht das reiche Aufgebot an Gefühlen möglich, das dem menschlichen Dasein Vergnügen und Sinn gibt. Wir neigen dazu, das Sein vor allem mit dem Körper in Verbindung zu bringen, während es doch die Eigenschaft eines vollständig integrierten Ganzen ist, das Körper, Sinne und Geist umfasst – mit anderen Worten, ein vollständiges menschliches Wesen.

Wenn wir Kum Nye üben, ist unsere Konzentration zunächst darauf gerichtet, den Körper zu entspannen. Wir nutzen dazu Massagen, Körperhaltungen und Bewegungen, um in der Tiefe gehaltene Spannungen zu lösen und den Kreislauf der vitalen Energien durch unseren gesamten Körper anzuregen. Wie schon in den Büchern *Selbstheilung durch Entspannung* und *Tibetische Entspannung – Kum Nye* sowie im letzten Teil des vorliegenden Buches beschrieben, fördern diese Übungen Gesundheit und Wohlergehen, während sie die Neigungen des Körpers und Geistes zur Unbeständigkeit beruhigen, die der Entwicklung der Meditation entgegenwirken. Auf einer fortgeschritteneren Stufe entspannt und erfrischt es auch die Sinne, wenn wir lernen, beim Fluss der Gefühle zu bleiben. Es öffnet außerdem ihre Fähigkeit, die Qualität unseres Lebens sehr zu bereichern.

Wenn wir noch tiefer in diese Übungen hineingehen, lernen wir, dass sie eine Intensität des Fühlens erwecken können, die unser Bewusstsein mit Licht füllt und die Schönheit und Freude in unser Leben bringt wie ein unaufhörliches Feiern. Nebenbei können wir eine Ahnung bekommen, wie es dem Geist nutzt, wenn wir Kum Nye verkörpern. Diese Ahnung erinnert uns daran, dass Theorie zwar den Weg weisen kann, dass aber nur direkte Erfahrung Wissen wirklich zu unserem machen kann. Das ist das Wissen, das uns zu Wachstum und Veränderung befähigt und in jeder Geste unseres Seins lebendig wird.

Die Essenz des Fühlens berühren

Kum Nye entspannt den Körper, indem es den Geist beruhigt und die Geschwindigkeit von Wahrnehmungen und Gedanken verlangsamt. Allmählich, normalerweise nach einigen Wochen täglicher Übung, kommt der Geist leichter in einer stillen Achtsamkeit zur Ruhe, die wach ist, in der wir aber nicht nach Gedanken greifen oder uns auf Wahrnehmungen fixieren. Wenn der Körper entspannter ist und der Geist kooperativer, können wir unsere Sinne auf eine größere Gefühlsintensität einstimmen. So, wie starke Triebwerke eine Rakete in den Raum schießen und dann abfallen, wenn ihr Zweck erfüllt ist, so können unsere Sinne glückselige Gefühle erzeugen, dann loslassen und es dem Geist ermöglichen, in die tiefe Ruhe der Meditation hineinzugehen.

Mach es dir in den Sieben Gesten bequem und atme gleichzeitig durch Mund und Nase. Lass deinen Nacken entspannt sein und eine Linie mit der Wirbelsäule bilden, entspanne Hals und Schultern. Hebe die Brust ein wenig an und erlaube deinen Armen, sich völlig zu entspannen. Fühle, ob es noch irgendwelche Bereiche gibt, wo du Spannung hältst und lass sie mit Hilfe des Atems los.

Wenn Gefühle auftauchen, entspanne dich in die Empfindung hinein, aber nicht auf eine zugreifende Art, auf der Suche nach Bedeutung. Bleibe, so sehr du kannst, beim reinen Geschmack des Gefühls, ohne dich in Gedanken oder Emotionalität zu verlieren. Genieße das Gefühl ganz tief und erlaube ihm, sich auszudehnen. Übst du dies, so wird das Gefühl intensiver und fast greifbar. Bei anhaltendem Üben wird der Geschmack des Gefühls noch reiner und schließlich bleibt nur seine Essenz übrig.

Der Nutzen, reichhaltige Tiefen des Fühlens zu kultivieren

Wenn wir unsere Fähigkeit, reichhaltige Tiefen des Fühlens zu erfahren, kultivieren, wird das Leben zu einer andauernden Sinfonie von Gefühlen, die sich im Laufe des Tages vermischen und in Einklang kommen und uns die Unterstützung von Interesse, Kreativität und positiven Gedanken zukommen lassen. Es gibt auch Dissonanzen, die sich aber auch wieder auflösen und in der freudigen und erhebenden Bewegung, die der Entfaltung des Lebens eigen ist, aufgehen. Je mehr wir uns auf die positiven Aspekte der Erfahrung einstimmen, desto mehr gute Gefühle sammeln sich in Körper und Geist und umso vollständiger verkörpern wir sie. Allmählich bilden wir Vorräte an Freude, die den Segen von Glückseligkeit in unser Üben hinein einladen. Glückseligkeit kann mit materiellen Reichtümern nicht gekauft werden, sie kann uns nicht von anderen gegeben werden, aber wir können sie einladen und ihr erlauben, sich zu entwickeln. Ist Glückseligkeit erst einmal etabliert, wird sie zu unserer Eigenschaft, unsere eigene Schöpfung, und sie leuchtet durch jede Handlung unseres Körpers, unserer Rede und unseres Geistes. In schweren Zeiten können wir diese Segnungen in Anspruch nehmen, um unser Gleichgewicht wieder herzustellen und uns anderen mit Liebe und Wertschätzung zuzuwenden.

So inspirierend es auch sein mag, darüber zu theoretisieren, was möglich ist, Lehren ohne Üben werden uns nur weiter von der Vitalität der direkten Erfahrung entfernen. Es ist also wichtig, dass wir uns vom Beispiel der Arhats und der großen Siddhas ermutigen lassen, die wussten, wie man die Energie von Körper, Geist und Sinnen nutzt, um tiefe Ebenen von Glückseligkeit zu verwirklichen. Wenn auch wir zu diesen Schätzen Zugang haben, schulden wir es uns selbst, sie zu entwickeln, und Kum Nye weist uns dazu einen Weg. Wir brauchen also nicht davor zurückzuscheuen, in unsere Erfahrung hineinzukommen und sie innig zu umarmen, unterhalb der Ebene von Konzepten. Wenn wir unsere eigene Verkörperung als einen kostbaren Reichtum begreifen, finden wir vielleicht unsere Freude.

Wir haben eine lange Reise gemacht, und der Weg war manchmal weit und schwierig, jetzt ist es Zeit, es besser zu machen. Wir können unsere

Sinne heilen und sie zu unseren besten Freunden und ständigen Begleitern machen; wir können die Freude und den Frieden wiedergewinnen, die unser menschliches Erbe sind, und wir können Beispiele für andere werden, die einsam, isoliert und angreifbar für Frustration und Schmerz sind. Selbst wenn ein paar Übende zeigen können, wie sie die Fähigkeiten ihres Körpers, ihres Geistes und ihrer Sinne entwickeln können, werden sich andere inspiriert fühlen, sich ihnen anzuschließen und ihre Energie hinzuzufügen, damit für uns alle die Reise zu einer reicheren und vollständigeren Seinsweise erhellt wird.

Teil Zwei

Atem

Entspannung, Meditation und Konzentration sind die drei Säulen spiritueller Praxis. Jede dieser Säulen bietet geschickte Methoden, mit denen wir die Qualität unseres Lebens verwandeln, Körper und Geist mit Energie aufladen, Hindernisse auf dem Weg zu Verständnis auflösen und die vollständigen Fähigkeiten menschlichen Seins erwecken können. Alle, die sich auf Kum Nye einlassen, können von der inneren und äußeren Massage durch die im Kum Nye verwendeten Haltungen und Bewegungen profitieren.

Kum Nye kann geübt werden als Methode, um Spannung und Erregung abzubauen; es kann genutzt werden, um Sinneswahrnehmungen zu schärfen und mehr Schönheit und Freude in unser Leben zu bringen; es kann genutzt werden, um Körper und Geist zu beruhigen und uns sanft in Meditation hineinzuführen; und es kann uns den Weg öffnen zu verfeinerten Zuständen von Glückseligkeit.

Die Grundlage dafür, all diese Wohltaten zu empfangen, ist unsere eigene Verkörperung: Sie besteht aus unserem Körper mit seinen physischen Systemen, traditionell als Nadi bekannt, und aus unseren lebendigen Energien oder Vayu, die durch den Atem belebt werden.

Atem, Energie, Gefühl

Kum Nye gründet sich auf einem umfassenden Verständnis des Körpers: wie seine inneren Systeme funktionieren, wie sie miteinander verbunden sind und wie sie durch Energie, Vayu, die durch sie hindurchfließt, aktiviert werden. Fünf verschiedene Arten von Energie bestimmen im Allgemeinen den inneren Raum des Körpers. Einige fließen in Muskeln, Blutgefäßen, Nerven und anderen Arten von Geweben; andere sind kennzeichnend für die Sinnesorgane, wieder andere erhalten die Funktion des Verdauungsapparates, der Nieren und der autonomen Systeme. Die grundlegende Vayu ist die Energie des Atems, der alle wesentlichen Organe anregt, wie Leber, Herz, Lunge und Nieren, und somit unser gesamtes körperliches System unterstützt. Übungen, die auf der Achtsamkeit des Atems beruhen, können den Kreislauf der Energie im ganzen Körper verbessern und die Gesundheit unserer lebenswichtigen Organe fördern.

Meister des Yoga wissen, wie Energie durch den Körper fließt; so wie erfahrene Reisende, die ihr Reittier durch schwieriges Gelände führen, können sie die Bewegung ihrer Energie gezielt lenken, um ihre spirituellen Übungen zu verfeinern. Auch wenn wir nicht auf dieser Stufe sind, können wir dieses Wissen gut nutzen, um Körper, Geist und Sinne zu entspannen.

Grundlegende Achtsamkeit des Atems

Wenn der Körper sich entspannt, reagiert der Atem, indem er sanfter fließt und in einem regelmäßigen, ruhigen Rhythmus ein- und ausströmt. Wo immer du bist und was immer du tust, du kannst diesen Fluss des Atems beobachten, indem du die Qualität des Atems fühlst, wie er durch die Nasenlöcher und in die Lunge strömt. Bemerke, ob der Atem flach oder tief ist, wie tief er in die Brust fließt und wie das Zwerchfell sich bewegt, um der Luftmenge Platz zu bieten. Fühle oder stelle dir vor, wie der Atem durch die Membrane der Lungenbläschen in die Arterien fließt, und folge der Bewegung der Energie durch den ganzen Körper, wie sie in die lebenswichtigen Organe und Chakren fließt und Nerven, Drüsen und Muskeln anregt.

Wenn Energie sanft durch den Körper fließt, durch die lebenswichtigen Organe und Chakren, fühlst du dich energiegeladen und wach; der Geist ist klar, die Nerven sind bereit, Signale zu übermitteln, und die Muskeln sind bereit, sich zu bewegen. Der Geist reagiert ebenfalls, er wird ruhiger und kooperativer. Während die Gedanken weniger impulsiv und fordernd werden, kannst du den inneren Fokus und die Konzentration aufrechterhalten und deine Energie auf eine offenere und entspanntere Weise lenken.

Wenn du die Bewegung des Atems während des Ein- und Ausatmens beobachtest, bemerkst du vielleicht eine Art von Geschmack, ein Gefühl von Ruhe, das stärker wird, wenn du weiter übst. Nach und nach wird diese Empfindung reichhaltiger und tiefer und entwickelt sich zu einer Ruhe, die du ausbreiten und intensivieren kannst. Die Sinne werden lebendiger und bringen tiefe Gefühlstöne hervor, die in den Körperzentren widerhallen und Gefühle freisetzen, die die Nerven besänftigen und beruhigen. Körper und Geist entspannen sich weiter, während der Fluss der Gefühle intensiver wird, sich ausdehnt und so das ganze Sein auf einer tieferen, eher organischen Ebene nährt. Vertiefe und festige diesen Gefühlsfluss so weit wie möglich. Wenn du in dieser Ruhe verweilst, dann kann jeder Reiz, den du erfährst, sehr angenehme Empfindungen hervorbringen und dabei den Geist nähren und ihn auf den Weg zu Glückseligkeit bringen.

Beim Ausatmen verbindet dein Atem die Energie des Körpers mit den Energien, die ihn umgeben, und bringt ihn dadurch mit den positiven Energien der Umgebung, des Raumes und des Kosmos in Kontakt. Mit dem Einatmen lädst du diese Energien nach innen hin ein und stärkst dadurch eine feine Kommunikation zwischen Innen und Außen, was Körper und Geist anregt und neu belebt. Der Gefühlston, der dabei entsteht, kann sehr freudig, ja sogar ekstatisch werden. Man sagt, dass fortgeschrittene Praktizierende in der Lage sind, durch ihre Meditation die Essenz der fünf Elemente in die Chakren zu leiten. Sie können sich wirkungsvoll durch kosmische Energie ernähren, sodass sie mit sehr wenig materieller Nahrung auskommen.

Sogar auf der gewöhnlichen Ebene scheinen unsere innere und äußere Umgebung in enger Beziehung zu stehen. Die Energie in der Umgebung kommuniziert mit unserer inneren Energie, und jede kann Einfluss nehmen darauf, wie wir die andere erleben.

So regt zum Beispiel ein strahlender sonniger Tag mit sauberer frischer Luft eine helle, positive Einstellung an, während ein bedeckter Himmel und geschlossene Räume mit feuchter, abgestandener Luft uns für Dumpfheit und Depression anfälliger machen. Einige Menschentypen reagieren besonders empfindlich darauf, wie die Umgebung oder andere äußere Situationen ihren Körper, ihre Gefühle und Gedanken beeinflussen, während andere leugnen, dass es solche Synergien gibt. Aber ob wir das erkennen oder nicht, unser Körper reagiert sowohl auf äußere als auch auf innere Energie.

Das Fühlen erwecken

Wo liegen denn nun die Samen oder die Wurzeln unserer Energie? Den Weg zu diesem Wissen eröffnet uns Entspannung. Sitze still und erlaube deinem Geist, sich tief zu entspannen, so, als ob du in einen tiefen Teich schauen würdest, der rein wie Kristall ist und blau wie der offene Himmel. Stell dir den Teich sehr still und ruhig vor; lade diese tief beruhigende Qualität in deinen Körper ein. Atme sie ein und erlaube ihr, sich durch die Kehle in die Lunge zu bewegen; fühle, wie sie das Herz erwärmt und den Bauch entspannt. Wenn Klänge auftauchen, lausche der anhaltenden Stille, während der Klang selbst kommt und geht. Erlaube Körper und Geist, sich in diese Stille hinein zu begeben und ihr zu folgen, während sie tiefer wird und sich ausdehnt. Überlasse dich dem Fühlen, wann immer es entsteht und entspanne dich vollkommen. Lass Worte los, lass Ideen los, lass Interpretationen los und sei einfach eins mit jedem Gefühl, das kommt, was immer es auch ist. Verschmilz mit dem Gefühl, koste die Ruhe und genieße die Stille, die Geist und Körper einhüllen. Klänge kommen und gehen; vielleicht treiben Gedanken durch den Geist wie Wolken am Himmel, aber die Stille bleibt. Ruhe in diesem stillen, aber dynamischen Raum, der offen ist für die Kommunikation zwischen Innen und Außen. Beginne damit, diese Übung fünfzehn Minuten lang durchzuführen und dehne dann diese Zeit allmählich auf dreißig bis vierzig Minuten aus.

Den Fluss der Gefühle energetisieren

Energie fließt in das Herz-Chakra, von dort aus zirkuliert es in allen Teilen des Körpers. Wenn du durch Nase und Mund einatmest, mit gelöstem und entspanntem Kiefer, fühle, wie der Atem die Kehle berührt und öffnet und dabei alle angespannten Stellen in der Kehle und dem Nacken lockert. Wenn die Kehle sich entspannt anfühlt, erlaube dem Atem, das Herz zu berühren und es mit Wärme zu beleben.

Das Herz verdient unsere Fürsorge und unser Mitgefühl. Es gilt allgemein als Symbol für Liebe, aber wie oft denken wir daran, es zu regenerieren, indem wir ihm unsere Liebe anbieten? Es schlägt treu für uns, Stunde um Stunde, Tag für Tag, es teilt unsere Freuden und Sorgen in guten und in schlechten Zeiten. Dabei tut das Herz immer sein Bestes, um uns zu geben, was wir brauchen.

Wenn du diese Übung ausführst, richte deine Gedanken auf dein Herz und nutze die Gelegenheit, ihm Liebe und Wertschätzung anzubieten. Spüre die Gefühle, wie sie sich mit dem Atem ausdehnen und zusammenziehen und das Herz berühren wie eine sanfte Massage. Entspanne dich tief in die Gefühle hinein; lass sie dich ganz und gar mit milder Wärme umhüllen. Das Gefühl von Lebendigkeit, das durch Entspannung geweckt wird, fließt durch die Chakren, Sinnesorgane und Körpersysteme und strahlt sowohl nach außen als nach innen. Während du übst, spürst du vielleicht, wie der Körper leichter wird, so als ob er Raum berühren oder sich in den Raum hinein und über die physische Form hinaus ausdehnen würde.

Innen und Außen verbinden

Während du das Gefühl von Verbindung zwischen Innen und Außen, zwischen innerer Ruhe und der Offenheit um deinen Körper herum entwickelst, kannst du mehr von der frischen, offenen Qualität des Raumes in deine Chakren und inneren Gewebe einladen und eine tiefere Ebene der Entspannung genießen. Wenn du Raum auf diese Weise berührst, entwickelst du ein Gefühl für den Körper, wie er im Raum schwebt, zutiefst ruhig, aber strahlend mit tiefer, stiller Freude. Diese Übung bietet eine hervorragende Weise, Spannung zu lösen und den Körper auf einen gesunden, erfrischenden Nachtschlaf vorzubereiten.

Entwickle diese Übung in täglichen Sitzungen von fünfundvierzig Minuten weiter. Mit der Zeit wird das Gefühl von Leichtigkeit ein Teil von dir und verschmilzt mit dem Gewebe deines Körpers. Auch Gedanken werden leichter, innere Dialoge weniger ablenkend. Schließlich werden Gedanken sich schneller im Raum auflösen. Auch die Gefühle von Freude und Frieden werden zu Leichtigkeit führen, wenn der Körper sich in die Offenheit des Raumes hinein entspannt. Sind die Körperempfindungen nicht mehr im Vordergrund, dann werden Gedanken und Gefühle irgendwann so leicht und offen, als ob sie sich in Luft auflösten. Wenn Körper und Geist vollkommen offen sind, bleibt nur das Gefühl von Weiträumigkeit, in dem du vielleicht flüchtig die Qualität erleben kannst, die einige Meister „die Leichtigkeit des Seins" genannt haben. Wenn du mit Hilfe dieser Übung voranschreitest, kannst du diesen Seinszustand betreten, wann immer du möchtest.

Körper und Atem in Einklang bringen

Körper und Atem sind sowohl die Grundlage unseres Seins als auch die Basis für Entspannung und Meditation. Zusammen dienen sie uns wie ein Meditationskissen, das uns für unsere Praxis sowie für unser Leben Halt bietet. Je besser Körper und Atem zusammenarbeiten, desto stabiler wird unser Üben und desto mehr ist unsere Entwicklung gewiss. Es ist also wichtig, dass der Körper sich wohlfühlt und wir dem Atem erlauben, dass er sanft und entspannt fließt. Dann können wir mit Kum Nye arbeiten.

Körper und Atem beruhigen

In unterschiedlichen Übungen werden vielleicht verschiedene Haltungen empfohlen. Die üblichste ist die Lotus- oder die Halblotusposition oder auch der halbe Lotus mit einem erhobenen Knie und dem Fuß flach vor dem Körper auf dem Boden. Du kannst auch einen Stuhl oder ein Meditationsbänkchen benutzen. In all diesen Haltungen ist es wichtig, auf eine ausgeglichene Weise zu sitzen, mit einer festen Grundlage und einem geraden Rücken. Dabei bildet der Nacken eine Linie mit der Wirbelsäule, und der Kopf befindet sich in einem guten Gleichgewicht, sodass der Hals nicht angestrengt ist und die Halsmuskeln sich entspannen können. Das Kinn ist etwas nach hinten und unten gezogen, in etwa der gleichen Richtung des Kehlkopfes. Die Augen sind halb geöffnet, entspannt und sanft, sie blinzeln nicht. Die Zungenspitze kann leicht gerollt sein und zum oberen Gaumen zeigen, berührt ihn aber nicht unbedingt. Wenn du Spannung spürst, lass die Zunge ein wenig tiefer ruhen. Der Mund ist offen, sodass sich auch die Lippen leicht öffnen und damit dem Atem Raum geben, durch den Mund ein- und auszufließen. Die Hände ruhen auf den Knien oder in ihrer Nähe, mit den Handflächen nach unten. (Für eine genauere Beschreibung siehe die „Sieben Gesten“, Seite 42)

Nimm dir ein paar Minuten, um den Körper zu lockern und Spannung abfließen zu lassen. Auch dein Atem wird langsam und ruhig und fließt jetzt in einem sanften Rhythmus. Atme sanft aus und ein durch Nase und Mund und erlaube dem Atem dabei, auf sehr zarte Weise einzuströmen. Der Atem kann so leicht und sanft werden, dass du nicht einmal bemerkst, wie er ein- und ausfließt.

Wenn du dich während des restlichen Tages entspannst oder in der Haltung der Sieben Gesten meditierst, lass den Mund geöffnet und atme durch Nase und Mund ein und aus. Durch den Mund zu atmen ist eine esoterische Technik, die dem Übenden hilft, leichter in den Zustand der Meditation zu gelangen. Es ist wichtig, dass du dich daran gewöhnst, den Mund leicht offen zu halten und durch Nase und Mund zu atmen, auch wenn andere Meditationstraditionen empfehlen, den Mund zu schließen. Die Nasenlöcher sind empfindsam, sie sind eng verbunden mit dem Geist und dem Nervensystem. Wenn du durch die Nase atmest, werden Gedanken und Emotionen angeregt und Wahrnehmungsprozesse aktiviert. Die meisten Übenden verstehen jedoch nicht, wie das vor sich geht oder sind sich nicht darüber im Klaren, wie leicht ihre eigenen Gedanken sie täuschen können. Während sie das Gefühl haben mögen, voranzukommen, findet eigentlich wenig Fortschritt statt.

Den Atem regulieren

Der Atem ist unsere lebendige Energie, der Treibstoff, der unser Sein mit Kraft versorgt. All unsere Handlungen hängen von der Qualität unseres Atems ab und davon, auf welche Weise er im Körper kreist. Können wir den Atem beruhigen und regulieren, so versetzt uns das in die Lage, Emotionen und Gedanken zu kontrollieren; wir nennen diesen Prozess „den Atem regulieren". Wie Menschen gezeigt haben, die Yoga praktizieren, kann der Atem benutzt werden, um geistige Aktivität vollkommen zu beruhigen und sie in Glückseligkeit zu transformieren. Die ayurvedischen Traditionen bringen den Atem mit Langlebigkeit in Verbindung. In ihnen wird berichtet, dass es in der Vergangenheit weise Yogis gab, die sehr lange gelebt haben und dabei den Atem als einzige Nahrungsquelle benutzten.

Erlaube dem Atem, so leicht wie möglich zu werden, sodass er auf eine Weise ein- und ausströmt, die kaum zu bemerken ist. Der Brustkorb fühlt sich angenehm an und der Körper entspannt sich. Nach zwei oder drei Wochen beobachtest du vielleicht, dass der einfließende Atem von hellem Himmelblau ist. Er hat einen sanften Gefühlston, der nach innen fließt und den Körper heilt. Wenn du ausatmest, spüre, wie alle Spannung gelöst wird und vollständig aus dem Körper hinausfließt. Wenn der Atem zurückkommt, füllt er Körper und Sinne mit dem heilenden Nektar der Entspannung.

Wenn du das Blau des Atems nicht siehst, kannst du dir vorstellen, wie der Atem in deinen Körper hereinkommt und wie er hinausfließt. Obwohl der Atem ein- und ausströmt, ist er nie wirklich abwesend. So lange du lebst, hat dein Körper einen Überfluss an dieser heilenden Nahrung und unterstützt den beständigen Energiefluss durch deine Sinne, Muskeln und Organe. Atme ein und spüre dabei diese Stimulation; atme sanft aus, lass Spannung mit dem Ausatmen los und sich auflösen. Mache das in jeder Sitzung fünfundzwanzigmal, fühle den Rhythmus des Atems und schenke dem Zählen dabei nur ein wenig Aufmerksamkeit.

Während du diese Übung entwickelst und dich immer mehr auf den Rhythmus deines Atems einlässt, wirst du dich weiter entspannen, und der Atem wird weicher und langsamer werden. Er kann sich so verlangsamen, dass du ihn kaum wahrnehmen kannst, er wird vielleicht so langsam, dass ein ganzer Zyklus von Ein- und Ausatmen eine Minute dauert. Anfangs haben Ein- und Ausatmen deutliche Hoch- und Tiefpunkte, aber sobald der Atem langsamer und ruhiger wird, gleichen sich diese Punkte mehr und mehr an, bis es keine Unterbrechung im Rhythmus mehr gibt und Ein- und Ausatmen zu einem einzigen runden Zyklus verschmelzen.

Übe das Abstimmen des Atems zwei oder drei Wochen lang zwei Stunden täglich, um die Erfahrung der Beruhigung und der Entspannung zu entwickeln. Denke daran, gleichmäßig durch Nase und Mund ein- und auszuatmen und den Atem kommen und gehen zu lassen. Forme ihn mit ein wenig Kontrolle, aber locker genug, um die Erregung von Geist und Sinnen zu beruhigen. Sei empfindsam für den Fluss des Atems, dann wirst du mit zunehmender Übung in der Lage sein, Sinne und Gedanken zu entspannen.

Wenn möglich, entwickle diese Übung im Laufe eines zwei bis vier Wochen dauernden Retreats weiter. Übe vier bis fünf Stunden täglich, den Atem auf einen sanften, ruhigen Rhythmus einzustimmen. Erlaube ihm, weich, sehr ruhig und langsam zu werden. Vielleicht empfindest du im Atem eine Qualität der Stille. Wenn deine Praxis sich entwickelt, wird diese Stille in Form von süßen, ja sogar freudigen Gefühlen von Ruhe und Frieden wahrnehmbar werden. Wenn du diese Stufe erreicht hast, löst sich Spannung auf und du kannst den Atem ohne bewusste Anstrengung kontrollieren. Das Ein- und Ausatmen wird so geschmeidig, dass du vielleicht nicht einmal wahrnehmen kannst, wie du atmest und Atmen selbst wird wie Raum.

Mit Hilfe des Atems gegenwärtig sein

Achte im Lauf des Tages ab und zu auf den Atem. Übe, den Rhythmus und das Tempo deines Ein- und Ausatmens zu beobachten. Wenn du dich emotional oder nervös fühlst, erlaube dem Atem, langsamer zu werden und tiefer in den unteren Teil der Brust zu fließen. Erlaube den Muskeln des Unterbauchs, sich zu entspannen und sich nach vorne zu bewegen, um für den Atem Raum zu schaffen, sodass er sich tiefer in den Körper hineinbewegen kann. Achte darauf, was für Gefühle entstehen; atme in sie hinein und nimm wahr, wie sich der Atem mit diesen Gefühlen verbindet.

Kurzer Atem

Beginne damit, dass du dich entspannst, wie zuvor im Kapitel *Körper und Atem beruhigen* beschrieben. Beobachte den Fluss und die Intensität des Atems, während du ein- und ausatmest, und erlaube den Atembewegungen, weicher zu werden und einen natürlichen Rhythmus zu finden. Höre aufmerksam darauf, wie der Atem in die Lungen eindringt und durch alle Teile des Körpers kreist. Fühle das Ausdehnen und Zusammenziehen, wenn der Atem in den Brustkorb strömt und dabei dem Zwerchfell signalisiert, sich zu entspannen und in den Unterbauch fließt. Spüre, wie der Atem deine inneren Organe berührt und in sie hineinfließt und fühle das rhythmische Ausdehnen und Zusammenziehen durch deinen Atem, wenn er dabei die inneren Organe massiert und einen Fluss von Gefühlen anregt, der dich wärmt und neu belebt. Sinke in diese Gefühle hinein, schmecke ihre Süße und lausche ihren Tönen, auch wenn sie sich als Stille zeigen. Nach einigen Wochen bemerkst du vielleicht Veränderungen in der Qualität dieser Stille und in den Gefühlen, die aufsteigen, während du zuhörst. Genieße die Ruhe, die durch diese Gefühle ausgelöst wird; ermutige sie, sich zu vertiefen, indem du dich weiter entspannst und in die Gefühle hineinatmest.

Mache diese Übung zweimal täglich für fünfzehn bis zwanzig Minuten.

Langer Atem

Sinneseindrücke haben Geschmacksrichtungen. Nicht Geschmacksrichtungen, die wir leicht mit Worten bezeichnen können, sondern subtile Geschmacksrichtungen, die wir mit Eigenschaften wie Süße, Wärme, Schmelzen oder Glühen in Verbindung bringen könnten. Wenn wir zum Beispiel Musik hören, erkennen wir Noten, Melodien, Rhythmen, bestimmte Stimmen und Instrumente. Aber innerhalb dieser leicht zu unterscheidenden Anteile gibt es Untertöne und Eigenschaften von Fülle und Tiefe. Wenn wir den Atem betrachten, können wir diese und andere Bestandteile in unsere Meditation einfließen lassen, um sie zu „würzen", sie anzuregen und reicher zu machen.

Um zu erfahren, wie das gehen kann, kannst du über sehr angenehme Erinnerungen nachdenken. Sanft massiere diese Erinnerungen mit deinem Atem, und während du ein- und ausatmest, erlaube angenehmen Gefühlen, die in dir aufsteigen, sich in deinem Körper zu verteilen. Während du dich sanft auf diese Empfindungen konzentrierst, lass bestimmte Bedeutungen und Assoziationen wegfallen, bis nur die Qualität des Gefühls bleibt – vielleicht Süße oder lebhafte Klarheit. Es gibt weder ein Objekt noch Assoziationen, nur die innere Essenz des Gefühls bleibt bestehen. Sie verschmilzt mit deiner Meditation, regt sie an und gibt ihr Energie.

Folge dieser Energie, wie sie, einer tiefgehenden inneren Dusche gleich, unter und über Gewebe fließt, in Organe und Zellen hinein. Sie wärmt dabei alle Teile deines Körpers, hält dich am Leben und regt die Freude an, lebendig zu sein. Fühle, wie diese Energie die Sinne berührt und anregt; lass sie mit Empfindungen, Gefühlstönen und Erinnerungen verschmelzen. Egal welche Gedanken oder Gefühle von dieser Übung angeregt werden, lass sie mit dem Atem verschmelzen. Atme sie mit dem Ausatmen aus und mit dem Einatmen ein. Schmecke die Gefühle, die über dich hinwegspülen; koste sie und lass dich von ihnen tragen. Geist und Sinne sind wach und von Gefühlen tiefer Freude erfüllt. Gleichzeitig gibt es Stille und Meditation, ein Gefühl von Stetigkeit und Verbindung von Innen und Außen. Du bist vollständig und vollkommen, genau so, wie du bist.

Übe diese längere Übung zweimal täglich für vierzig Minuten. Das ist die erste Stufe. Wenn du den Geschmack der Erfahrung schmecken und genießen kannst, wenn du mit dir im Einklang bist und dich in deinem Körper wohlfühlst, kannst du selbst erfahren, welche Schätze du in dir kultivieren kannst. Das ist der Weg, um die Grundlage der Meditation zu erweitern und das Fundament für Erleuchtung vorzubereiten.

Vertiefung durch den Atem

Je länger du das Gefühl dieser Anregung ausdehnen kannst, umso empfindsamer wirst du für den Fluss der damit erzeugten Energie. Wenn du dich auf das Kehl-Chakra konzentrierst, kannst du den Fluss der Energie spüren, wie er sich zum Herzen und zum Nabel bewegt und sich in allen Nerven und Muskeln ausbreitet. An jeder Stelle, die er berührt, besonders in den empfindsamen Bereichen des Körpers, kannst du vielleicht sanfte Wärme spüren, eine schmelzende Empfindung wie Butter, die dich entspannt und heilt. Wenn du den Geschmack dieser Erfahrung genießt, stimmt sich der Geist von selbst auf die Sinne ein und reagiert mit angenehmen Gedanken, die die Gefühle weiter verstärken: „Wie wunderbar ist es, mit meinem Körper und meinen Gefühlen so vollkommen in Verbindung zu sein – so vollständig ganz! Wie erfrischend ist es, auf diese Weise einfach still zu sein!"

Wenn du magst, konzentriere dich auf die Chakren, auf eines nach dem anderen. Wenn es dir lieber ist, konzentriere dich auf einen Körperteil oder sogar auf Bereiche außerhalb des Körpers. Der Atem fließt in alle Zellen des Körpers; er bleibt nicht an der Haut stehen, sondern fließt auch durch die Zellen der Haut hinein und wieder aus ihnen hinaus. Folge dem Atem weiter, während er durch die Haut fließt und mit dem Ausatmen hinaus in den Raum; dann kommt er mit dem Einatmen wieder zurück in den Körper. Fühle, wie sich das Gewebe von Muskeln und inneren Organen bei jedem Atemzug mehr entspannt, sodass sich mehr Raum öffnet, bis die Räume zwischen den Zellen freie Bahnen für Luft und Licht werden. Erlaube diesem Licht, nach innen zu fließen und die Zellen der Muskeln, des Herzens, der Lungen und des Unterbauches aufzuhellen. Dann folge dem Licht, wie es wieder hinausfließt und im Raum leuchtet.

Spüre, wie dieses Licht sich mit deiner Lebensenergie verbindet und dabei intensive freudige Gefühle weckt. Verbinde auch diese Gefühle mit dem Fluss des Atems, indem du sie mit jedem Einatmen in den Körper einsaugst. Erlaube den Gefühlen, sich in der Pause zwischen Ein- und Ausatmen zu verstärken, und dann, während du ausatmest, lass sie immer intensiver werden. Sogar der Raum außerhalb deines Körpers entspannt sich. Dein ganzer Körper wird durchscheinend und hell, wie eine Kristallschale, die mit Milch und Wasser gefüllt ist, reich an Geschmack des Fühlens.

Du kannst dich vielleicht an wunderbare, glückliche Zeiten aus deiner Kindheit erinnern. Diese Erinnerungen kannst du benutzen, wenn du mit dem Atem meditierst, um diese Zeiten in die Gegenwart zu bringen. Was für gute Gedanken oder Bilder auch auftauchen, füge sie wie Gewürze zu deiner Meditation hinzu, um den frischen Geschmack der Gefühle freizusetzen. Die ganze Erfahrung wird süß wie Nektar, sie schmilzt alle Ablagerungen von Spannung, macht alle Teile des Körpers geschmeidig und lädt sie mit Energie auf. Die Sinne werden vollkommen lebendig und fügen ihre unverwechselbaren Töne zum Nektar des Fühlens hinzu. Du kannst ihn schmecken und berühren. Du kannst deine Ohren auf seine stillen Melodien einstimmen und dein Bewusstsein mit Glückseligkeit füllen. Wenn Glückseligkeit Körper und Geist füllt, ruhe in ihr: Es gibt keine Spannung, keine Gedanken, keine Begriffe – es gibt nur Glückseligkeit. Nichts anderes wird gebraucht, du musst nichts anderes tun.

Wenn du gerade anfängst, schwimmen zu lernen, kannst du, sobald du beginnst, dich im Wasser wohlzufühlen, das Gefühl des Treibens oder die sanfte Bewegung genießen, ohne darüber nachzudenken, wie man das macht. Ähnlich ist es, wenn du weißt, wie du in die Gefühle, die Kum Nye weckt, hineingehen kannst, sodass du den Geschmack dieser Erfahrung weiter genießt, ohne über Anweisungen nachzudenken. Schließlich wird deine Kum Nye-Erfahrung beständig werden und dir, auch wenn du gehst oder arbeitest, folgen, ohne zu verblassen. Du könntest diese Atemübungen auch durchführen, während du in körperliche Arbeit vertieft bist oder Entscheidungen triffst, denn diese beiden Aktivitäten haben ähnliche Geschmacksrichtungen im alles umfassenden Feld der Bewusstheit.

Übende aller Traditionen können von der körperlichen Gesundheit und dem geistigen Gleichgewicht profitieren, das durch diese Praxis entwickelt wird. Wenn wir die Glückseligkeit berühren, die diese Übungen ermöglichen, wird Meditation leicht.

Sich Einschwingen auf das Feld der Wahrnehmung

Während wir die Fähigkeit entwickeln, uns tief zu entspannen, wird unsere Energie sanft, beinahe zart. Sie fließt freier in die Sinne und badet sie in reichhaltigen Erfahrungen voll von Geschmack. Gedanken werden dahin geführt, die Freude zu teilen; sie verbinden sich vollständiger mit Wahrnehmungen. Dies führt dazu, dass ihre Kraft sich für neue Felder der Wahrnehmung öffnet. Dann erhalten Objekte, die wir sehen, tiefere Bedeutung, was uns mit Sinn nährt; Klänge, die wir hören, erzeugen in unserem Körper Resonanzen, die sich mit unseren inneren Rhythmen verbinden. Wohlgerüche konzentrieren sich und beruhigen den Geist wirkungsvoller; Geschmack bereitet uns mehr Vergnügen.

Je mehr wir in dieses tiefer und weiter werdende Feld der Wahrnehmung eintauchen, desto mehr erleben wir eine Fülle, die wirklich unsere eigene ist. Wir verkörpern mehr von der Reichhaltigkeit der Erfahrung, mehr von der dynamischen Schwungkraft des Lebens selbst. Der Geschmack der Erfahrung kann zu überirdischem Nektar werden, zu einer Quelle der Freude, die den Geist in himmlische Bereiche versetzt.

Das Wissen, das aus dieser Übung gewonnen wird, kann uns für den spirituellen Weg rüsten; die Bewusstheit, die durch unser Wahrnehmungsfeld unterstützt wird, kann uns davor schützen, vom Weg abzukommen.

Ein Weg der Transformation

Westlichen SchülerInnen fällt es vielleicht schwer, zu traditionellen religiösen Zeremonien einen Bezug zu finden, oder sie haben nicht die Fähigkeit, tief zu vertrauen und sich hinzugeben, was notwendig ist, um schnell von traditionellen Formen der Praxis zu profitieren. Kum Nye bietet für sie, aber auch für jene, die einem traditionellen Weg folgen, einen Weg der Transformation, der nicht von besonderen Sadhanas oder schwierigen yogischen Übungen abhängt. Wir können dem Beispiel der großen Arhats folgen und Körper, Geist und Sinne als Grundlage unserer Praxis nutzen.

Mit Hilfe von Kum Nye können wir unsere gewöhnlichen Sinne und unsere Wahrnehmungen nutzen, um uns auf tiefe und weitreichende geistige Zustände einzustimmen und um schneller Ergebnisse zu erzielen. Wo immer Geist, Sinne und Bewusstsein wirken, können wir den Geschmack der Erfahrung wahrnehmen, ihn tief fühlen und ihm erlauben, mit der wachen Ruhe der Meditation eins zu werden. Entwickeln wir die Eigenschaften unseres eigenen verkörperten Seins, können wir letztlich die gleichen erhabenen Zustände erreichen wie hoch entwickelte MeisterInnen des Yoga und Bodhisattvas.

Teil Drei

Sinne und Wahrnehmung

Die großen Bodhisattvas vereinen *Karuna*, erleuchtetes Mitgefühl, mit *Upaya*, den geschickten Mitteln, die alle Gegebenheiten und Handlungen zu einem sanften und positiven Verlauf führen.
Auch wenn wir uns nicht auf dieser Ebene des spirituellen Verständnisses befinden, können wir Kum Nye praktizieren, um wohltuende Gedanken und Gefühle zu erleben.

Tag und Nacht, ob in einer Menschenmenge oder allein, können wir unsere Sinne einsetzen, um zu üben, die reine Essenz aller Wahrnehmungen und Erfahrungen zu destillieren und alle Schlacke abfallen zu lassen. Wenn wir lernen, wie das geht, kann Kum Nye wirklich unseren Tag bereichern.

Durch Entspannung kann alle Art geistiger und körperlicher Erfahrung in einen positiven Energiefluss verwandelt werden, der gute Gefühle und überreiche Lebenskraft anregt. Die Erfahrung von Schönheit zum Beispiel kann Gedanken und Gefühle wecken, die wir früher erlebt haben und die wir heute auf eine sehr kraftvolle Weise in die Gegenwart holen können. Die Erfahrung von Vertrauen kann sich mit Gedanken verbinden, die die Erfahrung vergrößern und eine neue Dimension spiritueller Empfindsamkeit wecken.

Lang verborgene Schätze des Geistes beginnen sich zu offenbaren, indem sie wie schöne Juwelen aus den Tiefen eines klaren Teiches auftauchen. Kum Nye versetzt uns in die Lage, diese Juwelen zu berühren, sie ans Licht zu bringen und sie mit anderen zu teilen.

Glück aus dem Inneren hervorbringen

Jeder Mensch möchte Glück, aber nur wenige wissen, wie man es selbstständig im Inneren entwickeln kann. Unser Körper, unser Geist und unsere Sinnesorgane sind die Quelle unserer lebendigen Energien, aber allzu oft werden diese Energien in Schmerz, Beschwerden und Unzufriedenheit gelenkt, die von innen her bewirken, dass sich unser Herz schließt und wir von anderen getrennt sind. Wir brauchen uns nur umzuschauen, um zu sehen, wohin diese negative Strömung führt. Kann dieses Sehen uns dazu inspirieren, eine positivere Ausrichtung zu wählen? Können wir Geist und Sinne bitten, uns mehr Vergnügen und weniger Druck zu bereiten? Können wir uns selbst um Ausgeglichenheit und innere Ruhe bitten, die Grundlage für Zufriedenheit und Freude, die nicht von anderen abhängt?

Seit der Zeit des Buddha wussten große Arhats und yogische Meister, wie man sich nach Belieben in die erhabensten Zustände von Frieden und Freude versetzen kann. Sie waren in der Lage, in diesem Zustand in vollkommenem Gleichmut zu verweilen. Hingabe, Gebet und

Meditation sind Möglichkeiten, Zugang zu tief glückseligen und transformierenden Erfahrungen zu finden, jedoch haben nur wenige Menschen den Hintergrund und die Schulung, um sich direkt auf sie einzulassen. Heute können wir das vielleicht schneller erreichen, indem wir Kum Nye-Entspannungstechniken einsetzen, da sie die Fähigkeiten der Sinne entwickeln und uns in die Lage versetzen, in tiefe Ebenen der Meditation einzutauchen.

Kum Nye baut Spannung ab, die die Sinne verschließt und den Geist der Ruhe und Zufriedenheit beraubt. Es öffnet die Sinne weiter für Schönheit und Freude, stellt unser inneres Licht wieder her und befähigt uns, die Essenz aller möglichen Arten von Erfahrung zu bekommen. Während sich unsere Praxis entwickelt, werden unsere Wahrnehmungen uns vielleicht sehr angenehme Überraschungen bieten: Klänge, Düfte, Farben, Objekte, Erinnerungen, positive Gefühle, Wünsche, aber auch negative Gedanken und Emotionen können aufkommen und manchmal sehr intensiv werden. Kum Nye ermöglicht uns, die Eigenschaften aller Erfahrungen zu schmelzen, 'ihren Saft auszupressen' und in reine Energie zu verwandeln. Sogar Eigenschaften, die wir vielleicht gelernt haben zu unterdrücken, wie zum Beispiel Leidenschaft, Ärger und Erregung, können reiche Energiequellen sein. Wenn wir lernen, Worte und Dialoge beiseite zu lassen und bei der Energie selbst zu bleiben, können wir sogar diese starke Energie vollkommen erfahren als kraftvolle Lebendigkeit.

Kum Nye bietet uns einen Weg, um Gesundheit, Glück und inneren Frieden zu unterstützen als Grundlage für Sinn im Leben und als Tor zu den großartigsten meditativen Erfahrungen. Sobald wir die Erfahrung von Kum Nye verinnerlicht haben, können wir sie mit unseren Gedanken verbinden und zulassen, dass sie alles erhellt, was wir sehen und hören. Kum Nye kann unseren Geist durch die Freude an einem schönen Tag erheben, durch den Klang von Blättern, die am Waldweg rascheln, durch den Duft von Blumen in einem sanften Windhauch. Gleich welcher Art von Tätigkeit wir nachgehen, können wir Wege finden, sie als Mittel zu nutzen, um Zufriedenheit zu entwickeln. Wir können Kum Nye in all unsere täglichen Aktivitäten hineinbringen, den Geschmack jeder Erfahrung kosten und ihre Essenz zu einem reichen Nektar vermengen – einer Quelle von anhaltendem Frieden und Glück.

Obwohl dies vielleicht nicht der übliche buddhistische Weg ist, zeigen Kum Nye-Übungen deutlich Dimensionen von Erfahrung, die im Alltäglichen und in Routine verborgen liegen. Schon allein Körperpositionen und Bewegungen können auf einer sehr tiefen Ebene heilen und uns mit Energie aufladen; diese Energie kann sich als Qualität offenbaren, die nach und nach unsere Art zu sein verwandelt. Scharfe Ecken und Kanten, die uns von anderen trennen, werden langsam weich; wir werden unserer Verkörperung gegenüber wertschätzender und respektieren die Verkörperung anderer in einem neuen Licht. Frustration verwandelt sich so in Duldsamkeit, und Duldsamkeit in Geduld.

Wenn wir diese Grundlage aufbauen, gewinnen wir einige Einsicht in unsere eigenen spirituellen Qualitäten und sehen, wie sie weiter entwickelt werden können. Wenn wir in dieser Übung voranschreiten, werden wir vielleicht die Frustrationen und Ängste besser verstehen, die uns mit allen Menschen verbindet. Unsere Wertschätzung für Kum Nye inspiriert uns vielleicht, dieses Wissen mit anderen zu teilen. Wenn das geschieht, kann der Samen von Weisheit und Mitgefühl Wurzeln treiben und sich entwickeln.

Das System umbauen

Viele Menschen scheinen heutzutage das Gefühl zu haben, dass sie ihr Leben nicht vollkommen selbst bestimmen können. In Gesprächen ist immer häufiger die Rede von Frustration über Verpflichtungen, Druck und aufreibende Bedingungen; in den Medien wird zunehmend darüber berichtet. Menschen aller Schichten äußern immer mehr den Wunsch nach Urlaub, Alleinsein oder einfach mehr Zeit zur freien Verfügung. Ihre Zeit scheint ganz in Anspruch genommen zu sein, so stark verplant, dass es in ihrem Leben wenig Raum darüber hinaus gibt.

Wenn man den Hintergrund für all diese Aktivitäten genauer betrachtet, wird klar, dass heutzutage das Leben der meisten Erwachsenen von frühester Kindheit an straff geplant und in Termine eingeteilt ist. Die Terminpläne beginnen teilweise schon im Alter von zwei Jahren und werden während der Schulzeit intensiver, wenn Aktivitäten hinzukommen wie verschiedene Sportarten, Unterricht in Tanz oder Musik, Treffen von Jugendorganisationen und andere Angebote, mit denen Eltern ihre Kinder fördern, um ihre Begabungen zu entwickeln.

Die Zeitplanung wird noch dichter, wenn Einzelne einen Job annehmen oder in die Ausbildung, Weiter- und Fortbildung gehen. Damit einhergehend werden ihre Aktivitäten vielschichtiger und sie erleben mehr Druck durch Verpflichtungen. Termine müssen eingehalten werden und es gilt, Erwartungen zu erfüllen. Irgendwann beginnen junge Menschen zu arbeiten, und die Terminpläne und Anforderungen werden anspruchsvoller.

Als Erwachsene haben wir fast ständig das Gefühl von Zeitdruck, und ein Großteil der verfügbaren Zeit ist bereits mit Dingen verplant, die täglich erledigt werden müssen. Wir alle müssen schlafen, essen und uns um unsere körperlichen Bedürfnisse kümmern; wir müssen unseren Wohnraum und Kleidung in Ordnung halten, soziale Kontakte pflegen und uns über Unmengen von Informationen auf dem Laufenden halten. Für fast jeden von uns verschwindet hier und da weitere Zeit, z.B. beim Ausleben von Emotionen, beim Verweilen in Erinnerungen, in Vorfreude und Sorgen, was den Geist fortwährend zwischen Vergangenheit und Zukunft hin und her springen lässt und den Bemühungen entgegensteht, sich zu konzentrieren und etwas zu erreichen. Dann gibt es noch Ängste, Erwartungen, Gefühle der Unzulänglichkeit oder Selbstzweifel – all die negativen Gedanken, die von Zeit zu Zeit auftauchen und uns folgen wie Schatten.

Ist unser Programm etabliert, geht es immer weiter; jeden Tag, jede Woche, Monat um Monat, Jahr um Jahr. Wenn nichts geschieht, um es zu verändern, werden die meisten Menschen diesem Programm bis zum Ende ihres Arbeitslebens folgen. Wenn ihre Energie schwächer wird und sie nicht mehr mithalten können, fühlen sie sich vielleicht oft nutzlos oder nicht mehr gebraucht; es fehlt ihnen an inneren Ressourcen, um Selbstwertgefühl und Zufriedenheit zu unterstützen.

Der Buddhismus nennt das Samsara, der geschäftige, jedoch ziellose Kreislauf des Daseins, dargestellt in Gemälden vom Bhavacakra oder ‚Rad des Lebens'. Dieses Rad dreht sich immerzu, und die Menschen in ihm sind fortwährend geschäftig, eingebunden in endlose Variationen der gleichen Themen. Einen Augenblick lang genießen sie es, sich in den glücklichen Bereichen von Menschen und Göttern zu bewegen, im nächsten Augenblick erleiden sie das Elend der Höllen. Aber wie wir selbst können auch sie nie die Zeit einholen; ihre Zeit nimmt ihren Lauf und neue Zyklen beginnen. Unser Leben erscheint vielleicht nicht so dramatisch, und doch scheint es einem ähnlichen Muster zu folgen: Die Terminpläne sind gemacht, das Programm läuft, und unsere Zeit wird von den Notwendigkeiten dieser Muster eingenommen und angetrieben. Wir haben keine Zeit für uns selbst. Wir haben keine Zeit zu sein.

Jedoch Sorgen, Schuld, Angst und Belastungen stehlen weiter Zeit für produktivere und freudvollere Bestrebungen. Viele Menschen finden es heutzutage schwierig, mit dem eigenen Leben zurechtzukommen; wenn sie sich einerseits in unglücklichen Situationen gefangen fühlen und daraus keinen Ausweg sehen, wenn sie sich sozialen Konventionen oder Einschränkungen verpflichtet fühlen – und wenn sie sich andererseits durch

Schuld und Bedauern bedrückt fühlen, können sie sich leicht hoffnungslos oder überwältigt empfinden.

Geschieht das, befällt Angst den Geist, Unruhe greift das Herz an und Panik schafft Knoten im Magen. Übervoll mit Gedanken und Gefühlen gefüllt, die nicht ausgedrückt werden können, gerät der Geist in Verzweiflung.

Das System einschätzen

Die meisten von uns würden wahrscheinlich zustimmen, dass nervöse Spannung, Erregung und Schmerz Signale sind, die zeigen, dass das System unseres Körpers nicht stabil ist und dass unsere Energie nicht stetig und ausgeglichen zirkuliert. Auch Emotionen und Wahrnehmungen, die aus dem Nichts auftauchen, deuten an, dass uns etwas beunruhigt und unsere Energie tröpfeln oder unregelmäßig hochblubbern lässt. Der Buddha und die großen Arhats, die in der Lage waren, ihren Atem vollkommen zu regulieren und ihre körperlichen Systeme im Gleichgewicht zu halten, hatten solche Störungen nicht. Ihre vitale Energie (Vayu), die sich selbst erneuerte, unabhängig von allem Äußerlichen, stärkte sie in vollkommener Glückseligkeit. Obwohl Vayu meist mit Energie übersetzt wird, hat es eine Vielzahl subtiler Bedeutungen, die das Wort Energie nicht angemessen ausdrücken kann.

Im ayurvedischen System bezieht sich Vayu auf die lebenswichtige Energie, die als Atem in den Körper kommt und durch den ganzen Körper in Kanälen, die man Nadi nennt (Nerven, Blutgefässe und die zentralen grundlegenden Kanäle des subtilen Körpers), fließt. Vayu ermöglicht Sprache, stärkt Geist und Gedächtnis und erhält andere lebenswichtige Funktionen aufrecht, während Nadis die Energiezentren (Chakren) – Kopf, Stirn, Kehle, Herz und Nabel – und alle angegliederten Organe und Felder des Zusammenwirkens verbinden. Während es fünf verschiedene Arten von Vayu gibt, verbunden mit dem Herzen, der Lunge, dem Kreislauf, den Systemen von Nieren, Verdauung, Ausscheidungen und anderen, ist die Haupt-Vayu verbunden mit dem Atem. Atem ist das wesentliche Vehikel geistiger und körperlicher Gesundheit.

Das Nadi System der Nerven funktioniert sehr wie eine Radarschüssel: Sein Feld erstreckt sich nach außen in alle Richtungen und sucht dabei nach Anregungen, Daten, die es ablesen, aufzeichnen und sofort übermitteln kann. Während Impulse erkannt und bestimmt, Assoziationen gemacht werden, Erinnerungen und Projektionen Form annehmen, blitzt eine enorme Menge an In- und Output mit elektrischer Geschwindigkeit zwischen Chakren, Gehirn und Sinnen hin und her. Aber all diese Daten laufen in verschiedenen Stadien der Manipulation entlang desselben Weges hin und zurück. Verwirrung und Überlastung ist in unser System beinahe eingebaut, und unsere schnelllebige Lebensweise intensiviert den Stress.

Geradeso wie die meisten Menschen, die Computer benutzen, deren Geschichte nicht kennen oder wissen, wie ihre Teile gebaut sind und wie ihre Stromkreisläufe verkabelt und verbunden sind, haben wir nur ein oberflächliches Verständnis der subtilen Funktionsweisen von Chakren, Vayu und den Nadi Systemen unseres Körpers. Unsere körperlichen, geistigen und emotionalen Systeme haben sich einigermaßen willkürlich entwickelt, im Zusammenhang von Bedingungen, über die wir oft wenig Kontrolle hatten. Der größte Teil des Wissens, das unsere Gedankenmuster, unsere konzeptionellen Strukturen und die Orientierungen unseres Geistes bestimmt hat, kam zu uns von anderen, und nur selten erhielten unsere Nerven, Gefühle und Emotionen viel Aufmerksamkeit oder Führung.

Obwohl wir unsere innere Architektur nicht geplant haben, sind ihre Strukturen fest am Platz: Verbindungen zwischen Sinnen und Energiezentren, Energiezentren und ihren Wahrnehmungsfeldern, Wahrnehmungen und Erkenntnis, Erkenntnis und Interpretation, Gefühlen und Bedeutung und so weiter sind jetzt etabliert. Muster haben sich geformt, die die Tendenz haben, automatisch abzulaufen, aber – wie wir aus persönlicher Erfahrung wissen – die Architektur selbst hält vielleicht nicht unter allen Bedingungen. Erfahrungen von Ungleichgewicht und Störungen sind unvermeidlich, aber da uns das Verständnis ihrer Hauptursache fehlt, fällt es uns schwer, zu verstehen, was geschehen ist, und ein Gefühl der Kontrolle wiederzugewinnen.

Schmerz und Leiden mögen gute Lehrer sein, aber Negativität kann ein sehr unangenehmer und erschöpfender Lehrplan sein. Sie kann

Vergnügen aus dem Leben verdrängen und uns sogar emotional und intellektuell verkrüppeln. Obwohl wir vielleicht nicht gerne von uns selbst denken, dass wir an ein Programm gebunden sind, scheinen wir auf Weisen konditioniert zu sein, die uns für Negativität anfällig machen. Vielleicht sind wir nicht in der Lage, Alternativen zu erkennen, und unsere Wahlmöglichkeiten sind begrenzt. Aber wenn wir den ursprünglichen Code kennen würden – wenn wir verstehen würden, wie unsere Energiezentren funktionieren, wie all ihre Wahrnehmungsfelder verbunden sind und auf welche Weise die Ablesungen erfolgen – würden wir verstehen, wie wir die Teile verbinden müssen und würden die Energie reibungslos durch unsere Systeme fließen lassen. Wir würden sehen, wo Justierungen notwendig sind, wir könnten das Programm rückwärts konstruieren und es neu gestalten, sodass es besser übereinstimmt damit, wer wir sind. Es würde unsere Fähigkeit unterstützen, in unserem Leben das zu erreichen, was wir uns wünschen. Dann übernähmen wir und nicht das Programm die Kontrolle, und wir wären in der Lage, die Motoren unserer Körpersysteme wirkungsvoller abzustimmen.

Es ist nicht zu spät, in unserem angespannten, unter Druck stehenden Leben einen Raum zu öffnen, sodass wir ein neues Zuhause einrichten und ein neues Leben schaffen können. Wenn wir wissen, wie wir uns vollkommen entspannen können, sind wir imstande, im Bereich von Freude und Glückseligkeit zu ruhen, wo wir alle Elemente des Programms objektiv auswerten können. Dann können wir das Wissen erwerben, das wir benötigen, um das Programm auf positive Weise zu gestalten und können mehr Kontrolle über unsere Zeit und unser Leben aufbauen.

Ändere das Programm!

Sinne, Nerven, Chakren, Atem und Geist arbeiten zusammen, um einen beständigen Fluss der Erfahrung hervorzubringen. Die Sinne empfangen Impulse, die Nerven übertragen sie, die Chakren verbinden sie mit unseren lebenswichtigen Organen; der Atem belebt die Körpersysteme und der Geist bezeichnet und interpretiert. Jeder von diesen hat seine eigenen Muster eingeführt, und diese Muster zu ändern wird unsere Aufmerksamkeit erfordern und den Einsatz, uns häufig zu erinnern.

Jeder unserer Sinne hat Eigenschaften, die gemildert, ins Gleichgewicht gebracht und auf Entspannung gestimmt werden können. Kum Nye Übungen arbeiten mit dem Atem, um die Sinne der Reihe nach zu entwickeln. Dem einfachen Vorgang des Ein- und Ausatmens Aufmerksamkeit zu geben, wird beginnen, den Fluss des Fühlens anzuregen und die Sinne zu öffnen. Wenn die Sinne sich öffnen, bringen sie mehr angenehme Gefühle, die uns in tiefere Entspannung hineintragen. Frische, sich ausdehnende Energie kreist durch Körper und Geist, baut Druck ab und formt Anspannung in Glückseligkeit um. Sie strahlt als kreative Energie nach außen und öffnet Wege zu neuem Wissen.

Während die Sinne diesen Prozess anstoßen und unterstützen können, liegt der Schlüssel zu Veränderung und Transformation im Geist. Es ist der Geist, der die Informationen der Sinne organisiert und sie in einen weiten Bereich von Ausdrucksformen modelliert, von Wahrnehmungen, Gedanken und Ansichten zu Begierden, Erregung, Ärger, Liebe und all den anderen Gefühlen und Emotionen. Damit der Geist uns angenehmere Wahrnehmungen, Interpretationen und Gedanken geben kann, müssen alle Aspekte unseres körperlichen Seins – einschließlich Vayu, Nadi, Chakren und Sinne – einzeln abgestimmt werden und harmonisch zusammenarbeiten. Damit dies geschieht, müssen wir mit dem Geist arbeiten.

Der Geist bewegt sich schnell, sogar wenn er entspannt ist. Ein ruheloser und angespannter Geist kann so scheu und reaktiv sein wie ein wildes Pferd. Zu Beginn müssen wir ihn vielleicht besänftigen und beruhigen, damit er nicht durch Emotionalität, Spielchen oder neurotische Zwänge abgelenkt wird. Wenn der Geist ruhig ist, wird er auf natürliche Weise entgegenkommender, einfühlsamer für unsere Bedürfnisse und kreativer in seiner Unterstützung. Dann kann er die Informationen der Sinne vollständiger verarbeiten, die Pfade heilen, die zu Verwirrung und Emotionalität führen, und uns klarere Handlungsweisen anbieten. Wenn wir durch das Genie des Geistes unterstützt werden, das die Ressourcen von Nadi, Vayu, Chakren und Sinnen aufeinander abstimmt und gliedert, können wir für unser Leben direkter die Führung übernehmen. Sogar in Zeiten von sehr belastender emotionaler Bedrängnis können wir unseren Geist beruhigen, das Gleichgewicht wiederherstellen und unser Herz freudigen Gefühlen öffnen.

Kum Nye entspannt die Sinne und bringt dem Geist Leichtigkeit. Es baut Emotionalität ab und bietet die Offenheit, die der Geist braucht, um neue Verbindungen herzustellen und eine neue Art des Seins zu schaffen. Kum Nye schneidet die inneren Dialoge und künstlichen Dramen ab und verbindet uns mit dem lebendigen Puls wirklicher Zeit, der Quelle von Vertrauen, das aus dem Zentrum unseres Seins kommt. Kum Nye ersetzt den Druck von ‚sollte' und ‚würde', die Beschränkungen und Verpflichtungen, die von außen auferlegt sind, mit innerer Disziplin, die sich in Wissen, guten Gefühlen und Wohlwollen gründet. Geist und Wahrnehmungen fühlen sich sauber und klar an – unser ganzes Sein ist heller und freudiger. Wir sind glücklich, endlich frei von heimlichen Befürchtungen, nicht mehr so anfällig für Gefühle von Wertlosigkeit oder Ablehnung. Wir können freier atmen, als ob wir ein geräumiges neues Zuhause mit wunderbaren Aussichten gefunden hätten, gefüllt mit Licht und dem Duft von Räucherwerk und Blumen.

Unsere physischen Sinne abstimmen

Unsere Sinne öffnen Türen zu der uns umgebenden Welt. Vollkommen auf den gegenwärtigen Augenblick eingestellt, laden sie uns ein, an einer Welt teilzuhaben, die lebendig ist, mit den Rhythmen von Licht, Farbe, Struktur, Form, Duft, Geschmack und Klang, sich ständig ändernd, immer neu, eine fortwährende Feier des Lebens. Während die Darbietungen der Sinne durch unsere Nerven und lebenswichtigen Zentren pulsieren, strömen Gefühle durch unseren Körper wie Musik, mit Tönen, die verschmelzen und sich mischen, um zu unserer Erfahrung zu werden. Je vollständiger die Sinneseindrücke, desto reicher die Gefühle; je tiefer der Fluss des Fühlens, desto umfassender die Erfahrung. Subtile, aber sehr fest gehaltene Spannungen schmelzen; die Tore zu Bedeutung öffnen sich weit, transformieren unser Verständnis von Liebe und Mitgefühl und vermitteln die ruhige Freude von Zufriedenheit.

Den Siddhas und großen Arhats war die Kraft der Sinne bekannt. Sie konnten sich über sehr lange Zeiträume in seltenen verfeinerten Zuständen von Entzücken halten. Im Westen haben wir die Verbindung mit diesem Teil unseres menschlichen Erbes verloren und schätzen oder verstehen jetzt vielleicht die Fülle der Erfahrung nicht. Vielleicht sind wir zu beschäftigt mit Gedanken, Sorgen und Plänen, mit ‚sollte' und ‚sollte nicht', mit ‚müsste' und ‚will'.

Wir schauen, aber was sehen wir? Wir hören, aber wie gut? An wie viele der Sinneseindrücke, die jeden Tag durch unser Sein fließen, können wir uns erinnern?

Unsere Sinne öffnen sich nach außen, und wir erfahren die Ergebnisse ihrer Aktivität. Wir würden keinen einzigen von ihnen verlieren wollen, und doch denken wir selten an sie oder schätzen die Freude und Schönheit, die sie uns geben können. Vielleicht weil sie so sehr Teil unseres Seins sind, neigen wir dazu, sie als selbstverständlich zu betrachten. In Unkenntnis ihrer Bedürfnisse, ohne Bewusstsein von der Fülle an Freude, die sie in unser Leben bringen können, missbrauchen und berauben wir sie. Verschlossen und angespannt, ausgehungert nach Nahrung, haben sie nun die Tendenz, vollständiger auf Schmerz als auf Vergnügen zu reagieren.

Entspannen und heilen

Kum Nye ist eine Weise, die Tore der Sinne zu entspannen und zu heilen, sodass sie sich auch nach innen öffnen, den vollen Reichtum der Erfahrung übermitteln und mehr Vergnügen und Freude in unser Leben bringen. Kum Nye befähigt uns, tief zu entspannen und voll im Fluss der Sinneserfahrung zu sein. Wenn wir das tun, schwächen die Sinne ihre Konzentration nach außen ab und enthüllen mit größerer Klarheit und Tiefe, was vor uns ist. Ein Gefühl von Vertrautheit entwickelt sich, das unsere Ruhelosigkeit entspannt und unseren Hunger nach Sinn befriedigt. Wenn wir jede Gelegenheit nutzen, die Sinne mit Liebe und Wertschätzung zu nähren, werden sie uns belohnen mit einem beständigen Fluss an Segnungen, die sich in eine verlässliche Quelle von Zufriedenheit und Bedeutung vertiefen.

Die sechs Sinnesorgane sind wichtige Tore für verschiedene Arten von Erfahrungen. Jeder der Sinne hat seine eigene Fähigkeit; jede Fähigkeit hat ihre unverkennbare Eigenart und ihr Tätigkeitsfeld. Wenn wir auf Erfahrung reagieren, wirkt jede Fähigkeit in ihrem eigenen Gebiet, erfasst wichtige Einzelheiten und formt sie in Bedeutung. Um den größten Nutzen von jedem Augenblick der Erfahrung zu erhalten, müssen wir das volle Potenzial von jedem unserer Sinne entwickeln. Daher ist es wichtig, uns darauf zu konzentrieren, zumindest einen der sechs Sinne täglich für fünfundvierzig Minuten zu üben. Wenn du abwechselnd mit jedem Sinn zwei Wochen lang übst, wirst du vielleicht eine deutliche Verbesserung in der Qualität deiner Wahrnehmungen feststellen.

Stelle dich auf alle Jahreszeiten und Situationen ein

Welche Jahreszeit und Umgebung findest du am anziehendsten, welche kommt dir am meisten entgegen? Sehnst du dich danach, Zeit im Wald oder im Dschungel zu verbringen, an Seen oder am Meer, oder fühlst du dich eher in den Bergen oder in der Wüste zu Hause? Ob du starke Vorlieben hast oder dich an jede Art von Umgebung anpassen kannst, du wirst sehr davon profitieren, festgelegte Einstellungen zu lockern und dich auf alle Jahreszeiten und Situationen frisch einzustellen, es sei denn, du hast Beschränkungen, die das nicht empfehlenswert machen. Sogar wenn du zum Beispiel das Stadtleben nicht magst, kannst du von kurzen Zeiten des Eintauchens in die anregende Dynamik einer städtischen Umgebung profitieren. Wenn du dich mit offenen Räumen, Stille und Mangel an modernem Komfort nicht wohlfühlst, kann es hilfreich sein, deine Urteile und Vorlieben vorübergehend beiseite zu lassen und etwas Zeit in ländlicher Umgebung zu verbringen.

Die sechs Sinne: Sehen ~ das Auge

Wenn wir um uns schauen, sehen wir normalerweise Objekte, die wir erkennen und benennen können. Diese Reaktionsweise ist so automatisiert geworden, dass wir selten einen Anlass haben, zu überdenken, wie wir sehen und den Vorgang des Sehens näher untersuchen. Obwohl der größte Teil dieses Prozesses unserer bewussten Achtsamkeit entzogen ist, können wir ihn in Schritte einteilen, die uns vielleicht etwas Einsicht ermöglichen, wie Auge und Geist zusammenarbeiten und damit ein Gefühl von Wirklichkeit etablieren. Als erstes erfassen wir Licht, dann folgt Bewusstheit über Gestalten und Formen, die wir assoziativ auf dem Hintergrund vergangener Erfahrung erkennen. Auch wenn uns eine bestimmte Form, die sich dem Auge bietet, vielleicht nicht vertraut ist, verbinden wir sie sofort mit einer Reihe von Definitionen und Klassifikationen, die uns bereits geläufig sind und wählen diejenige aus, die uns zu dem Zeitpunkt am passendsten scheint. Ein Beispiel: Eine Form hat eine Gestalt, die ich mit Blume in Verbindung bringe, und sie erscheint in einer Umgebung, wo man Blumen erwartet. Sofort bezeichne ich sie als Blume. Ich bin vielleicht mit ihrer Farbe, ihrer Größe, der Form der Blätter, mit ihren chemischen Eigenschaften und mit anderen Einzelheiten nicht vertraut, aber ich begreife, dass das eine Blume ist. Auf gleiche

Weise erkennen wir einen Tisch, einen Stuhl oder Werkzeug in dem Augenblick, in dem unser Auge ein Objekt berührt, das wir das wir als solches zu identifizieren gelernt haben.

Sobald wir ein Objekt bezeichnet haben, haben wir eine allgemeine Vorstellung davon, was es ist. Oft reicht diese allgemeine Vorstellung. Sobald der erste Impuls, ein Objekt zu benennen, seinen Zweck erfüllt hat, wird die Energie der Wahrnehmung schwächer, und die Augen bewegen sich zu einem anderen Objekt. Wenn der Wahrnehmungsimpuls nicht stark genug ist, um ein Objekt unserem Gedächtnis einzuprägen oder eine Antwort hervorzurufen, wird letztlich bei diesem Vorgang nur wenig Information übermittelt. An wie viele der unzähligen Objekte, die wir an einem einzigen Tag wahrnehmen, erinnern wir uns wirklich?

Das hohe Tempo unserer visuellen Wahrnehmung ermöglicht es uns, eine Fülle an Informationen mit einem Blick zu erfassen. Aber das Auge springt so schnell von einem Objekt zum nächsten, dass wir selten vollen Nutzen aus den vielen Eindrücken ziehen. Wir wissen vielleicht nicht genau, was es ist, was wir anschauen, aber wir bilden Annahmen auf der Grundlage dessen, was uns gesagt wurde oder was wir darüber erfahren haben. Dieses Reaktionsmuster haben wir über Jahrhunderte entwickelt und weitergegeben und jetzt läuft es beinahe automatisch ab. Als Ergebnis nehmen die meisten Menschen zahllose Objekte als gegeben an: Dies ist ein Pferd, das ein Auto, das ein Zug; das ist ein Mann, das eine Frau, das ein Kind; jenes sind die Sterne, das ist der Mond, das die Sonne; dieses sind Bücher, das ist Nahrung. Es besteht keine Notwendigkeit, die Dinge weiter zu analysieren oder zu hinterfragen: Es braucht nichts mehr dazu gesagt zu werden.

Wenn aber etwas an einem Objekt unsere Aufmerksamkeit auf sich zieht oder sie dort hält, erhalten wir vielleicht mehr Information, die unser Interesse weckt, zum Beispiel daran, was eine Person genau macht oder weiß, oder wie ein Objekt funktioniert. Etwas an einer Blume könnte uns inspirieren, mehr herauszufinden, zum Beispiel was für eine Art Blume es ist, welches Klima ihr am besten bekommt und was ihre Eigenschaften sind. Somit beginnen wir, Verschiedenheiten wahrzunehmen und nach dem Zweck oder der Nützlichkeit des Objekts zu fragen; wir beobachten, wie sich eine Person bewegt und spricht; wir bemerken Helligkeitsgrade von Farbe und das Spiel von Licht und Schatten.

Ein anhaltender Kontakt mit einem Objekt wird weitere Informationen aktivieren, denn wir bemerken mehr Einzelheiten und bezeichnen sie genauer. Kontakt und Assoziationen zu vergangenen Erfahrungen lässt Gefühle verschiedener Stärke entstehen: Wir wollen das Objekt haben oder wir lehnen es ab; wir mögen es oder mögen es nicht, oder wir fühlen neutral und haben keine bestimmte Meinung in die eine oder andere Richtung. Zum Beispiel mag das, was wir für eine interessante Kletterpflanze hielten, sich als giftig erweisen, und wir reagieren mit Abscheu oder Ekel. Oder wenn wir eine Person als Freund bezeichnen, steigen Eigenschaften und Erfahrungen, die wir mit Freundschaft verbinden, im Geist auf und sowohl unsere Einstellungen als auch unser Verhalten folgen diesem Assoziationsvorgang.

Benutzer, nicht Wissende

Die meisten von uns sind nicht daran gewöhnt, über Dinge auf eine differenzierte, analytische Weise nachzudenken. Wir tendieren dazu, das, was wir sehen, unhinterfragt zu glauben: Wir erkennen, übernehmen die Bezeichnung für das Objekt, aber dann haben wir oft keinen Anreiz mehr, genauer hinzuschauen und zusätzliche Einzelheiten wahrzunehmen. Der Beobachter erkennt vielleicht einen Tisch, aber nicht die Art von Holz, aus dem der Tisch gemacht wurde, woher das Holz kommt, die Qualität der Verarbeitung, Einzelheiten des Designs; oder er betrachtet nicht andere mögliche Anwendungen dieser besonderen Form. Ein Computer oder Fernseher mag viele interessante Teile haben und eine lange Geschichte technischer Entwicklung; er kann eine Flut von Elektronen organisieren und auf Informationen von überall auf der Erde zugreifen, aber normalerweise begreifen wir die Funktionsweise dieser hoch entwickelten Technik nicht. Der Computer hat eine Funktion und wir können ihn benutzen, aber wir kennen ihn nicht wirklich.

Auf ähnliche Weise denken die meisten Menschen über ein Objekt, sie glauben, sobald sie es erkannt hätten, gäbe es weiter nichts zu tun. Es ist, als ob eine Person sich selbst vorstellt, indem sie sagt, „Mein Name ist John". Dann kannst du sagen: „Das ist John". Diese Art der

Benennung ist genau dasselbe wie zu sagen: „Das ist ein Tisch"; sobald auf das Objekt hingewiesen wurde, ist es ein Tisch. Wir wissen, dass es ein Tisch ist, weil wir akzeptiert haben, dass der Name „Tisch" zu diesem Objekt passt. Aber wir kennen diesen Tisch nicht wirklich.

Das Auge berührt ein Objekt und projiziert das Bild ins Bewusstsein. Es klickt auf das Bild, als ob es eine Aufnahme macht, und geht weiter. Wir bezeichnen die Gestalt der Oberfläche sofort: „Das ist mein Freund", „Dies sind meine Eltern", aber wir bemerken vielleicht keine weiteren Einzelheiten. Zum Beispiel sieht das Auge einen wundervollen Regenbogen, also akzeptieren wir, dass der Regenbogen existiert, dass er etwas Wirkliches und Materielles ist. Das Auge merkt nicht, dass der Hintergrund leerer Raum ist oder dass die Farben des Regenbogens Lichtbrechungen sind, die durch Dunst strömen. Es sieht und akzeptiert einfach, was sich bietet, als ob der Regenbogen irgendwie in den Raum gemalt wäre.

Eigenschaften und Unterscheidungen kommen augenblicklich – schön, hässlich, lang oder kurz; ich mag es, ich mag es nicht – zusammen mit Assoziationen, Meinungen und Urteilen: Spaß, Liebe, Schuld, laut, ruhig, Behaglichkeit, Sicherheit, warm, kalt. Wir benutzen Sprache, um allem eine Identität zu geben und es mit Eigenschaften und Assoziationen auszustatten. Wir wissen nicht, warum wir dieses Wort für diese Gestalt und Form benutzen; es fällt uns einfach ein und wir akzeptieren es automatisch: Das ist das Objekt. Sehr wenig in diesem Prozess führt dazu, unsere ursprüngliche Wahrnehmung zu differenzieren oder zu vertiefen: „Die Dinge sind, was sie sind". Vertraute Objekte sind im Grunde genommen im Bewusstsein eingefroren, zusammen mit Assoziationen und Annahmen.

Auf diese Weise eingeengt und bedrängt, wird unser Augenbewusstsein sehr sprunghaft und ziellos, sodass die Bewusstheit nicht kontinuierlich wirken kann. Dialoge und andere Ablenkungen, die im Geist auftauchen, verstärken diese Sprunghaftigkeit. Viele Menschen suchen heutzutage beinahe ständige Sinnesreizung; es gibt wenig im modernen Leben, das uns ermöglicht, still zu sein, Alleinsein zu suchen und zu entspannen. Daher bemerken wir vielleicht nicht, dass unsere visuellen Sinne zu viel mehr imstande sind, als wir für möglich halten. Das Auge hat eine besondere Beziehung zum Licht; Bewusstheit, die mit dem Auge verbunden ist, erhellt Raum und erlaubt uns, Gestalten und Formen zu sehen;

sie verbindet sich mit dem Gewebe des Gehirns und öffnet ein Fenster, das uns Zugang zu einem Universum unvorstellbarer Schönheit gibt. Vor unseren Augen offenbart sich ein Kaleidoskop mit immer neuen Gestalten und Formen, eine fortwährende Schau, die Interesse anregt und dem Leben Sinn verleiht. Übungen, die die Fähigkeiten nähren, die mit dem Auge und dem Augenbewusstsein verbunden sind, können das Licht der Bewusstheit erwecken; einfach, aber magisch und erhebend, können solche Übungen die Qualität unseres Lebens transformieren.

Öffnen und Entspannen

1 Nur-Sehen

Sitze still und wähle etwas, was für dich angenehm anzuschauen ist. Vielleicht fühlt sich dein Auge von einer Farbe in deiner Umgebung angezogen oder du siehst eine natürliche Form, wie eine Blume oder einen Baum. Blicke sanft auf die Farbe und die Form, lass deine Aufmerksamkeit die Konturen der Form nachzeichnen und mit der Energie der Farbe schwingen. Allmählich wirst du die Farbe und Form in sehr einfacher Weise wahrnehmen.

Wenn du möchtest, kannst du ein traditionelles Symbol anschauen, das manchmal in der Meditation verwendet wird, wie zum Beispiel der tibetische Buchstabe Ah. Zeichne mit deiner Aufmerksamkeit den Umriss der Form nach, fange in der oberen linken Ecke an und gehe bis nach rechts unten.

Während du länger dasitzt und nur siehst, achte dabei auf Bereiche der Anspannung im Körper und entspanne diese einen nach dem anderen, bis dein Körper sich locker und behaglich anfühlt. Auch die Augen werden ihre Neigung, das Objekt anzustarren, entspannen und werden sanfter schauen, beobachtend, aber sich nicht notwendigerweise scharf auf das Objekt einstellend. Auch die Aufmerksamkeit, die Form nachzuzeichnen, entspannt sich allmählich in das Fühlen der Form.

Sei dir einfach bewusst, dass das Objekt oder Symbol da ist; sieh es in seiner Gesamtheit, ohne auf besondere Details zu achten oder zu versuchen, es zu erfassen oder zu verstehen. Jedes Bemühen, über das Objekt nachzudenken, es zu analysieren oder zu interpretieren, richtet deine

Sinne in einer greifenden Weise nach außen und engt Bewusstheit ein. Es gibt nichts Bestimmtes, das du tun musst. Bleibe einfach still und entspannt, und erlaube dem, was vor dir ist, sich zu zeigen. Alle verbleibende Anspannung wird sich schließlich lösen und du wirst die Offenheit des Nur-Sehens erfahren. Wenn es dir schwer fällt, diese meditative Art des Sehens zu verstehen, kannst du dich in sie hinein entspannen, indem du einfach deine Augen weicher werden lässt und sanfter schaust, ohne sie dabei unbedingt auf irgendetwas scharf einzustellen. Entwickle diese Praxis in Sitzungen von zwanzig bis fünfundzwanzig Minuten zweimal täglich für wenigstens eine Woche.

Sei dir so viel wie möglich während deiner täglichen Aktivitäten bewusst, dass deine Augen, wenn sie geöffnet sind, nicht „Jägeraugen" sind, die mit einem stark nach außen gerichteten Fokus alles Mögliche zu fangen versuchen. Von Zeit zu Zeit schließe deine Augen für ein paar Momente, entspanne sie, dann öffne sie wieder und lade Licht auf eine ruhige und entspannte Weise in deine Bewusstheit ein. Trage dann das Gefühl von entspannter Leichtigkeit in deine nächste Aktivität hinein.

Zu Beginn sind Objekte, die sich dir zeigen, fest und wirklich. Sie haben Form, Gestalt und Farbe – materielle Beschaffenheit und Eigenschaften, die du eindeutig sehen kannst. Zu diesem Zeitpunkt denkst du vielleicht wenig an Raum, denn auf dieser grundlegenden Stufe weißt du, dass du Raum nicht sehen kannst; Raum ist leer, ohne irgendwelche bestimmten Eigenschaften, die die Sinne direkt wahrnehmen können. Das Auge bewegt sich direkt auf Formen zu, und der Geist folgt. Du kannst daraus auf das Vorhandensein von Raum schließen, denn ohne Raum wärst du nicht in der Lage, Formen zu unterscheiden. Aber tendenziell deutest du das, was du siehst, nicht als Raum, der zufällig einige feste Objekte umgibt. Wenn du weiter reflektierst, wie du dich auf Form und Raum beziehst, und deiner Praxis erlaubst, sich allmählich zu entwickeln, wird sich vielleicht eine frische Weise zu sehen zeigen. Dann wirst du vielleicht verstehen, dass es letztlich keinen Unterschied gibt zwischen dem Raum und dem Objekt, das sich in ihm offenbart. Die Unterscheidung zwischen Form und dem sie umgebenden Raum trennt die beiden nicht länger. Form kann als Raum wahrgenommen werden und Raum als Form. Zu verstehen, wie das funktioniert, ist der Schlüssel, um deine visuellen Fähigkeiten weiterzuentwickeln.

2 Das Sehen öffnen

Fahre fort, dich zu entspannen, lass die Augen leicht fokussiert und erlaube, dass die Möglichkeit für Stille entsteht. Vielleicht erfährst du eine Empfindung von Weichwerden in den Augen, eine besänftigende und beruhigende Qualität. Was auch immer für Gefühle auftauchen, erlaube ihnen, sich auszudehnen und entspanne dich tief in sie hinein, bis du nicht länger diejenige bist, die sieht – es gibt nur Sehen.

Wenn die Augen sich entspannen, kommt mehr Licht herein, das die Bewusstheit erhellt und eine Qualität von Offenheit und Vergnügen in die einfache Handlung des Sehens einlädt. Während deine Augen weiter offen sind und auf eine weniger angestrengte, eher neutrale Art sehen, werden deine Konzentration und Bewusstheit stetiger. Vielleicht hast du ein Gefühl von Licht in dem Bild oder um das Bild herum, oder hinter dem Bild, selbst wenn du das Licht selbst nicht wirklich sehen kannst.

Während Entspannung sich weiter vertieft, nimmt das Sehen eine sanftere und mehr erlaubende Qualität an, die nicht so eng an ich, mich oder mein gebunden ist. Während die Wahrnehmung von Subjekt/Objekt geringer wird, werden die Ränder des Bildes, das du anschaust, weniger deutlich, möglicherweise durchscheinend oder sogar durchsichtig. Fahre fort, diese Übung zu entwickeln, indem du sie zwei Wochen lang zweimal täglich für zwanzig bis fünfundzwanzig Minuten übst.

3 Panoramisches Sehen

Wenn du beginnst, die gegenseitige Verbindung von Licht und Bewusstheit zu verstehen, kannst du leichter die Tendenzen verringern, Objekte greifend anzuschauen, und ihnen erlauben, einfach in deinem Feld der Bewusstheit zu sein. Eines Tages stellst du vielleicht fest, dass du nicht einmal ein bestimmtes Objekt fokussierst. Vielleicht bemerkst du, dass deine Wahrnehmung eine eher gerundete, dreidimensionale Erscheinung annimmt und du wirst dir mehr der Beziehung zwischen Objekten und Raum bewusst. An einem bestimmten Punkt fühlst du vielleicht, wie das Feld der Bewusstheit sich ausdehnt und alle Objekte panoramisch umfasst, als ob du eine Widerspiegelung von tausend Sternen in einem Teich anschauen würdest, dabei jeden einzelnen deutlich siehst und doch alle gleichzeitig. Es ist wichtig, diese Fähigkeit zu üben und sie vollständig zu entwickeln.

Wenn du deine Praxis aufrecht erhältst, erkennst du vielleicht, dass Sehen mit Meditation verschmilzt: Sehen wird Meditation, und Meditation wird Sehen. Dieses meditative Sehen verbindet sich auf andere Weise mit Objekten. Tagsüber oder nachts werden Objekte so gesehen, als hätten sie eine leuchtende, leichte Beschaffenheit; sie verlieren ihre Festigkeit und sehen beinahe durchscheinend aus. Objekte auf diese Weise zu sehen verwandelt deine Art zu sein, verringert deine beurteilenden und kritischen Neigungen und erlaubt mehr Offenheit für Mitgefühl und geschicktes Handeln.

Schließlich wirst du vielleicht verstehen, wie die mit dem Auge verbundene Bewusstheit dich in die Lage versetzt, Eigenschaften wahrzunehmen, die den Objekten um dich herum innewohnen, die aber sonst an dir vorbeiziehen, ohne dass du sie bemerkst. Unter ihnen sind Dimensionen von Schönheit: Vollkommenheiten von Gestalt, Farbe, Bewegung und Proportionen, die den Geist entzücken können, indem sie Ebenen von Bedeutung und Absicht entfalten. Erhoben durch Schönheit und auf tiefer gehende Ziele eingestellt, verwandelt sich Bewusstsein. Auf dieser Grundlage ist es möglich, von den mündlichen Unterweisungen eines qualifizierten Lehrers zu profitieren, der die tiefen, in Mandalas und Symbolen verschlüsselten Bedeutungen vermitteln kann. Wenn du weiter diese Fähigkeit entwickelst, wirst du vielleicht diese Bedeutungen direkt verkörpern. Dann kannst du verstehen, was mit dem Ausdruck „Befreiung durch Sehen" gemeint ist.

Klang ~ das Ohr

Klänge erreichen uns ständig durch das Medium Stimme und Musik, ebenso wie durch das Wirken von Naturkräften oder Maschinen. Einige Klänge sind angenehm und beruhigend, andere störend, unangenehm, beängstigend oder sogar schmerzhaft. Klänge vermitteln Bedeutung: Wir hören die Botschaften, die sie vermitteln und reagieren darauf mit Handlungen, Beurteilungen und Meinungen. Aber selten konzentrieren wir uns auf die innere Eigenschaft von Klang selbst. Wenn wir aber das stille Zentrum von Klang übergehen, verlieren wir die Verbindung mit der Fülle an Bedeutung, die Klänge vermitteln.

Kum Nye-Übungen können die Empfindsamkeit für Klang fördern und deutlich machen, dass Klang die Kraft hat, ekstatische Erfahrungen hervorzurufen und neue Dimensionen von Bedeutung, die in gewöhnlicher Erfahrung verborgen sind, zu öffnen. Wir können diese Empfindsamkeit entwickeln, indem wir die Bewertung von ‚mögen' und ‚nicht mögen' beiseitelassen und die verschiedensten Gelegenheiten nutzen, um mit allen möglichen Arten von Klang zu üben. Jedes Mal, wenn ein Klang in unser Bewusstsein dringt, können wir ihn als Übung benutzen und in dieser kontemplativen Weise in ihn hineingehen.

Wenn wir unser Festhalten an Bedeutung von Klang entspannen und nicht länger urteilen und unterscheiden, nimmt Klang die Qualität von Stille an. Hören geht weiter, aber Klang selbst ist still. Wenn wir auf diese Weise hören, können wir allmählich unser Verständnis von Klang und der

Beziehung zwischen Klang und Bedeutung transformieren. Diese Praxis entwickelt unsere Fähigkeit, Feinheiten der Bedeutung zu hören jenseits dessen, was Worte ausdrücken können. Diese Fähigkeit ist bei Unterhaltungen und anderen Arten intellektueller Aktivität nützlich.

Stadien der Öffnung:

1 Nur-Hören

Singe Ah oder das Vajra Guru Mantra. Höre zu Beginn deiner eigenen Stimme zu und sinne über den Klang nach. Folge dem Klang, wenn er weit in die Ferne geht und weiter hinaus in die Unendlichkeit, aber noch nicht endet. Die Worte verhallen und egal, welche Bedeutung du ihnen gegeben hast, sie verblasst. Aber der Klang bleibt, klingt in deiner Bewusstheit nach und schwingt tief in deinem inneren Ohr weiter. Auf diese Weise übe, dem Klang zu folgen, so lange du kannst, für fünfundzwanzig Wiederholungen.

Eine Glocke oder eine Klangschale kann auf dieselbe Weise benutzt werden. Der Klang selbst kann vielschichtig sein, mit Takten und Obertönen, aber er hat keine Worte, mit denen der Geist sie greifen kann. Höre dem Klang zu und fühle seine Beschaffenheit tief in deinem inneren Ohr und in den Nerven, die zu deinem Gehirn leiten, schwingen. Entspanne dich so vollkommen wie möglich, wenn der Ton langsam verklingt; folge dem Klang, während er entschwindet, dann folge dem Gefühl des Klangs, während es weiter in deinem Bewusstsein nachhallt. Folge tief in die Stille hinein, dann sitze zehn bis fünfzehn Minuten lang still.

2 Panoramisches Hören

Folge dem Klang, der sich in eine Richtung hinaus ausbreitet, bis zu einem weit entfernten Punkt. Dann stelle dir vor, dass der Klang in drei Richtungen strömt und folge allen drei Strömen des Klangs, so weit du kannst. Schließlich folge dem Klang, während er sich ausbreitet und entschwindet wie Ringe, die sich von einem Wasserfall wellenförmig nach außen bewegen bis an weit entfernte Ufer. Entwickle diese Klangübungen, so intensiv du kannst.

3 Stille von Klang

Nachdem du dem Klang in alle Richtungen folgen kannst, beobachtest du vielleicht feine Veränderungen der Stille, die dem Klang folgt. Wenn die Anspannung der Ohren während des Wahrnehmens nachlässt, bemerkst du die Stille vielleicht als einen klaren offenen Raum, vielleicht ein wenig leuchtend und einladend. Wenn angenehme Gefühle entstehen, folge ihnen in diesen Raum und fühle, wie der Raum sich mit jedem Ausatmen ausdehnt. Die Beschaffenheit von Klang besteht vielleicht weiter, sogar innerhalb der Stille, beinahe wie eine Erinnerung. Lass es einfach zu. Lass Stille, Klang und Gefühl miteinander verschmelzen.

Klang und Bedeutung

Besonders im Westen fügen Menschen reflexartig Klang und Bedeutung zusammen, um zu analysieren, was gesagt wurde. Klang trägt Worte und Worte tragen Bedeutung und geben Rückmeldung, die ausgewertet und beurteilt werden kann. Wenn es uns misslingt, einen Übergang zwischen Klang, Worten und Bedeutung zu bemerken, mag es so scheinen, als ob Bedeutung auf Worte, die ausgesprochen oder aufgeschrieben werden können, angewiesen ist. Ohne Worte erscheint es vielleicht so, als ob Klang keine Bedeutung hat. Aus einem anderen Blickwinkel jedoch ist Klang der Träger von Bedeutung. Bedeutung wird in Klänge hineingelegt durch unseren Gehörsinn und unsere Fähigkeit, Formen zu verstehen, die Bedeutung ausdrücken; unabhängig davon, ob die Formen aus Worten, Musik oder Klängen, die durch andere Mittel erzeugt wurden, bestehen.

Wenn wir die Beziehung zwischen Worten, Klang und Bedeutung betrachten, können wir sehen, dass Bedeutung, die durch Worte übermittelt wird, letztlich auf Klang beruht. Klang ist wesentlich, um Bedeutung auszusprechen, und Bedeutung kann unmittelbar durch Klang selbst übermittelt werden. Zum Beispiel können Segnungen durch das Singen von Zeremonien übertragen werden, und verschiedene Ebenen von Bedeutung können gleichzeitig durch das Singen von Dharanis ausgedrückt werden. Aber jene, die sich vor allem auf Worte verlassen, mögen Schwierigkeiten haben zu verstehen, wie die Übermittlung von Bedeutung über bestimmte Assoziationen von Worten hinausgehen kann.

Worte und Bedeutungen regen sich gegenseitig an, interagieren miteinander und bauen so unser Verständnis von Wirklichkeit auf. Jedes Wort, das wir sprechen, übermittelt Bedeutung – all unsere Gespräche, ob real oder nur in der Vorstellung, all unsere inneren Dialoge und alles Reden, das wir in Träumen hören oder ausdrücken. Diese Bedeutungen koppeln sich zurück zu unserem Bewusstsein, wo sie aufgezeichnet werden. Selbst wenn wir den Klang, der die Worte trägt, nicht hören, ist der Klang immer da. Diese Klänge sind mit unserer Hörfähigkeit verbunden; sie sind in unser Bewusstsein eingeprägt und darum können wir die Worte hören und sie mit Bedeutung verbinden.

Indem wir Kum Nye-Klangübungen praktizieren, kann unser Bewusstsein von Klang sich ausdehnen, sodass wir im Klang selbst Bedeutung erleben. Wir können also beginnen, die Beziehung von Klang und Worten zu schätzen, auch wenn Klang sich nur unmerklich äußert, wie das in Unterhaltungen geschieht. Bewusstheit, die mittels Hören entwickelt wurde, öffnet neue Dimensionen von Bedeutung, die uns befähigt, klarer zu unterscheiden zwischen dem, was wirklich und nicht wirklich ist, zwischen dem, was wahr und nicht wahr ist. Dieses Wissen kann unser Vertrauen stärken und unser Leben mit fortwährenden Strömen von Freude und Wertschätzung bereichern.

Fühlen ~ der Körper

Unsere grundlegenden menschlichen Äußerungen – Freude, Liebe, Essen, Ruhen, Bequemlichkeit suchen, Traurigkeit, Dumpfheit, Aufregung, Heiterkeit, sogar tiefe Depression – sind eng verbunden mit dem Körper und seiner Fähigkeit zu fühlen. Gefühle sind vielleicht die wichtigsten unserer Sinneseigenschaften. Ihre Töne schwingen fortwährend durch unseren Körper, angeregt durch unsere geistigen und sinnlichen Wahrnehmungen, und jede Art von Gefühl hat ihren eigenen Charakter und ihre eigene Kraft. Manche sind neutral oder so sanft, dass wir sie vielleicht nicht bemerken; andere – wenn wir uns z.B. gut oder schlecht fühlen – beeinflussen unsere Haltungen und Handlungen stärker. Wieder andere – die eher flüchtigen Emotionen – können so intensiv sein, dass sie unkontrollierbar sind. Ihre Energien können mit elektrischer Geschwindigkeit durch den Körper jagen und das Nabel-, Herz- und Kehl-Chakra zusammenziehen und dabei Gedanken verwirren und Sinneswahrnehmungen verzerren. Wenn starke Gefühle außer Kontrolle geraten, kann der Drang zu reagieren überwältigend sein. Heiterkeit, Liebe und freudige Begeisterung können impulsive und sogar extreme Antworten hervorrufen; Kummer kann den Lebenswillen schwächen; Ärger und Hass können uns blind machen für unsere eigenen, wichtigsten Interessen; und Depression kann unsere Bewusstheit verdunkeln und unsere Fähigkeit zu handeln lähmen.

Gefühle können reich und nährend sein, lebendige Wege zu einer tiefen, anhaltenden Freude, die den Geist beruhigt. Sie können Höhen und Tiefen des Lebens ins Gleichgewicht bringen und uns inmitten von Schwierigkeiten stabilisieren. Aber wir scheinen nicht in der Lage, unsere Gefühle gut zu steuern. Zu oft werden wir beeinflusst durch Belastungen und Negativität, die uns entweder von innen oder von außen her überfallen, dadurch Ängste und Unsicherheiten hervorrufen und Gefühle von Trennung und Hoffnungslosigkeit stark werden lassen. Wir tun unser Bestes, um extreme Wirkungen negativer Gedanken und Emotionen zu unterdrücken, aber letztlich scheint es, als ob wir wenig Kontrolle darüber haben, was wir fühlen oder nicht fühlen. Auf unserem Körper lasten Rückstände negativer Emotionen, die sich als Druck in unseren Organen äußern und sie ihrer Lebendigkeit berauben; dadurch setzt sich tief in den Muskeln und im Kreislaufsystem Spannung fest. Aus Hoffnungslosigkeit oder Verzweiflung verstärken möglicherweise viele Menschen ihre Schwierigkeiten, indem sie zu Extremen Zuflucht nehmen. Sogar diejenigen, denen es scheinbar gut geht, sind eventuell innerlich verarmt und unfähig tief zu fühlen, da sie den Kontakt verloren haben zu der Freude und Kreativität, die dem Leben Sinn geben.

Es ist lebenswichtig, dass wir den Fühl-Sinn stärker entwickeln und lernen, die kraftvollen Energien dieses Sinns auf positive Weise zu lenken. Kum Nye-Übungen können uns helfen, unsere innere Architektur von Grund auf zu ändern, indem wir den Körper lockern, die Sinne erfrischen und den Geist erhellen. Wo immer wir sind, was immer wir tun, wir können uns achtsam mit den Gefühlen verbinden, die genau in diesem Augenblick im Körper nachklingen. Egal welches Gefühl wir bemerken, wir können auf seinen Ton hören, ihn sanft mit unserem Atem berühren und ihm erlauben, sich so weit wie möglich auszudehnen. Indem wir leicht atmen, können wir in die Mitte dieses Gefühls „hineinschmelzen“ und in dieser inneren Stille ruhen.

1 Druck lindern

Von Zeit zu Zeit, wenn du dich unter Druck und frustriert fühlst, kann es sein, dass starke Emotionen dich dazu bringen, auf eine Weise zu handeln, die du vielleicht später bedauerst. Genau dann, wenn solche intensiven Energien durch deinen Körper strömen, ist es erforderlich, Kum Nye so intensiv wie möglich zu üben und zu verkörpern. Während du weich durch Nase und Mund atmest, entspanne deine Kehle, deine Brust und den Bauch und erlaube deinem Atem, in einen langsamen und natürlichen Rhythmus zu kommen. Beobachte, wie der Atem sanft in den Körper ein- und ausfließt, die Unruhe berührt und ihr erlaubt, sich zu beruhigen. Wenn du der Bewegung des Atems folgst, bemerkst du vielleicht, wie Atem und Fühlen zusammenkommen und dann zu einer einzigen Empfindung verschmelzen. Allmählich werden Atem und Fühlen offen und leicht, wie Raum. Körper und Geist werden leichter und ruhig und entspannen sich vollkommen. Du hältst an nichts fest, weder an Gefühlen oder Empfindungen noch an äußeren Objekten, und nichts hält an dir fest.

2 Starke Energien beruhigen

Kum Nye kann eine wilde, beinahe unkontrollierbare Woge von Heiterkeit glätten und sie in einen stetigen Fluss von Gefühlen umwandeln. Es kann auch starke Neigungen zu impulsiven Reaktionen stabilisieren und die Energie, die diese hervorrufen, von Negativität in ekstatische Glückseligkeit umformen. Diese Praxis kann eine verlässliche Quelle der Heilung für Körper und Geist werden, eine Grundlage für Meditation und eine Quelle inneren Friedens.

Atme durch Nase und Mund und entspanne dich so weit wie möglich in die Gefühle hinein. Wenn die starke Energie von Heiterkeit einen Gedankenstrom anregt, dann atme in diesen Strom hinein und lass die Gedanken vorbeiströmen. Wenn dabei Gefühle aufkommen, berühre sie sanft mit dem Atem, bündele sie und lass sie auf dem Fluss des Atems reiten. Ohne darüber nachzudenken, wer die Erfahrung macht, schmecke diese Gefühle und koste sie tief. Erlaube ihnen, das Herz mit Lebendigkeit zu nähren.

Nutze den Fluss des Atems, indem du deine innere Hitze verstärkst und deine Gefühle intensivierst – gehe wirklich in sie hinein und sei in dieser starken Energie, wenn sie auf dem Höhepunkt ist. Dann entspanne dich vollkommen. Lass alles los und gib dich ganz und gar der Erfahrung hin. Ohne dich auf irgendetwas zu konzentrieren, SEI einfach. Lass dein ganzes Sein Offenheit werden – einfach Atem, der sich durch offenen Raum hin und her bewegt. Bleibe für zwanzig bis dreißig Minuten bei dieser Entspannung und erlaube dem Atem, langsam und leicht zu werden.

Verbunden mit Bewusstheit von Raum fließt die Energie der Heiterkeit durch Herz, Körper und Sinne, wie Amrita – der Nektar der Unsterblichkeit – entspannt die Macht der Gedanken und schmelzt die Grenzen des Ego. Mögen und nicht mögen, annehmen und zurückweisen, Urteile über gut und schlecht – sie alle lösen sich auf und werden eins mit der Glückseligkeit, die dein Wesen überflutet.

Wenn du in der Lage bist, in diesem energiegeladenen Zustand der Entspannung jeweils für zwanzig bis dreißig Minuten zu verweilen, kommen vielleicht Gefühle von Erleichterung und Freude spontan hoch, nicht nur während deiner Praxis, sondern auch in deiner Arbeit und während anderer täglicher Aktivitäten. Möglicherweise wirst du dir vielleicht eines neuen, lebendigeren Gefühls von Liebe bewusst, das tief aus dem Innern deines Seins zu kommen scheint. Du fühlst dich gut mit dir selbst und siehst andere in einem sanfteren und mitfühlenderen Licht. Du beurteilst ihre Handlungen nicht so schnell oder bist weniger auf Verteidigung aus, wenn sie dich herausfordern. Liebe wächst in deinem Herzen, dehnt sich in alle Richtungen aus, schließt andere ein und nährt dich selbst.

Während du übst, kannst du deine Erinnerung an glückselige Gefühle berühren und sie in der Gegenwart lebendig werden lassen. Das wird den Geist beruhigen und befriedigen, und der Geist wird kooperieren, wenn du dich sanft in Meditation hinein entspannst.

3 Dem Fühlen erlauben, Meditation zu berühren

Schließlich wirst du herausfinden, dass du dich in alle Gefühle, sanfte oder starke, hinein entspannen und ihnen erlauben kannst, sich miteinander zu vermischen und ins Gleichgewicht zu kommen. Atme durch Nase und Mund, spüre, wie dein Atem sanft auf dem Strom der Gefühle dahingleitet und sich leicht hebt und senkt, wenn du ein- und ausatmest. Wenn zugrunde liegende Gefühlstöne aufgeregt oder traurig sind, berühre Erinnerungen von Schönheit und erlaube diesen Gefühlen, sich sanft mit deinem grundlegenden Gefühlsstrom zu vermengen. Wenn die Gefühle leichter werden, berühre Erinnerungen an Freude und bringe diese Gefühle auch in deinen Strom hinein. Lass so den Strom der Gefühle breiter werden und sich ausdehnen, bis er sich allmählich in den Raum hinein ausdehnt. Folge ihm mit dem Atem, atme in den Raum, bis sogar die Empfindung des Fühlens sich auflöst und nur noch Raum da ist.

Schließlich wirst du fähig sein, Gefühle willentlich leichter zu machen und zu steuern. Wenn du an diesem Punkt wünschst, weiter in die Meditation hineinzugehen, solltest du Führung durch einen erfahrenen Lehrer, der gut in einer Übertragungslinie der Meditation geerdet ist, suchen.

Schmecken ~ die Zunge

Geschmack hat eine taktile Wirklichkeit und ist verbunden mit Berührung und Nähren. Der Mund berührt die Brust und öffnet sich, um Milch zu empfangen, die durch die Brustwarze fließt – das ist eine der ersten Erfahrungen des Menschen. Sie stellt eine starke Verbindung her mit der Mutter oder Pflegeperson, ein Gefühl von Verbundenheit, das wir fortsetzen, wenn wir Nahrung als Geste von Gastlichkeit und Freundschaft anbieten. Wenn wir Kum Nye üben, können wir uns auf diesen Zusammenhang beziehen, um Sinne und Geist zu nähren und eine stärkere Verbindung von allen Teilen unseres Seins zu fördern.

Viele Menschen, die zu gestresst und angespannt sind, um sich am Vorbereiten und Genießen von Nahrung zu erfreuen, betrachten Essen vielleicht als eine Art Pflicht. Hunger hat eine ängstliche Qualität, die um Befriedigung bettelt, und es ist nicht möglich, ihn zu ignorieren. Aber wir scheinen den Kontakt dazu verloren zu haben, wie wir Hunger auf eine Weise befriedigen können, die Vergnügen bereitet und unser ganzes Sein nährt. Viele reagieren fast automatisch, wenn sie Ausschau halten nach etwas, das die Empfindung von Hunger beruhigt, und sind kaum aufmerksam bei dem, was sie tun. Für einige mag die Verbindung zwischen Hunger und Essen so automatisch werden, dass sie sich kaum daran erinnern, gegessen zu haben. Andere leugnen vielleicht ihren Hunger und versuchen, das Verlangen, das sich aufbaut, umzuleiten. Wenn Hunger verleugnet oder nicht befriedigt wird, bleibt das nagende Gefühl und breitet sich tendenziell in andere Bereiche unseres Lebens aus.

1 Eine Opfergabe des Geschmacks

Alle Nahrung, die wir essen, all die Flüssigkeit, die wir trinken, geht durch den Mund und wird von Geschmacksknospen, die am Rande der Zunge liegen, gefühlt und geschmeckt. Diese taktilen Empfindungen können uns darin bestärken, uns selbst auf eine tiefere und befriedigendere Weise zu nähren.

Betrachte Nahrung als eine Opfergabe an deinen eigenen Körper, an deinen Geist und an deine Sinne. Bereite Nahrung so zu, als ob du sie für eine Zeremonie zubereitest, indem du bei jedem Schritt in dem Prozess achtsam bist. Arbeite so still wie möglich, konzentriere dich auf die Struktur und Farbe der Lebensmittel, mit denen du umgehst, ohne dabei belanglose Gespräche zu führen.

Wenn die Nahrung fertig ist und auf den Tisch gestellt wird, beginnt die Zeremonie. Sitze auf ausgeglichene, entspannte Weise. Lass den Atem ausgeglichen und gleichmäßig werden. Wenn du magst, singe dreimal langsam vor dem Essen Om Ah Hum und atme bei jeder Silbe, die du singst, vollständig aus. Sitze ein paar Augenblicke still und beginne dann die Mahlzeit. Biete dir die Nahrung auf eine freudige und respektvolle Weise an. Fühle die Struktur und den Geschmack der Nahrung im Mund und auf der Zunge; koste den Geschmack – spürst du ihn auf einmal? Gibt es nur einen einzigen Geschmack oder folgen Geschmacksrichtungen einander? Intensiviert sich der Geschmack, wenn du einatmest? Ändert er sich, wenn du ausatmest? Übe während der gesamten Mahlzeit, jeden Geschmack sanft zu berühren, und schmecke die angenehmen Gefühle, die dabei entstehen und sich in deinem ganzen Körper ausbreiten. Mache diese Übung mehrere Wochen lang wenigstens einmal am Tag.

2 Heilender Geschmack von Kum Nye

Wenn du empfindsamer wirst für die taktilen Qualitäten beim Zubereiten und Genießen der Nahrung, kannst du das Vergnügen des Schmeckens noch intensivieren, indem du dich immer empfindsamer und vollständiger in Geschmacksnuancen hinein entspannst. Wenn du eine Geschmacksnuance bemerkst, verweile bei ihr – ist sie süß, sauer, salzig oder bitter, oder eine Kombination davon? Schmecke sie sorgfältig – vielleicht sind da viele Ebenen von Geschmack, und vielleicht ist die Zunge jetzt in der Lage, mehr der verschiedenen Nuancen zu schmecken, als du vorher wahrgenommen hast.

Jede Geschmacksebene ist verbunden mit Nerven, die Entspannungs- und Vergnügungsimpulse durch den ganzen Körper senden können. Wende dich diesen Geschmacksnuancen zu, bade in ihrer Essenz, trinke ihren Saft. Schmecke sie im ganzen Mund, auf den Rändern und hinten auf der Zunge. Spüre, wie die Essenz sich in deinem Körper ausbreitet und Wellen von angenehmen Empfindungen über die Nerven der Zunge verbreitet. Erlaube diesen Gefühlen, dass sie den Körper tief durchdringen, die Chakren verbinden und sie in der sanften Wärme heilender Energie baden.

3 Dein Sein nähren

Während deine Sinne sich mehr und mehr auf die angenehmen Geschmacksempfindungen einstellen, wird deine Fähigkeit, tief in sie hineinzusinken, zunehmen. Ab diesem Punkt können Gefühle dich tiefer entspannen und zur Meditation führen. Fahre damit fort, Essen und Trinken auf eine achtsame, entspannte Weise zu dir zu nehmen; ebenso schlucke, trinke und atme auf natürliche Weise und genieße den jeweiligen Geschmack und die Beschaffenheit. Bemerke die Arten von Geschmacksrichtungen, die du schmeckst. Lass jeden Geschmack deutlicher werden; berühre sanft einen nach dem anderen und schaffe ein Mandala des Geschmacks – eine Opfergabe, um deinen Körper zu transformieren. Atme den Geschmack ein, empfinde ihn in beiden Nasenlöchern und im Mund und schmecke ihn so tief wie möglich. Wenn angenehme Gefühle auftreten, atme in sie hinein; verstärke sie so weit wie möglich und folge ihnen, wenn sie vergehen. In der Ruhe, die folgt, durchdringt Nahrung den ganzen Körper wie ein transformierendes Elixier; der ganze Körper wird Teil dieser Substanzen.

Übe diese Art Kum Nye während deiner Mahlzeiten, so oft du kannst.

Wenn du diese Kum Nye-Übung achtsam anwendest, Tag für Tag, kann die bisher gewöhnliche Aufgabe von Nahrungszubereitung und Essen zu einer Zeremonie werden, einer Opfergabe der Wertschätzung für diese wertvolle menschliche Verkörperung. Diese Übung kann helfen, ein Gefühl von Ganzheit wiederherzustellen, das wir vielleicht lange Zeit vermisst haben.

Geruch ~ die Nase

Düfte und Wohlgerüche betreten den Körper durch den Strom des Atems: Wir bemerken und identifizieren sie fast unmittelbar als angenehm oder schlecht. Während sie die Nasenlöcher passieren, aktivieren sie die Geruchsdrüsen, die in enger Verbindung mit dem Gehirn stehen, und regen einen bestimmten Bereich des Gehirns an, den andere Sinne nicht erreichen können. Beinahe sofort schafft dieser Ablauf eine ganze Umgebung, weckt die Nerven der Augen, Ohren und Zunge und regt Gedanken und Assoziationen im Geist an.

Gute Gerüche inspirieren und erfreuen uns; sie können Spannung auflösen und liebevolle Erinnerungen hervorrufen, Standpunkte erhellen und einen gleichgültigen oder negativen Geist in ein angenehmes und einladendes Erfahrungsfeld umformen. Das Auge mag Bilder von offenen Feldern oder bestimmten Arten von Blumen wahrnehmen; das Ohr mag an den Klang des Windes in den Bäumen erinnert werden, und die Zunge mag einen köstlichen Geschmack vorausahnen. Selbst wenn sich noch keine Assoziationen für einen bestimmten Geruch entwickelt haben, oder wenn der Duft neu und ungewohnt ist, kann seine Spur die Nerven entspannen und den Körper lockern.

Eine schmutzige, schal riechende oder unordentliche Umgebung bedrückt die Sinne, verringert unser Gefühl von Vertrauen und von Selbst-Wertschätzung und drückt unsere Motivation nieder, während frische, saubere Gerüche den Geist aufhellen und beruhigen, sie lassen die Gefühle und Gedanken leichter werden. Die Natur hat eine kraftvolle heilende Eigenschaft, nicht nur durch die Schönheit ihrer Schöpfungen, sondern auch durch die Energie von Gerüchen, die die natürliche Umgebung durchdringen, besonders die Gerüche von Blumen und Bäumen. Diese Düfte sind eine Gabe der Natur an uns, die uns durch die Luft vermittelt und frei geschenkt wird – ein wertvoller Schatz. Blumen vermitteln eine Unmittelbarkeit des Lebens und eine Lebendigkeit, die erhebt und erfrischt. Sie wecken Wertschätzung und wir fühlen uns wohl. Es ist also wichtig für unser Wohlgefühl, unsere Lebens- und Arbeitsbereiche von Zeit zu Zeit mit frischen Blumen, Räucherwerk und anderen angenehmen Düften zu erfrischen.

1 Sich auf Wohlgerüche einstimmen

Reserviere im Laufe deiner täglichen Aktivitäten eine Stunde, in der du genau auf die Gerüche deiner Umgebung achten kannst. Beginne in der vertrauten Umgebung zu Hause oder im Büro, oder vielleicht draußen. Bemerke einfach die Qualität des Duftes und die Gefühlstöne, die von bestimmten Wohlgerüchen angeregt werden. Atme ein paar Atemzüge lang tief, dann erlaube deinem Atem, zu einer langsamen und entspannten Bewegung zu finden. Wenn Gefühle auftauchen, bleibe bei ihnen und lass Assoziationen und Bilder los. Du kannst das im Sitzen, Stehen oder Gehen tun.

2 Wohlgerüche und Fühlen

Übe, auf Duft zu achten, wann immer du dich in einer anderen Umgebung befindest – in Gärten, an einem Fluss, an einem See oder am Ozean, in den Bergen, in Städten, zu verschiedenen Jahres- und Tageszeiten. Erlaube deiner Bewusstheit, den Duft leicht zu berühren. Bemerke die Verbindung zwischen Düften und Erinnerungen sowie zwischen Düften und Gefühlen. Bemerke einfach, wie sie miteinander in Beziehung stehen, ohne bei bestimmten Erinnerungen oder Gefühlen zu verweilen. Dann entspanne dich tief in die Gefühle hinein. Diese Übungen können im Stehen oder Gehen ausgeführt werden.

Bestimmte Teile der Welt haben Bäume und Pflanzen, die bestimmte Eigenschaften vermitteln und ungewöhnlich anziehende und segensreiche Umgebungen schaffen, als ob sie von den Nagas bereitgestellt würden, uns die wunderbaren Kräfte der Natur zu zeigen. Deswegen kann Meditation im Wald ein so starkes Gefühl von Frieden und Ruhe in uns auslösen. Es ist gut, solche Plätze zu finden, wo du dich besonders offen und wohlfühlen kannst, wo du die Freuden der Sinne genießen und tiefes Glück erfahren kannst. Gehe dahin, wo frische Luft deinen Körper berühren kann, sodass Spannung und Stress abfallen, wo dir erdige Gerüche Vergnügen bereiten und gute Erinnerungen hervorrufen können und wo der Überfluss des Lebens deine Seele nähren kann.

Geist und Wahrnehmung

Wenn wir uns in Betrachtung vertiefen, ohne auf ein bestimmtes Objekt zu fokussieren, können wir die schimmernde Eigenschaft des Geistes beobachten, wenn er sich in Ruhe befindet. Dann beginnen Augen und Ohren nach Bildern und Klängen zu greifen und senden eine Flut von unbearbeiteten Daten der Sinne durch unsere Nerven. Augenblicklich tauchen Impulse auf und bilden Wellen auf der ruhigen Oberfläche des Geistes. Dann wird der Datenfluss drängender: Die Wellen werden zu Wogen und Fluten, die ins Bewusstsein fließen und Gestalt und Form annehmen. Beinahe sofort sind Gestalt und Form nicht länger unverhüllt, sondern werden in Bedeutung gekleidet und mit Schichten von Assoziationen und Beurteilungen, mit Mögen und Nichtmögen, mit Wollen und Nichtwollen ausgeschmückt. Plötzlich sind wir wach: Die Wahrnehmungen sind klar und eindeutig, und wir erkennen ihre Bedeutung anhand ihrer Eigenschaften. Wir können nicht nur eine Frau erkennen, sondern erhalten darüber hinaus durch ihre Kleidung, Auftreten und Frisur eine Fülle an Information über sie. Wir sehen eine Robe und erkennen an Stil und Farbe einen Lama, Priester oder eine Nonne. Genauso kommt jede Wahrnehmung in ihrem eigenen unverwechselbaren Gewand daher; wir wissen durch das Gewand, was wir von dieser Wahrnehmung zu erwarten haben und wie wir darauf reagieren können oder: zu reagieren haben. Die Sichtweise ist etabliert, die Interpretationen sind festgelegt und der Geist hat seine klaren Vorstellungen. Sobald all die Fäden der Wahrnehmung zu einem einzigen Knoten verknüpft sind, ist es beinahe unmöglich, ihn zu lösen, zu entwirren und zu einer anderen Schlussfolgerung zu gelangen.

Wahrnehmungen erzwingen Reaktionen

Von Zeit zu Zeit, besonders, wenn etwas in unserem Leben schief gegangen ist, fragen wir uns vielleicht: „Wie konnte das geschehen?" Doch wir haben wenig Wissen darüber, wie der Prozess von Ursache und Wirkung funktioniert. Die Tradition des Abhidharma bietet eine Methode, um die Wirkungsweise des Geistes zu verstehen, indem sie einundfünfzig oder manchmal siebenundfünfzig oder mehr geistige Ereignisse beschreibt. Angetrieben durch den Strom von Wahrnehmungen, der durch den Schatz an Erinnerungen und Assoziationen in unserem Geist fließt, folgen diese geistigen Ereignisse einander, wie Güterwagen eines Zuges sich folgen. Jeder hat seine eigene Ursache und Wirkung und sein eigenes Ergebnis, aber alle sind miteinander verbunden und beeinflussen und verstärken sich gegenseitig.

Einige Wahrnehmungen sind uns vertraut, andere nicht, aber im Allgemeinen hängen sie so ausreichend zusammen, dass wir in der Lage sind, zu reagieren: Wir wollen oder wollen nicht; wir greifen oder weisen zurück; oder wir sind neutral und nicht besonders motiviert, um nach etwas zu greifen oder uns davon abzuwenden. Neutrale Reaktionen können entweder positiv oder negativ sein. Eine positive neutrale Reaktion ist frei von Greifen – sie erlaubt uns, die Ruhe und Offenheit des ‚nur Seins' zu erfahren. Aber neutral kann auch eine dumpfe, dunkle und schwere Eigenschaft haben, die die Knoten von Wahrnehmungen, Assoziationen und Bedeutungen fester knüpft und sie unserem Bewusstsein tiefer einprägt.

Wahrnehmungen, geistige Ereignisse und Haltungen haben alle ihren eigenen Charakter, der nach Ausdruck drängt. Da das Bewusstsein diese charakteristischen Merkmale weiterträgt, sind unsere Wahrnehmung und die Gefühle, die daraus entstehen, eng mit ihnen verbunden. Wenn sich ein Merkmal zeigt, müssen Geist und Körper gehorchen, und sie gehorchen auf Weisen, die mit jedem Merkmal verknüpft sind. Sind diese Merkmale positiv, manifestieren Geist und Körper Liebe und Freude. Sind die Merkmale negativ, äußert sich das in Geist und Körper vielleicht als Ärger und Wut oder Dumpfheit und Apathie. Sie mögen sich auch als Depression zeigen oder in Gefühlen der Entfremdung, des Verloren- oder Alleinseins. Was immer für Gefühle und Emotionen hochkommen, wir müssen mit ihnen umgehen. Sie kontrollieren unser Sein, und wir haben keine Wahl.

Wie wir uns mit Gefühlen und Emotionen identifizieren

Gefühle und Emotionen stellen sich uns wie eine Folge von Fernsehshows dar. Aber wir haben wenig Kontrolle über die Programmwahl – es geht morgens los und läuft bis in die Nacht weiter. Abhängig von Ebbe und Flut der Ereignisse sowie von unseren wechselnden Wahrnehmungen und inneren Dialogen fühlen wir das leidenschaftliche Vergnügen von Liebe, den dumpfen Stillstand der Langeweile, die Überschwänglichkeit von Freude, die Aufgebrachtheit von Angst oder Frustration, die warme Beruhigung durch Glück, den Schmerz von Enttäuschung oder Verlust. Wir sehen, wir beobachten, und die Kraft unserer Wahrnehmungen gibt uns eine Rolle im Drama. Das Drehbuch wurde bereits geschrieben: Die emotionalen Reaktionen sind so vorhersagbar, und wir erfahren das, was unsere Impulse diktieren. Sobald wir die Erfahrung in Besitz nehmen, sobald wir sagen: „Ich bin glücklich", „Ich bin ärgerlich", „Ich bin traurig", werden ich und die Erfahrung eins: Ich kann mich nicht von meinen Wahrnehmungen oder meinen Emotionen trennen oder Unterscheidungen zwischen mir selbst und meinen Reaktionen treffen.

„Ich bin ärgerlich." „Wer ist ärgerlich?" „Ich. Ich bin ärgerlich." Wie viele Male am Tag wiederholt sich dieses Muster? Wie oft sagen wir: „Ich bin nicht glücklich", oder „Ich bin glücklich", oder Variationen dieses Musters? Sobald wir uns mit dem Gefühl oder der Emotion identifizieren, verschmilzt es mit unserer Wahrnehmung von „ich" und allem, was „ich" für uns bedeutet. Obwohl wir sagen „meine Freude", „meine Sorge", als ob wir die Kontrolle darüber hätten, sind wir, sobald wir die Erfahrung so eng auf uns selbst beziehen, an sie gefesselt. Die Assoziation bleibt in unserem Geist bestehen und färbt die Wahrnehmung von uns selbst und unserer Erfahrung.

Ich weiß, was ich meine

„Ich bin nicht glücklich.“ Obwohl wir vielleicht konzeptionell wissen, dass diese Feststellung sich auf einen Gefühlston bezieht, der zufällig im Moment da ist, haben wir die Verknüpfung von „ich“ und „nicht glücklich“ aufgebaut, weil wir gelernt haben, Sprache auf diese Weise zu benutzen. Wenn jemand fragt: „Was meinst du, wenn du ich sagst?“ sagen diejenigen, die nicht in einer analytischen Denkweise geschult sind, wahrscheinlich: „Du weißt, was ich meine.“ Das bedeutet, dass beide übereinstimmen und es keine weitere Erklärung braucht. Da ist Unglück, und dieses Unglück ist irgendwie „ich“. Diese Assoziation bindet an die daraus resultierende Wahrnehmung: „Ich bin unglücklich.“

Wenn wir weiter fragen, was die Verbindung zwischen „ich“ und unglücklich beinhaltet, fehlen der gefragten Person vielleicht die Worte: „Was sonst könnte es bedeuten? Du bist unglücklich.“ Die Bedeutung „unglücklich“ wurde wirkungsvoll von einem vorübergehenden Gefühlston auf „ich“ übertragen, wo sie für lange Zeit einen Schatten auf das Gefühl eines Menschen von sich selbst werfen wird.

Obwohl wir die Bedeutung vielleicht nicht physikalisch oder logisch genau erklären, sind wir einem begrifflichen Muster, Eigenschaften zu etikettieren, gefolgt, und dieses Etikett hat längst geltende Regeln, wie wir glauben, aktiviert. „Ich“ existiere, „ich“ bin der Regisseur, der Hauptdarsteller; „ich“ habe ein Hoheitsgebiet, in dem „mir“ Dinge zustoßen und in dem Dinge „meine“ sind. Ohne dieses Hoheitsgebiet zu errichten, wäre es schwierig für uns zu sprechen.

Obwohl dieses Hoheitsgebiet im gegenständlichen Bereich funktioniert, ist es so fest in uns verankert, dass wir es automatisch auch auf den abstrakten Bereich ausdehnen, auf den Bereich unserer Ideen oder anderer Objekte, die wir nicht sehen, hören, schmecken, riechen oder berühren können und diese auch irgendwie mit „ich“, „mir “ oder „mein“ verbinden. Sogar diese Objekte können ein starkes Gefühl der Identität hervorrufen und unser Gefühl von „ich bin“ verstärken.

Der Spiegelsaal des Geistes

Die Sinne spiegeln dem Geist Wahrnehmungen; der Geist erkennt die Wahrnehmungen, verbindet sie mit Bedeutungen und spiegelt sie dem Geist wieder zurück für weitere Interpretationen. Diese Aktivität veranlasst eine Kette innerer Dialoge; diese bauen auf sich selbst auf, wiederholen sich immer wieder, bis neue Wahrnehmungen die Schaffung neuer Geschichten auslösen. Wir scheinen diese Aktivität zu beobachten, als ob wir Publikum wären, das ein Drama auf der Bühne verfolgt. Je nachdem, wie wir uns auf das Drama beziehen, mögen wir es, mögen es nicht, fühlen uns neutral oder empfinden eine Reihe anderer Emotionen und Reaktionen. All diese geistige Tätigkeit findet im inneren Reich des Geistes selbst statt.

Diese Art geistigen Reflektierens – von Objekten zu Kognitionen zu Identifikationen zu Assoziationen und zu inneren Dialogen, die wiederum zu weiteren Objekten werden – geht ständig vor sich. Der Geist dient als Spiegelsaal für Wahrnehmungen, die sich zu Tagträumen, Vorstellungen, Ahnungen, Hoffnungen und Ängsten entwickeln; nachts geht der Prozess weiter, indem der Geist Bilder und Emotionen in Form von Traumgebilden, Träumen und Alpträumen an uns zurückgibt.

Einerseits scheint es, als ob diese Spiegelungen uns auf eine interessante Reise führen, während der wir über die Vergangenheit nachsinnen, über die Gegenwart berichten, die Zukunft entwickeln und das Ganze auf farbenfrohe Weise zusammenweben. Obwohl diese Art von Reise nur im Geist stattfindet, neigen wir dazu, sie so zu erleben, als ob sie wirklich wäre.

Das unabhängige Reich des „Ich"

Wir müssen an dieser geistigen Reise teilnehmen, weil wir auf diese Weise kommunizieren. Der Bereich des „Ich" ist unsere eigene private Welt: Jedes Mal, wenn wir „ich" sagen oder in inneren Zwiegesprächen mit uns selbst reden, scheinen unsere Wahrnehmungen und Gedanken ständig auf den gleichen Gleisen zu fahren, aneinander gekoppelt wie Wagen eines Personenzuges. Jeder Wagen hat seine eigene Anzahl an Abteilen, die verschiedene Wahrnehmungen und Erfahrungen beherbergen, aber alle zusammen fahren auf demselben Gleis. Innere Dialoge und Gedanken unterhalten sich so selbst, beschäftigen den Geist und geben uns das Gefühl, geschäftig zu sein. Aber der größte Teil dieser Geschäftigkeit entfaltet sich im Reich der Vorstellung. Einsame Menschen fliehen manchmal für lange Zeit in dieses Reich.

Die Macht der Vorstellung

Vorstellung, vielleicht unsere kraftvollste geistige Fähigkeit, kann eine vorherrschende Rolle in unserem unabhängigen geistigen Reich spielen. Eng mit dem Selbst identifiziert ist dies unser privater Bereich, unser eigenes Verstehen dessen, was geschieht, unsere persönliche Enzyklopädie des Wissens. Diese ist so eng mit der Realität, die wir kennen, verbunden, tief mit unserer Geschichte, mit der Wahrheit, so wie wir sie sehen, dass sie als wirklich genommen werden kann, als ob wir sie in physischer Form sehen würden. Eine überlieferte Geschichte schildert diesen Aspekt von Vorstellung:

Eine Frau, die in einem Dorf in der Nähe von Benares lebte, war so überwältigt von Ärger, dass sie begann, sich selbst als Tiger zu visualisieren. Ihre Konzentration darauf wurde so stark und stetig, dass andere Menschen ebenfalls anfingen, diesen Tiger zu sehen. Allmählich sahen mehr und mehr Menschen den Tiger, wie er in das Haus der Frau hineinging und es verließ. Als einige Dorfbewohner, die in der Nähe lebten, verschwanden, begannen die übrigen Bewohner, die Gegend zu meiden und verließen schließlich die Gegend ganz. Nach und nach konnten auch Leute in den Nachbardörfern den Tiger sehen, und auch sie verließen ihre Häuser und zogen weit weg, aus Furcht, der Tiger würde sie angreifen.

Viele Menschen spielen so häufig im Reich der Vorstellung, dass sie kaum unterscheiden können zwischen gegenständlicher Wirklichkeit – was tatsächlich im Augenblick vor sich geht – und der Wirklichkeit, die wahrhaftig nur in ihrem Geist abläuft. Diese innere Tätigkeit kann eine Art Geistesnahrung sein; die Menschen denken vielleicht, sie seien in guter Gesellschaft und würden etwas Köstliches bekommen, aber vielleicht essen sie lediglich alleine. Da die Nahrung keinen Gehalt hat, nährt sie nur die Vorstellung. Die Illusion des Wohlbefindens wird sich schließlich auflösen und diese Menschen anfällig für Depression zurücklassen.

Obwohl diese geistigen Projektionen nicht unbedingt auf der objektiven Wirklichkeit beruhen, scheinen sie so wichtig, dass es uns schwer fällt, sie zu ignorieren. Tauchen sie im Geist auf, regen sie eine Vielfalt an Empfindungen, Gefühlen und Gedanken an, die mit einem Gefühl absoluter Dringlichkeit ins Bewusstsein platzen. Sie können zu ihrer eigenen Wirklichkeit werden und Phantasien weben, die zu Besessenheit und Verfolgungswahn führen können.

Wie stark wir uns auch mit „unserem" Geist identifizieren, es scheint, als ob der Geist dazu neigt, Spiele zu spielen, die uns verwirren und täuschen können, und wir haben nicht wirklich die Kontrolle über diesen Geist. Irgendwann müssen wir unsere Beziehung zu unserem Geist hinterfragen: Gehört der Geist wirklich mir? Oder ist der Geist mein Partner, mein Boss oder mein Fundament? Wenn Geist das Fundament für unser Wissen ist, und wenn Wissen die Qualität unseres Lebens bestimmt, liegt es in unserem eigenen Interesse, das Wesen dieses Geistes zu erforschen.

Um Geist zu verstehen, ist es hilfreich, hinter die Muster, aus denen der Geist gewebt ist, zu schauen und den fühlenden Aspekt des Geistes direkter zu erfahren. Diese Erforschung kann als eine Art Kum Nye für den Geist dienen, als ein Weg, der die gegenwärtigen Muster des Geistes auflockert und beginnt, andere Möglichkeiten für Wahrnehmen, Denken und Sein zu sehen. Über einige schwierige Aspekte von Wahrnehmung und Kommunikation nachzudenken, kann ein guter Anfang sein.

Zersplitterte Wahrnehmungen

Im Idealfall folgen Sinneswahrnehmung, Kognition, Identifikation und Bedeutung einander in geordneter Weise. Aber wenn wir bedenken, wie viele Faktoren – physische, psychologische, kulturelle, umwelt- und erfahrungsbezogene – diesen Entwicklungsprozess beeinflusst haben, können wir verstehen, dass dieser Prozess in der Praxis ungeordnet und leicht zersplittert abläuft. Die einzelnen Teile neigen dazu, sich unberechenbar zu verbinden oder vor und zurück zu koppeln und Anlass für eine tief sitzende Verwirrung zu geben, die sich oft als Enttäuschung und Unzufriedenheit zeigt.

Es ist nicht leicht, den Durchblick durch die Stränge von Sinneseindrücken, Erkenntnissen, Etikettierungen, Eigenschaften und Annahmen zu haben, zu sehen, wo sie durcheinandergeraten sind und sie zu entwirren. Die verschiedenen Teile geistiger Aktivität sind sehr beweglich und arbeiten nicht immer zusammen. Aber jedes Bemühen in diese Richtung wird uns helfen, tief sitzende Spannungen und Blockaden zu lösen und unseren Blick auf ein glücklicheres und sinnvolleres Leben zu erhellen.

Unvollkommene Verständigung

Jeder Mensch hat bereits seine spezifische Wirklichkeit aufgebaut je nachdem, wie er seine eigenen geistigen Projektionen sieht und sich auf sie bezieht. Das kann zu schwieriger oder unklarer Verständigung führen, selbst wenn Menschen dieselbe Sprache und die gleichen Assoziationen für Wörter und Bedeutungen benutzen. Manche Leute sagen, dass Übereinstimmung und Leichtigkeit in der Verständigung eine Sache der Chemie sei, aber es scheint eher davon abzuhängen, wie weit die innere Landschaft der einen Person mit der einer anderen übereinstimmt.

Da der persönliche Ausdruck eines Menschen vielleicht anders Form angenommen hat als der eines anderen, passt er möglicherweise nicht gut mit dem des anderen zusammen. Es gibt unterschiedliche Stile, die Voreingenommenheit und emotionale Reaktionen hervorbringen, und es gibt Unterschiede bezüglich Inhalt und Assoziationen, die ebenfalls die Verständigung behindern. Dann gibt es unterschiedliche Meinungen, die aus den Projektionen der an einer Diskussion Beteiligten herrühren. Der Grad dieser Unterschiedlichkeit variiert stark, sowohl auf individueller Ebene als auch auf einer übergeordneten, organisierteren sozialen oder kulturellen Skala.

Genauso wie Familien ihren eigenen Haushalt und ihre eigenen finanziellen Aufzeichnungen führen, so haben Individuen ihre eigene Reihe an Berichten, die in ihrem Geist eingraviert sind. Die Muster dieses geistigen Berichterstattens mögen sich vielleicht auf dasselbe Modell gründen, aber es variiert von einer Person zur anderen und selbst bei einer Person wiederholt sich das Muster im Laufe der Zeit. Der Geist fährt fort, das Muster bis ins Einzelne auszuarbeiten, als ob er eine ständige Ausstellung zeigen würde. Verschiedene Fassungen entwickeln sich, jede mit leicht unterschiedlichem Charakter und Stil.

Der Geist selbst wird vollkommen überzeugt von seiner eigenen Schau. Wie eine Leinwand in einem Lichtspieltheater empfängt der Geist die Projektionen innerer Dialoge und Geschichten. Ihr Echo schallt zurück ins Bewusstsein und beeinflusst, wie der Geist Wahrnehmungen interpretiert. Was immer wir auch erfahren, als Ergebnis deutet der Geist sich auch selbst, sortiert Erinnerungen und seinen Schatz an Assoziationen, formuliert seine eigenen Dialoge, gestaltet seine eigenen Reportagen und projiziert Eindrücke und Bewertungen ins Bewusstsein. Der Geist scheint seinen eigenen Verhandlungsstil zu haben. Wie fast alles andere in unserer Erfahrung, sind diese inneren Verhandlungen nicht immer harmonisch. Gleichzeitig geht ein anderer Austausch vor sich. Indem wir gewisse Eindrücke festhalten und zahllose andere loslassen, signalisieren wir dem Geist: „Das ist es, wonach ich schaue", oder: „Das ist nicht das, was ich gerade jetzt möchte".

Wir erkennen vielleicht nicht an, wie ernst der Geist diese Entscheidungssignale nimmt oder wie fleißig er daran arbeitet, ihnen zu folgen. Wenn wir das Sprichwort wiederholen: „Sei vorsichtig mit Wünschen, sie könnten in Erfüllung gehen", drückt das vielleicht unterbewusst unser Wissen darüber aus, wie machtvoll Absicht die Energie des Geistes lenkt. Wenn wir unserem Geist Frieden geben und ihn mit dem Licht der Bewusstheit erhellen könnten, wäre es möglich, dass der verworrene Fluss von Wahrnehmungen und Gedanken einen harmonischeren und klareren Verlauf finden könnte.

Wie man das Muster ändern kann

Seit langer Zeit verlassen wir uns darauf, dass der Geist den Körper führt. Kum Nye lehrt uns, dass der Körper auch helfen kann, den Geist zu entspannen und seine Sinnesfähigkeiten anzuregen. Der Fluss der Gefühle kann die Sinne entspannen und das Herz öffnen. Jeder unserer Sinne kann sich verschiedenen Arten von Erfahrung weit öffnen und seine besonderen Merkmale beitragen: Die Augen können in der Schönheit des Lichts, der leuchtenden Manifestation unserer materiellen Wirklichkeit, baden. Die Ohren können Töne hören, die herrliche Gefühlsnuancen hervorrufen und Schwingungen erzeugen, die durch den ganzen Körper vibrieren. Die Nase kann den Körper mit Blumendüften und mit Gerüchen erfrischen, die Erinnerungen an klare Herbsttage wecken. Der Körper reagiert auf das Wehen des Windes und die Wärme der Sonne; während er sich entspannt, öffnen sich die Chakren und lösen köstliche Gefühle aus. Von einschnürendem Druck befreit, antwortet der Geist auf das tiefe Fließen der Gefühle und bietet Gedanken an, die voller Bedeutung sind.

Die Praxis des Kum Nye fördert tiefe Entspannung und gibt dem Geist Raum zu SEIN. Dadurch kann innerhalb der alten Wahrnehmungsstruktur eine neue entstehen, wobei sie die positiven Teile dessen, was bereits existiert, bewahrt und den negativen erlaubt, sich aufzulösen. Wahrnehmungen werden intensiver und folgerichtiger, Gefühle sind reicher und eher durchweg angenehm. Genuss schmilzt tief gehaltene Spannung und erlaubt uns, in den Fluss des Fühlens einzutauchen und ihn weiter auszudehnen. Unsere Sinne arbeiten zusammen und vermitteln unserem Bewusstsein nach und nach mehr Schönheit – Schönheit von Farbe, Gestalt und Proportion, Schönheit bisher ungehörter Klänge, Schönheit von Duft, Geschmack und Berührung, Schönheit von Gedanken und tiefer Bedeutung, die Entzücken einladen und unser Bewusstsein weit öffnen für Wunder und neue Arten des Wissens. Wahrnehmungen dieser Qualität regen ästhetisches Sehen an und laden schöpferische Gedanken ein. Schönheit, die von Bewusstheit wahrgenommen wird, verbindet sich mit dem Geist; genährt und befriedigt sendet der Geist Schönheit zurück an Bewusstheit und webt so einen Teppich von Glückseligkeit der Sinne, der uns in himmlische Bereiche entführt. Genauso wie Siddhas dies erfahren und Bodhisattvas es genießen, sind all diese Wonnen – auch für uns – durch unsere Sinne möglich.

Aus unserem gegenwärtigen Blickwinkel können wir uns andere Erfahrungswege vorstellen als diejenigen, die die menschlichen Sinne uns vermitteln können. Wir können verstehen, dass Tiere, die mit hoch spezialisierten Sinnesfähigkeiten ausgestattet sind, vielleicht einen anderen Umfang an Erfahrung besitzen. Buddhistische Texte beschreiben detailliert die Erfahrungen von Pretas (Wesen, die von unerbittlichem Verlangen getrieben werden) und von Bewohnern der verschiedenen Höllenbereiche. In ähnlicher Weise fällt es uns nicht schwer, uns vorzustellen, dass himmlische Wesen viel sensiblere Wahrnehmungsfähigkeiten haben und mit weit mehr wunderbaren Erfahrungen gesegnet sind, als dies in unserem menschlichen Bereich möglich ist. Aber die Schriften lehren auch, dass große Glückseligkeit hier und jetzt erfahren werden kann, in unserem menschlichen Körper und mit unserem menschlichen Bewusstsein.

Die tiefe Entspannung von Kum Nye gibt dem Geist Leichtigkeit und erlöst ihn von der Betriebsamkeit, die so viel von unserer geistigen Energie bindet. Sie stimmt den Geist ein auf das, was unser ganzes Sein unterstützt, sodass sich Wege zu Freude und Sinn öffnen; wir formulieren bessere Wünsche, und der Geist wirkt mit, um sie wahr zu machen.

Den Saft der Erfahrung gewinnen

Gerade jetzt in diesem Augenblick sehen die Augen, hören die Ohren, riecht die Nase, ist die Zunge bereit zu schmecken, fühlt der Körper. All dieses Fühlen fließt auf fünf getrennten Wegen zum Geist, und der Geist ist am Werk, kümmert sich emsig um jeden ankommenden Informationsstrom und ist wach für Reize, die eine sofortige Antwort erfordern. Sitze ein paar Minuten still und beobachte diesen Vorgang sanft. Dann hinterfrage ihn leicht, ohne ihn absichtlich zu unterbrechen oder zu lenken. Welcher dieser Ströme ist im Augenblick im Vordergrund? Ist es der visuelle Strom oder sind es Klänge, Gerüche, Geschmacksrichtungen, innere Körpergefühle oder taktile Empfindungen? Gleichzeitig fühlt der Geist, ordnet ein und denkt. Interagieren die Gedanken mit den Informationen, die durch die Sinne hereinkommen? Oder überfluten die Gedanken die Informationen und schieben sie in den Hintergrund?

Was geschah, als du den Aktivitäten jedes deiner Sinnesorgane Aufmerksamkeit gewidmet hast? Hast du dich auf das Sehen, Hören, Riechen oder Denken konzentriert, als es vor sich ging, oder warst du mehr damit beschäftigt zu identifizieren, was du gesehen, gehört, gerochen oder gedacht hast? Wenn ja, hast du den Gegenstand als solchen identifiziert, wie Vogel, Vogelgesang, Blume, oder ihn allgemeiner eingeordnet, oder kamen dir speziellere Informationen in den Sinn?

Der Impuls zu greifen und zu identifizieren scheint fest programmiert in unser Wahrnehmungssystem. Die visuellen Sinne schwingen mit der wechselnden Stärke des Lichts, und wir verlangen sofort nach Identifizierung: Wir sehen eine Form, die Form hat eine Gestalt, die wir mit

Pferd verbinden. Das Pferd ist groß; das Pferd ist braun. Das ist es: Wir sehen ein großes, braunes Pferd. Das ist Wirklichkeit. Das ist, was wir gesehen haben.

Diese greifende Eigenschaft der Sinne, ein Verlangen nach Berührung und Anregung, spiegelt die Spannung wider, die unseren physischen und geistigen Funktionskreisen zugrunde liegt. Wenn wir uns entspannen wollen, ist es letztlich diese Spannung, mit der wir uns befassen müssen. Erregt auf dieser grundlegenden körperlichen Ebene etwas Spannung? Ist da sogar eine Ruhelosigkeit, ein Gefühl von Hunger oder Unzufriedenheit, genau hier? Kann diese Spannung gelockert werden, und was könnte der Nutzen sein?

Wir sollten bedenken, dass wir uns nur eines kleinen Bruchteils der Daten bewusst sind, die zu jeder beliebigen Zeit von einem unserer Sinnesorgane hereinströmen. Von all den Dimensionen, Strukturen und Zwischentönen, die wir empfangen könnten, erheben sich nur die oberflächlichsten und kraftvollsten in unser Bewusstsein, und sogar davon gehen die meisten unbemerkt vorbei oder werden überschrieben von den wenigen, die unser Interesse am stärksten ergreifen. Wenn wir auf einer sehr tiefen Ebene unzufrieden sind, hungern wir wahrscheinlich nach der vollen und reichen Erfahrung, die irgendwie an uns vorbeigeht. Wir wissen anhand der Beispiele großer Yogameister und Weiser der Vergangenheit, dass menschliche Sinne zu weit größerer Intensität des Fühlens in der Lage sind, aber etwas scheint unsere Fähigkeit, dies zu empfangen, zu blockieren.

Von der Wahrnehmung zur Wirklichkeit: Ein blockierter Pfad

Für beinahe jeden sind Erkennen und Bedeutung eng miteinander verbunden. Wenn wir eine Form als Blume erkennen, ist die Bedeutung Blume unmittelbar da. Kein Zweifel – es ist wirklich eine Blume, die Blume ist wirklich da. Diese Art, Wahrnehmung als Wirklichkeit anzunehmen, bereitet uns viele Schwierigkeiten, wenn wir versuchen zu entspannen oder zu meditieren. Gedanken kommen hoch, Erinnerungen erwachen und Sorgen ergreifen uns. Wir müssen Bedeutungen definieren, Gedanken niederkämpfen, mit Bewusstheit ringen, während wir die ganze Zeit versuchen, nachzudenken. Angesichts dieser Hindernisse entfaltet sich Meditation entlang einer Straße voller Windungen, Klippen und Haarnadelkurven. Anweisungen nörgeln im Hinterkopf und fügen noch mehr Ablenkung hinzu. „Ich muss meinen Geist friedlich machen", „Ich muss Gedanken loslassen" – und so weiter und so weiter. Wenn Worte und Dialoge durch unseren Geist kreisen, kann es lange Zeit brauchen, bis sich Meditation entwickelt. Nur wenig Menschen unterziehen sich heute der Art von Vorbereitung, die stetigen Fortschritt sicherstellen würde.

Konzentrieren sich Praktizierende auf diese Weise, ziehen sie vielleicht etwas Nutzen aus ihrer Praxis. Aber wenn sie versuchen, ihre Erfahrung zu verstehen, greifen sie reflexartig nach der Bedeutung. Das macht sie abhängig vom Erkennenden, dem Identifizierenden, dem Teil des Geistes, der als Vermittler des Selbst dient, indem er Wahrnehmungen etikettiert und Bedeutungen zuordnet. Sobald wir uns erlauben, mit solchen Vermittlern zusammen zu arbeiten, wird unser Zugang zu Erfahrung tatsächlich abgeschnitten. Von diesem Punkt an sind wir ihren Interpretationen und Anforderungen ausgeliefert. Nachrichten fließen von Gedanken zum Erkennenden zurück zu Gedanken und wieder zum Erkennenden. Gedanken tragen die Botschaften – „Du solltest keine Gedanken haben, du solltest nicht über dieses oder jenes nachdenken, du solltest fokussieren, du solltest dich konzentrieren." So sagt der Erkennende: „Ja, ich kapiere. Ich verstehe. Das muss ich tun." Diese Art geistiger Aktivität unterbricht die Entwicklung von Meditation.

Sprache: ein gemischter Segen

Sprache, unsere wesentliche Quelle, um Bedeutung mitzuteilen und vielleicht unsere stolzeste Errungenschaft als menschliche Wesen, ist bei diesem Problem ein wesentlicher Faktor. Grundsätzlich ist Sprache Klang, der in Worte gefasst wurde. Worte beziehen sich auf etwas, so zum Beispiel auf irgendein Objekt oder eine Person oder vielleicht etwas Abstrakteres, wie eine Idee, eine Vorstellung oder eine Philosophie. Alles ist bereits analysiert und bezeichnet, und jeder, der deutsch spricht weiß, was diese Bezeichnungen bedeuten. „Baum" bedeutet „Baum"; wir halten

„Baum“ nicht fälschlich für etwas anderes, es sei denn, wir haben das Wort nicht richtig gehört. Das Wort „Buch“ verbinden wir augenblicklich mit der Bedeutung „Buch“, und das Wort „Stuhl“ mit der Bedeutung von „Stuhl“. Wir haben auch Worte für Erfahrungsweisen: Ein bestimmtes Gefühl ist gut, während ein anderes schlecht ist. Dies ist Unglück, das ist Freude; dies ist Neid, das ist Hass, dies ist Mitgefühl, das ist Liebe.

Ein Objekt erscheint; wir sagen seinen Namen, und in dem Augenblick, in dem der Name ausgesprochen wird, ist die Bedeutung da. Dann nimmt die Bedeutung Gesetzeskraft an – wir können nicht verwerfen, was das Wort bedeutet. Wer auch immer uns zuerst die Bedeutung von „Buch“ beibrachte, diese Bedeutung wird zu unserer Wirklichkeit, und wir sind ihr ergeben. Es gibt keinen anderen Namen für diesen Gegenstand als Buch; jeder andere Name ist ausgeschlossen.

Die Bedeutung von Klängen kann einen starken Einfluss auf uns haben, so zum Beispiel wenn jemand sagt: „Ich liebe dich.“ Oder vielleicht hat sie eine ganz andere Wirkung, wenn uns gesagt wird: „Du bist ein Dieb.“ Wir widersprechen vielleicht: „Ich glaube das nicht.“ Aber „das“ ist ein Wort, und wir neigen dazu zu glauben, worauf „das“ hinweist. Vielleicht bedeuten diese Worte nichts – vielleicht haben sie nichts mit der Wirklichkeit zu tun. Aber wir neigen dazu, sie zu glauben. Auf einer bestimmten Ebene tendiert die Bedeutung dahin, sich trotz unserer Ablehnung zu behaupten.

Jeder weiß, dass Worte eine starke Wirkung auf den Geist haben. Aber die Worte, die wir täglich benutzen, sind nicht Worte, die vollständig mit unserer Erfahrung verbunden sind, und die Bedeutungen, die sie beinhalten sind Bedeutungen, die uns von anderen beigebracht wurden. Was bedeutet es, wenn unsere lebendige Erfahrung nur Ausdruck in Worten finden kann, die von anderen geborgt sind? Wer hat ursprünglich diese Worte bestimmt? Und wer hat entschieden, welche Worte welche Bedeutung haben würden? Wir sind vielleicht fähig, ein Wort zu seiner linguistischen Quelle in einer fernen Vergangenheit zurückzuverfolgen, aber können wir bestimmen, welches Wissen oder welche Intelligenz ihm Gestalt und Form gab?

Wir haben diese Sprache angenommen; wir tun unser Bestes, sie so anzupassen, dass sie zu unserer Erfahrung passt, so wie wir vielleicht versuchen, Kleidung aus zweiter Hand zu ändern. Aber der Sitz ist nicht perfekt:

Wir hatten keinen Einfluss auf ihren Entwurf und ihre Entwicklung, und wir hatten keinen Einfluss bei der Bestimmung, was ihre Worte bedeuten – es sei denn, wir hätten ein paar persönliche Ausdrücke entwickelt.

Aber sobald Kommunikation geschieht, kommt Klang als Worte zu unseren Ohren. Unsere Identität schlüpft sofort in den Prozess und sagt: „Ja, ich weiß, was das bedeutet." Der Identifizierende spricht die Bedeutung aus, Wahrnehmung greift sie, und Erkennen bestätigt sie.

Wir akzeptieren das als Wahrheit, weil wir diese Sprache gelernt haben und bereits wissen, was die Worte bedeuten. Das Erkennen etabliert nur die Bedeutung und besiegelt sie, so wie ein Geschäftsmann einen Handel besiegelt, dem er schon im Voraus zugestimmt hatte. Alles ist erledigt; es gibt keine Notwendigkeit mehr, weiter zu verhandeln. So erhalten Worte Bedeutung, Bedeutung wird zu Wirklichkeit, und Wirklichkeit ist eng verbunden mit „ich". Worte und deren Bedeutung sind in unserem Geist so eng verbunden, dass es unmöglich erscheint, sich nur vorzustellen, wie man sie trennen könnte. Auf ähnliche Weise ist es schwierig, erlernte Bedeutungen von unserem Gefühl der Wirklichkeit abzugrenzen. Genauso schwierig ist es, Wirklichkeit von „ich", „mich" und „mein" abzugrenzen: das Subjekt, das erkennt, das Objekt, das empfängt, und derjenige, der Erfahrung besitzt.

Der Druck, unsere Wahrnehmungen zu bestätigen in ihrer Wirklichkeit, Angemessenheit oder Richtigkeit, treibt den Prozess an, zu erkennen, zu identifizieren und zu etikettieren. Dieser Prozess geht ständig vor sich im Wechsel von Darbietung, Bestätigung und Wiederbestätigung, dass die Dinge so sind, wie wir gelernt haben zu erwarten, dass sie sind. Im Zentrum all dieser Geschäftigkeit steht das Selbst, vertreten durch „ich", „mich" und „mein", die jeweils ihre Rollen spielen als Subjekt, Objekt und Besitzer. Die Wirklichkeit von „ich" kann nicht hinterfragt werden, ohne das ganze Bild in Unordnung zu bringen: „ich" ist offensichtlich der Direktor und Haupt-Schauspieler. Woran auch immer der Klang „ich" sich anheftet, das wird zu unserer Identität, zur Quelle, die uns nährt, zu unserer Wirklichkeit, dazu, was wir sind. Jeder Zyklus des Wiedererkennens verstärkt diese Wirklichkeit, ähnlich einer Kassette, die sich selbst zurückspult und sich endlos wiederholt.

Unser Vertrauen auf Sprache tendiert dazu, das Wesentliche aus Erfahrung herauszuquetschen. „Ich" wird zu unserem Vermittler; wenn wir irgendetwas identifizieren oder interpretieren wollen, ist „ich" derjenige, der das für uns tut. Der Gebrauch von „ich" mag vielleicht logisch klingen, weil wir so Sprache benutzen, doch was wir dabei tun, ist, dass wir ein Konzept an die Stelle unserer ganzen Verkörperung setzen. Wie stark wir uns auch mit dem Wort „ich" identifizieren mögen, „ich" ist nicht das lebendige, atmende Wesen, das vollständig mit der Erfahrung in Berührung ist. Das Konzept von „ich" in den Prozess des Identifizierens und Interpretierens von Bedeutung einzubringen, ist wie einen Mittelsmann zwischen uns selbst und den Hersteller zu bringen.

Da wir vom Mittelsmann „ich" Bedeutung kaufen, verlieren wir die direkte Verbindung zur Erfahrung. Wenn wir keine Vorstellung davon haben, wie Meditation sich anfühlt und sie nicht mit etwas Ähnlichem vergleichen können, befinden wir uns selbst außerhalb der Erfahrung und fragen uns: „Wie mache ich das?" und warten auf jemanden, der uns anleitet. Zu denken, „Wenn ich nicht verstehe, wie man meditiert, wie kann ich dann hineinkommen?" ist ganz so, als ob man versucht, einen Apfel zu essen, ohne Zähne zu haben – wir können die Haut des Apfels nicht durchdringen. Wir können nur außerhalb der Erfahrung sitzen, bis unser Vermittler – das „Ich" – die Erfahrung identifiziert und kommentiert. Weil unser Vermittler ebenfalls nicht weiß, wie man in die Erfahrung hineinkommen kann, können wir eine lange Zeit warten und dabei sehr wenig erreichen. Letzten Endes, wenn der Gedanke entsteht oder uns jemand sagt: „Diese Technik könnte funktionieren, versuche das", denken wir vielleicht, wir hätten endlich etwas Wesentliches bekommen. Aber es ist alles nur begrifflich – alles Wiederverkauf, mindestens zwei Schritte entfernt von der Quelle – und nichts davon verbindet direkt mit Meditation. Aber wir erkennen nicht, was geschehen ist, was uns von der Erfahrung trennt.

Worte mit Erfahrung verwechseln

Es wird uns vielleicht nicht bewusst, wie leicht wir Erfahrung durch Worte ersetzen, oder wir denken nicht mehr darüber nach, wie dieses Ersetzen unsere Fähigkeit, die lebendige Qualität der Erfahrung selbst zu berühren, beeinflusst. Wenn wir ein Wort aussprechen, hören wir seine Bedeutung;

Bedeutung verleiht ihm Wirklichkeit und wir halten an dieser Wirklichkeit fest. Aber wir haben vielleicht nicht die Erfahrung gehabt, die das Wort realisiert und es zu einem Teil unseres Seins macht. Wir sagen vielleicht: „ich muss mich entspannen", aber solange wir nicht wissen, wie man sich entspannt, werden die Worte allein das nicht bewerkstelligen: Sie werden uns nicht von unserem stressreichen Zustand in einen entspannten Zustand bringen. Wenn wir uns auf Worte als unser Vehikel verlassen, bleiben wir vielleicht sehr lange in unserer stressreichen Situation und wissen nicht, wie wir weitergehen können. Schließlich experimentieren wir vielleicht damit, irgendetwas zu tun und bekommen vielleicht eine Art Ergebnis. Aber wir können das Ergebnis nicht direkt nur von Worten bekommen.

Deswegen gelingt es westlichen Übersetzungen buddhistischer Ausdrücke im Allgemeinen nicht, die volle Bedeutung der ursprünglichen Dharma-Sprache zu erhalten. Alles ist etikettiert, die Bedeutung eingefroren; es gibt keine Offenheit, die die Erfahrung der Bedeutung durchscheinen ließe. Annahmen werden so schnell gemacht und bestätigt: Shunyata bedeutet dieses, Mandala bedeutet jenes, Dharmakaya bedeutet das. Die Bedeutungen von Begriffen, die wesentlich sind, um die eigene Sicht zu verwandeln, sind festgelegt, anerkannt und bestätigt. Sie können jetzt in den Gedächtniszellen des Bewusstseins gelagert werden, von wo sie immer wieder abgerufen werden können. Die Bedeutungen sind vielleicht nicht in eigene Erfahrung integriert; und doch, aufgrund der Macht von Sprache nehmen jene, die die Worte benutzen, an, zu wissen, was sie bedeuten. Wie könnten sie denn irgendetwas anderes bedeuten?

Übersetzer sagen vielleicht: „Ich weiß, was Shunyata bedeutet, ich habe Kommentare und Erklärungen gelesen." Oder: „Leerheit ist nur ein Ausdruck, der allgemein gebräuchlich wurde. Jeder weiß, dass er sich auf Shunyata bezieht." Das ist wieder wie in einen Apfel zu beißen, ohne Zähne zu haben. Wir können die Schale nicht durchbeißen und den Saft gewinnen. Wir müssen uns auf unseren inneren Vermittler verlassen, der uns sagt, was „Leerheit" bedeutet. Bestenfalls können wir die uns vertraute Bedeutung von „Leerheit" mit einem Gefühl des Kosmischen verbrämen oder eine Reihe von anderen Worten ausprobieren, mit ziemlich dem gleichen Ergebnis. Sogar wenn wir denken, wir hätten einen offenen Geist und würden andere Möglichkeiten in Betracht ziehen, neigt die Macht der Gewohnheit dazu, eine frische und unabhängige Erforschung auszuschließen. Und wir haben die Schale des Apfels immer noch nicht durchdrungen. Es gibt keine Öffnung, durch die die Erfahrung der Bedeutung hindurch kommen könnte. Wir können nicht von hier nach da kommen.

Wie ist unsere Sprache zu dem geworden, was sie ist? Wir könnten uns vorstellen, dass an einem bestimmten Punkt in der fernen Vergangenheit ein Team von Architekten einen Plan vorbereitet hat. Sie schufen die Definitionen und entwarfen die Struktur, die nach ihrer Einschätzung am besten damit harmonierte, wie Menschen gerne kommunizieren würden. Diesen Architekten haben vielleicht Verständnis und Vision gefehlt, aber sie taten ihr Bestes mit dem Wissen, das sie hatten, und von da aus entwickelte sich unsere Sprache. Jetzt wiederholen wir ihren Entwurf; wir glauben, dass es funktioniert, aber da wir keinen anderen Weg kennen, können wir ihn mit nichts anderem vergleichen. Wir sind auf Worte angewiesen, um Bedeutung zu vermitteln, und Bedeutungen wurden an uns weitergegeben, oder wir können die Konzepte ausweiten und mehr Bedeutungen schaffen, wenn wir wollen. Wir verstehen „neue" Konzepte, indem wir sie mit älteren, vertrauteren in Beziehung setzen, weil es uns so beigebracht wurde. Aber die Herangehensweise selbst ändert sich nicht. Niemand hinterfragt, ob sie noch angemessen ist oder überlegt, wie sie uns besser dienen könnte.

Orte der Wahrnehmung

Auf ähnliche Weise sind unsere Orte der Wahrnehmung – Bereiche des Bewusstseins, wo Sehen, Hören, Berührung, Geruch, Geschmack und Gedanken Fühlen und Kognition entstehen lassen – jetzt mit Worten, Bedeutungen und Begriffen gepflastert, die uns nur selten einen flüchtigen Blick auf das, was darunter liegt, erlauben. Wenn wir versuchen zu entspannen oder zu meditieren, lässt diese konzeptionelle Pflasterung tendenziell bestimmte Arten von Botschaften aufkommen – „Ich sitze fest. Ich werde es nie zu etwas bringen." „Oh, jetzt verstehe ich." „Ich muss mich mehr entspannen." „Oh, da ist ein Gedanke – ich sollte keine

Gedanken haben." „Ich sollte meinen Geist leeren." „Aber ich muss das verstehen. Wie sonst kann ich beurteilen, ob ich es zu etwas bringe?"

Ermutigungen, Entmutigungen, neutrale Beobachtungen – alle diese Botschaften sind vielleicht nur bedeutungsloses Geschwätz des Geistes, das an der Oberfläche des Geistes durch Spannung oder Unruhe aufgerührt wurde. Nichts davon, nicht einmal die Interpretationen und Kommentare, können die innere Essenz von Entspannung berühren und die Freude an Erfahrung einladen, sich zu entfalten. Sie haben nichts mit Entspannung oder Meditation zu tun; sie können sich nicht direkt auf Meditation einschwingen, daher können sie die Qualität unserer Konzentration nicht analysieren und beurteilen. Es ist nicht nötig, auf sie zu reagieren, ihren Dialogen zu folgen oder über ihre Bedeutsamkeit nachzudenken. Es ist nicht wichtig, ob du verwirrt oder nicht verwirrt bist, oder ob du Gedanken hast oder nicht. So weit wie möglich, lass diesen ganzen Strom geistiger Geschäftigkeit vorbeifließen, ohne ihm irgendwelche Aufmerksamkeit zu schenken. Entspanne dich tief; erlaube dem Körper, still zu sein, und dem Geist, ruhig zu werden. Dann können deine Sinne klarer arbeiten und der Gefühlston kann hervorkommen. Sobald du vertraut wirst damit, wie das geht, kannst du dich tiefer in das Feld der Wahrnehmung selbst einstimmen.

Sich in das Feld der Wahrnehmung einstimmen

Ein Künstler formt vielleicht viele verschiedene Arten von Tieren aus Eis, aber sie schmelzen alle zu Wasser. Geradeso unterscheiden sich vielleicht Menschen in Geschlecht, Größe und Gesichtszügen, aber grundsätzlich haben sie vieles gemeinsam. Auf ähnliche Weise sind den Worten Geist, Bewusstsein und Gedanken besondere Begriffsbestimmungen und Bedeutungen zugeordnet, aber aus einer weiteren Perspektive betrachtet, reduzieren sie sich vielleicht alle auf das Gleiche. Wahrnehmungen und Gedanken können in ziemlich der gleichen Weise gesehen werden. Sie können sich verschieden äußern und verschiedene Reaktionen hervorrufen, aber alle haben Energie, die in unserem Sein wie Musik nachhallt. Innerhalb dieser stillen Musik gibt es die pulsierende Lebendigkeit des Wahrnehmungsfeldes. Was für eine Form eine Wahrnehmung auch immer annimmt – stark oder schwach, Hochgefühl oder Traurigkeit, helle schöpferische oder dumpfe Gedanken, selbst wenn eine Wahrnehmung Angst oder Ärger entstehen lässt – wenn wir sie willkommen heißen und freundlich behandeln, können wir uns in ihr Feld einstimmen und ihre Schwungkraft auf positive Weisen lenken.

Kum Nye lockert die Spannung, die den Wahrnehmungsprozess antreibt und gewährt Raum, dass sich reichhaltigere, präzisere Wahrnehmungen entwickeln können. Reize – insbesondere negative – treffen unser Herz nicht so stark; die scharfen Kanten weichen auf und verwischen, der emotionale Druck verringert sich und wir können uns erlauben, die strahlende Qualität der Wahrnehmung direkt zu erfassen. Beinahe sofort haben wir Zugang zu mehr Information; wir sehen den Zusammenhang der Situation klarer und wir können auf Weisen reagieren, die eher wirklich hilfreich für uns selbst und andere sind. Mit Übung ruft Entspannung Interesse und Zusammenarbeit hervor an Stelle von Ärger oder Zurückweisung oder lässt produktive neue Handlungsmöglichkeiten an die Stelle von Entmutigung treten. Wenn du über diese Betrachtungen nachdenkst und die folgenden Übungen ausführst, so oft sich die Gelegenheit ergibt, wirst du dich von einer wesentlichen Quelle von Konflikt, Bedauern und nagender Unzufriedenheit befreien.

Grundlegend: Die Energie von Gefühl berühren

Sitze ein paar Minuten lang still, dann höre deinem Körper zu. Welche Gefühle erfährst du gerade jetzt in diesem Augenblick? Sind es Gefühle von Glück, Trauer oder Einsamkeit? Sind es Gefühle von Unruhe oder Frustration? Oder sind es warme und freudige Gefühle? Konzentriere dich auf das Gefühl, erlaube den Empfindungen einfach zu sein, was sie sind, ohne den Versuch, sie zu bestärken oder zu unterdrücken. Lass Worte ziehen; egal welche Bezeichnungen du deinen Gefühlen gibst, lass sie ziehen. Was immer für Gedanken über das Gefühl entstehen mögen, was immer für Argumente auftauchen mögen, es zu erklären, lass sie einfach ziehen. Diese inneren Interpreten sind nicht hilfreich, und du brauchst dich jetzt nicht mit ihnen abzugeben. Entspanne dich tiefer in das Gefühl selbst hinein. Wenn du innerhalb des Gefühls bleiben kannst, einfach da bist, ohne irgendetwas sein oder tun zu müssen, wirst du vielleicht wertvolle Einsicht erlangen in das, was mit der Essenz von Gefühl gemeint ist. Wenn du diese Praxis in dein tägliches Programm einfügen möchtest, beginne mit Sitzungen von zehn bis zwanzig Minuten und arbeite dich in einem Zeitraum von zwei Wochen zu Sitzungen von dreißig Minuten vor.

Weiterentwicklung: Mit der inneren Energie von Gefühl arbeiten

Nachdem du zwei Wochen oder länger mit verschiedenen Arten von Gefühlen geübt hast, bemerkst du vielleicht, dass Gefühle an der Oberfläche verschieden erscheinen, da, wo du sie mit Worten benennen und beschreiben kannst. Aber wenn du die Worte weglässt und mehr ins Gefühl selbst hineingehst, wirst du vielleicht entdecken, dass diese Unterschiede eher wie unterschiedliche Intensität von Energie sind. Höre weiter deinem Körper zu und bleibe bei dieser inneren Energie des Gefühls. Beobachte ihre Intensität – ist sie stark oder sanft? Wenn sie sanft ist, dehne sie aus und verstärke sie. Stimme deine Sinne auf diese Energie ein; fühle sie in deinem Nabel, deinem Herzen und deiner Kehle. Gib dich ihr so weit wie möglich hin.

Fortgeschritten: Innere Energie des Gefühls umformen und ausdehnen

Sobald wir mit der inneren Energie von Gefühl vertraut sind, finden wir, dass diese Energie beweglich und offen ist. Wir können sie jederzeit berühren, wenn wir wünschen, freudige Gefühle hervorzubringen, und wir können sie benutzen, um Spannung zu verringern und Kreativität anzuregen.

Meisterschaft kommt mit Übung, Verständnis entwickelt sich mit Erfahrung. Wenn wir mit den körperlichen Vorteilen von Kum Nye vertraut werden, beginnen wir auch den Wert von Entspannung für unseren Geist zu schätzen. Wir beginnen vielleicht, eine neue Helligkeit in unseren Wahrnehmungen zu bemerken und eine saubere, frische Klarheit in unseren Gedanken. Eine Beschaffenheit von Freude beginnt vielleicht, all unsere Handlungen zu durchdringen. An diesem Punkt können wir über die körperliche Anwendung von Kum Nye hinausgehen und nutzen, was wir gelernt haben, um unser Bewusstsein und unsere Bewusstheit auf eine höhere Ebene von Wohlbefinden einzustimmen.

Wenn die Sinne sich der Erfahrung weit öffnen, fließen glückselige Gefühle frei durch den ganzen Körper, lockern Vorstellungen, schmelzen Einschränkungen und Begrenzungen und öffnen das Feld der Wahrnehmung weit. Der Körper tanzt mit Raum, und Raum mit dem Körper; alle Teile unseres Seins gehen freudig miteinander um, in vollkommener Harmonie. Schönheit scheint durch unser Herz, erfrischt unsere Sinne und unseren Geist mit Gefühlen von Liebe und Wertschätzung. Worte, Gesten und Haltungen spiegeln vollendete Eigenschaften reich an Bedeutung, Ausdruck des Lebens, das sich selbst offenbart.

Schließlich wird es vielleicht möglich, alle Arten von Erfahrung in Wissen umzuformen, das auf positive Weisen übertragen werden kann. Wenn wir in der Lage sind, das zu tun, kann das Leben zu einem fortwährenden Feiern werden, frei von Ärger und unebenen Stellen. Unruhe, Druck und Negativität, die in der Vergangenheit so schwer zu kontrollieren waren, können in Glückseligkeit umgewandelt werden. Wir können von neuem beginnen, unseren eigenen Lehrplan für ein glückliches, fruchtbares Leben zu entwickeln. Diese Art von Wissen zu entwickeln, lohnt die Mühe.

Die Falle der Argumente

Sobald wir verstehen, wie Sprache funktioniert, wissen wir, dass alles, worauf wir uns als unsere Wirklichkeit verlassen haben – Namen, Bedeutung, Vorstellungen, Identität und der Gegensatz von Selbst und anderen – uns im Wesentlichen diktiert wurde, seit wir geboren wurden. Diese Strukturen sind jetzt wesentlich für unsere Fähigkeit, Wirklichkeit zu etablieren. Wir haben gelernt, wie man auf dieser Grundlage aufbaut und durch mehr begriffliche Etiketten Bedeutung entwickelt, indem wir neue Ausdrücke begründen und ihre besonderen Eigenschaften und Charakteristiken bestimmen. Wenn wir beginnen zu sehen, wohin diese Art zu denken führt, könnten wir uns wohl wundern, wie wir uns ihr dermaßen verpflichtet haben.

Wir stellen solche Äußerungen auf wie: „Dieses Gefühl ist unangenehm." Kann ein Gefühl unangenehm sein? Oder meinen wir: „Ich fühle mich unwohl"? Wenn wir ganz in das Gefühl hineingehen, dehnt Bewusstheit es weiter aus und wir berühren die Eigenschaft der Unruhe unmittelbarer. Wenn wir fragen, was diese Art von Unruhe verursacht, beginnt der Geist, Gründe und Rechtfertigungen zu geben oder fährt vielleicht fort, die Geschichte und die Umstände zu überdenken, die dazu geführt haben. Schließlich ist die Geschichte fertig: „Darum bin ich so aufgebracht, das ist der Grund, warum ich so ärgerlich bin." Gründe geben uns ein Gefühl von Abschluss; die Situation hat sich nicht geändert, aber sie wurde erklärt. Oft fühlen wir uns an diesem Punkt besser. Aber Gründe verhärten auch unsere Haltungen; wir fühlen uns gerechtfertigt in unserem Ärger oder Groll, aber wir sind auch mehr in einer Position festgefahren, die sehr schwer zu ändern sein kann.

All die Gründe, die in unserem Geist auftauchen, zusammen mit den Assoziationen und Bedeutungen, die sie unterstützen, sind uns durch Sprache gegeben worden. Aus einem logischen Blickwinkel sind sie substanzlos – bloße Worte und Vorstellungen, die keine erfahrungsgemäße Wirklichkeit besitzen. Aber die Weise, auf die wir gelernt haben, Sprache zu benutzen, hat ihnen die Macht gegeben, uns unruhig zu machen. Definitionen, die wir gelernt und angenommen haben, gegründet auf Gegensatz und Ausschluss, geben uns die Bedeutung, die wir als Unruhe bezeichnen. Sobald wir die Theorie etablieren, dass dies Unruhe sein kann, ist es wichtig, hineinzugehen und ihren Beginn zu verfolgen. Etwas kocht innerlich – wo ist der Dampf? An welchem Punkt kommt der Geschmack, den wir Unruhe nennen, hoch? Sobald wir den Punkt finden können, wo wir den hervortretenden Geschmack von Unruhe erkennen, müssen wir den Punkt erwischen, wo wir unser Gefühl als „Unruhe" identifizieren. Angenommen, dieses Gefühl geht auch weg. Wie verschwindet es? Wohin geht es? Was geschieht mit all seinen Charakteristiken und den Gedanken, die durch den Geist strömten, als er von Unruhe heimgesucht war? An welchem Punkt sind sie weggefallen? Wenn wir das Entstehen, Identifizieren und Weggehen von Unruhe beobachten, gewinnen wir Einsicht darin, wie unsere Art, der Wirklichkeit Namen zu geben und sie zu identifizieren, funktioniert und wie wir ihren Griff auf unser Bewusstsein lockern könnten.

Unruhe auflösen

Bei jeder Unruhe, die entsteht, beeilt sich der Geist, zu erkennen und sich damit zu identifizieren, um die Bedeutung dieses Gefühls festzustellen. Normalerweise sind wir in Gefühl und Bedeutung gleichzeitig gefangen; wir finden uns selbst in der Mitte der Unruhe und haben nur ein ungewisses Empfinden, wie es begann. Wenn es verschwindet, kann so wenig Substanz in der Unruhe sein, dass wir nicht sehr darauf achten, wie sie abfällt.

Immer wenn du dich unruhig fühlst, nütze diese Gelegenheit, um zu beobachten, wie dieser Prozess vor sich geht. Konzentriere dich zunächst auf den Punkt in der Mitte, wo du dir gerade bewusst wirst, dass etwas geschieht und der Geist aufwallt, um es zu identifizieren. Dann dehne den Punkt in der Mitte aus und unterteile ihn in einen Anfang, eine Mitte und ein Ende. Du bist am Anfang, bewegst dich zur Mitte der Mitte – dem Punkt des Erkennens, wo du mit dem Gefühl der Unruhe bekannt gemacht wirst. Je näher du an diesen Punkt des Erkennens kommst, desto mehr wird er sich entspannen und zurückscheuen. Wenn du diese Konzentration aufrechterhältst, wirst du nie den Punkt der Identifizierung ganz erreichen. Die Unruhe wird keine Möglichkeit haben, an dir anzuhaften; sie wird ihren Lauf nehmen und verrinnen.

Die Energie von Negativität nutzen

Ärger, Frustration, Verwirrung und Angst sehen an der Oberfläche alle verschieden aus, aber sie haben im Grunde alle einen Geschmack. Immer wenn sie hochkommen, kannst du sie einschmelzen und die Essenz ihrer Energie nutzen. Zuerst ist die Gestalt da – die Erkenntnis: „Ich bin unglücklich." Die Saat von all den Bezeichnungen, Bedeutungen und Assoziationen ist da, bereit, sich zu entwickeln und ihre traurige Geschichte in dem arglosen Geist herumzuwirbeln. Aber wenn du den Geist ungezwungen sein lässt, kannst du die Gestalt des Unglücklichseins einschmelzen und seine Eigenschaften, Assoziationen und Bedeutungen in einen einzigen Geschmack auflösen. Dann kannst du eine positivere Erkenntnis – wie „Ich bin so sehr glücklich", – hervorbringen und angenehme, sogar glückselige Gefühle in deine Wahrnehmungsfelder bringen. In ein paar kurzen Minuten kann der Geist durch die Alchemie von Kum Nye von Worten befreit werden, die Schmerz identifizieren und verursachen, von inneren Dialogen, die Gründe und Rechtfertigungen geben, und von dem emotionalen Einfluss vergangener Assoziationen. Nur die Essenz ihrer Energie bleibt; von Negativität gereinigt, geht sie in Vertiefen und Umformen, und die gesamte Umgebung der Erfahrung verändert sich. Wenn du das Endergebnis dieser Übung damit vergleichst, wie du begonnen hast, werden der Wert und die Kraft dieser Praxis offensichtlich.

Gib Körper, Geist und Sinnen Erleichterung

Gib also deinem Geist, deinen Sinnen, deinem Körper, deinem Sein Erleichterung. Lass deine Praxis eine Praxis des „Erleichterns" werden, indem du einen Gefühlston so vollkommen erlaubst, so voller Ausgeglichenheit und Freude, dass er Körper, Geist und Sinne durchdringt und sie in ein vereinigtes Feld des Seins verschmelzt. Gib Erleichterung so tief und weit, dass sie alle Grenzen auflöst, über oben, unten, innen und außen hinausgeht, um allen Raum vollkommen zu füllen, endlos wie der Himmel, jenseits von Vorstellung. Gib Erleichterung, bis das Wesen von Kum Nye in deinem Sein vollkommen verwirklicht ist, bis es keine Trennung gibt zwischen Sein und Kum Nye. Nicht länger mit Emotionalität, Ärger und Schmerz identifiziert, wirst du die Erfahrung von Kum Nye, und die Segnungen von Kum Nye scheinen durch deine Verkörperung. Das sind die Segnungen, die wir ausdrücken und teilen können; das sind die Segnungen, die wir mit Mitgefühl für alle Wesen kultivieren können.

Karte der Sechs Sinne

Deutsch	Sanskrit	Tibetisch
	Sechs Sinne	
Auge	cakṣu	mig
Ohr	śrota	rna ba
Nase	ghrāṇa	sna
Zunge	jihva	lce
Körper	kāya	lus
Geist	manas	yid
	Objektfelder der Sechs Sinne	
Sehbare Form	rūpa	gzugs
Klänge	śabha	sgra
Gerüche	gandha	dri
Geschmack	rasa	ro
Gefühl	spraṣṭa	reg bya
Geistige Ereignisse	dharma	chos

Teil Vier

Den Geist massieren

Es ist wichtig, dass wir unser Leben genießen. Aber die Hochstimmung von Aufgeregtheit oder ein paar Augenblicke von Vergnügen ändern wenig an den allgemeinen Gefühlstönen, die wir tagein-tagaus mit uns tragen. Die Freude, die wir brauchen, ist Freude, die wie ein tiefer Strom durch uns hindurchfließt und uns durch jede Art von Erfahrung trägt. Sie ist der Saft, der reiche Nektar des Lebens selbst, die Quelle von Bedeutung und allen positiven Eigenschaften. Eine solche Freude kann Kum Nye bieten.

Wenn wir Kum Nye üben, wollen wir notwendige Anleitung ausgleichen mit Offenheit, die nötig ist, um Gefühle von Freude und Glückseligkeit zu sammeln, ohne uns selbst intellektuell zu belehren oder uns Befehle zu erteilen. Jede begriffliche Aktivität schränkt den freien Fluss des Fühlens ein. Die Fixierung darauf, Anweisungen genau zu befolgen oder darüber nachzudenken, was geschehen sollte, regt den Intellekt an; unsere Bemühungen werden mechanisch und wir drängen auf Ergebnisse. Dann spannt sich der Geist an, engt die Bewusstheit ein und presst den Saft aus dem Gefühl, bevor er sich entwickeln kann.

Da alles, was der Intellekt berührt (Bewusstheit, Betrachtungen und Einstellungen) wahrscheinlich Spannung erzeugt, ist es wichtig, uns zu lockern. Etwas Anleitung ist nötig, um einen Rahmen für unsere Praxis zu setzen, aber wenn wir im Gefühl schwimmen, brauchen wir diese intellektuelle Führung nicht. Entspanne dich und genieße die Erfahrung; halte nicht an Anleitungen fest; strenge dich nicht an, um ihnen genau zu folgen.

Übungen für den Geist

Viele Menschen würden heute zustimmen, dass sie mehr Raum in ihrem Leben brauchen. Aber Raum ist überall, hinter, um und in aller dinglichen Wirklichkeit. Grenzenlos in seiner Ausdehnung ist Raum allumfassend und unendlich anpassungsfähig. Er fließt durch all unsere Wirklichkeit, erlaubt, Farben und Dichte sich als Formen zu manifestieren, denen wir Namen geben. Diese Form ist ein Stuhl; diese ist ein Pferd, diese ist ein Auto. Diese Form ist ein Baum, diese Form ist ein Mann, eine Frau, ein Kind. Diese Formen sind Früchte und Gemüse; diese Formen sind Wolken, Nebel, Wasser, Erde und Feuer. Alle Formen manifestieren sich im Raum – in unserem physischen Raum – als Formen, die wir berühren können, oder – in unserem geistigen Raum – als Ideen und Bilder, die Gefühle von Liebe, starker Leidenschaft, Abscheu oder Angst wecken können.

Wir sagen, dass materielle Formen auftauchen oder erscheinen – woher? Angeblich – aus dem Raum. Wir sagen, dass uns eine Idee oder ein Gedanke kam – woher? Angeblich von nirgendwo – „aus dem Blauen", das heißt aus dem Raum. Wir sagen, Wahrnehmungen „kommen zu uns", und indem wir sie erkennen, werden sie zu Objekten des Ich, des Wahrnehmenden, der sie dann beobachten kann, etwas mit ihnen oder an ihnen machen kann, oder sie ignorieren. Weil das Objekt wahrgenommen wird, kann jetzt das Subjekt, der Wahrnehmende, die wirkende Kraft werden dafür, dass sich etwas ereignet. Wir könnten sagen, dass das Objekt in gewisser Weise verursacht hat, dass das Subjekt existiert oder irgendwie reagiert. Aber es scheint auch, dass Raum eine wichtige Rolle spielt. Gäbe es ein Objekt ohne Raum? Gäbe es ein Subjekt ohne ein Objekt, das die Wahrnehmung anregt?

Diese Subjekt-Objekt-Betrachtung des Sehens, Denkens und Handelns ist im Buddhismus als relative oder herkömmliche Wahrheit bekannt (samvritya-satya). Das ist unsere Alltags-Wahrheit, die Wahrheit, mit der wir im täglichen Leben umgehen. Es ist Wirklichkeit, so wie sie von unseren Sinnen wahrgenommen und durch die Aktivität des Geistes identifiziert und bestätigt wird.

Einige buddhistische Texte erläutern, dass Objekte nicht so existieren, wie wir sie wahrnehmen. Sie erklären weiter, dass das, was wir als Objekte wahrnehmen, Manifestationen des Geistes sind, wahrgenommen durch die Aktivität von Geist-erfahren. Der Geist selbst hat Eigenschaften, die beeinflussen, wie wir Sinnesaktivität identifizieren und interpretieren. Daraus folgt, dass unser Gefühl von Wirklichkeit konditioniert ist durch die Art, wie der Geist geschult wurde zu funktionieren. Folglich hängt der Weg unseres menschlichen Schicksals – die Art, wie wir wahrnehmen und aufgrund unserer Wahrnehmungen handeln – vom Geist ab.

Geist-Bewusstsein

Während Bewusstsein ein umfassendes und kontroverses Thema ist, beziehen wir uns hier auf die Fähigkeit des Geistes, die Wahrnehmungen erkennt und den Weg dafür bereitet, dass Wahrnehmungen benannt und beurteilt werden. Wir spüren ihr Wirken in den Gefühlen, die im Lauf unserer täglichen Erfahrung auftauchen. Wir sagen: „Das fühlt sich gut an", oder: „Das fühlt sich schlecht an", so wie wir gelernt haben, die Empfindungen zu bezeichnen, die hervorgerufen werden.

Geist, Bewusstsein und Sinne scheinen eng miteinander verbunden zu sein, wie die Mitglieder der gleichen Familie. Würde Bewusstsein ohne Geist entstehen? Und wären wir ohne Bewusstsein fähig, Wahrnehmungen zu erkennen, wären wir fähig, Gedanken und Gefühle zu erfahren?

Da die Natur des Geistes und seine Rolle im Wahrnehmungsprozess an sich ein wichtiges Studiengebiet ist, möchten fortgeschrittene Übende es vielleicht in größerer Tiefe erforschen, als es hier möglich ist. Westliche und buddhistische psychologische Traditionen geben verschiedene Interpretationen, und sogar buddhistische Texte benutzen unterschiedliche Ausdrücke und Erklärungen.

Druck der Polarität

Polarität – die Art, wie wir Gegensätze benutzen, um Objekte zu identifizieren und zur Bedeutung von Begriffen zu gelangen – ist tief in unsere Sprache verwoben und in die Strukturen unseres Geistes eingebettet. Wir wissen nicht genau, wann Menschen begannen, sich selbst und andere wahrzunehmen und aus einer grundsätzlich dualistischen Sicht zu handeln, aber Vertrauen in diese Art der Wahrnehmung hat eine starke Rolle in unserer kulturellen Entwicklung gespielt. Jahrtausende lang ist diese Sicht durch Sprache verstärkt und in Kunst und anderen kulturellen Manifestationen ausgedrückt worden. Wir agieren weiterhin aus einer Subjekt/Objekt-Perspektive, die bestimmt, wie wir denken, fühlen und handeln. Es ist schwierig, sich eine andere Art des Seins vorzustellen.

Als Ergebnis davon sind wir gründlich in das Gewebe verstrickt, das Polarität in unser Bewusstsein gewebt hat. Dieses Gewebe ist dicht und eng und lässt uns wenig Raum zu sein. Während unsere Sinne wahrnehmen, Bewusstsein erkennt und Geist reagiert, müssen die Energie und die übermittelten Daten – Gefühlstöne, Empfindungen, Assoziationen und Identifikationen – alle in der Weise, die der dualistische Geist verstehen kann, verarbeitet werden. Wie können wir unsere Erfahrungen verstehen, bevor sie benannt, begriffen und beurteilt worden sind, bevor wir abgeschätzt haben, wie wir sie zu sehen und zu nutzen haben? Alles muss in eine begriffliche Struktur, die wir verstehen können, eingepasst werden, ob es die Wirklichkeit der Erfahrung selbst genau wiedergibt oder nicht.

Wie genau gibt ein polarisierter und begriffsgebundener Geist Wirklichkeit wieder? Wenn der Geist ein bisschen wie ein Computer funktionieren würde, würde er sofort gespeicherte Erinnerungen und Assoziationen scannen, sie dann in ein Programm eingeben, das Daten nach Kategorien sortiert, die vom Benutzer gewünscht werden. Wenn der Geist als Benutzer betrachtet wird, müsste die Information so angeordnet und dargestellt werden, dass der Geist sie verstehen und interpretieren könnte.

Das könnte schwierig sein, denn die Eile, mit der der Geist greift und interpretiert, lässt wenig Gelegenheit für klares Erkennen oder dafür, den Geschmack der Erfahrung auszukosten. Daten stellen sich nicht immer in einer Weise dar, die der Geist leicht verstehen kann, und der Geist erfasst die Daten nicht immer richtig. Aber Signale blitzen weiter von den Sinnen zum Geist hin und her und überhäufen Geist und Nerven mit unzähligen Botschaften, die auf Interpretation und Reaktion drängen. Der Druck erhöht sich und verursacht neue Ströme von Wahrnehmungen, Gedankenketten und Dialogen, die sich mit den hereinkommenden Daten vermischen und sie durch zusätzliche Schichten von Eindrücken, Wahrnehmungen und Assoziationen zerstückeln. Das Potential für Verwirrung ist groß: Signale aus verschiedenen Quellen können zusammenstoßen oder andere außer Kraft setzen, und Botschaften neigen dazu, durcheinander zu geraten oder in die falsche Richtung zu gehen. Die unerbittliche Bombardierung mit Daten überlastet unsere Körpersysteme (Nadi), blockiert den Fluss der Energie durch unsere Chakren und stresst Körper und Geist.

Der Geist, der jetzt als Übersetzer dient, greift nach Bedeutung – aber diese Bedeutung ist an Begriffe gebunden, die wir von anderen gelernt haben, und sie passt weder gut zur gegenwärtigen Situation noch zu unseren eigenen Gefühlen. Wir fühlen uns vielleicht im Widerstreit, bedrängt von innen und außen und haben keine Möglichkeit, diesen Druck zu lösen. Von Zeit zu Zeit schreit unsere Seele nach Raum: einem Ort der Ruhe und Offenheit, wo wir Verwirrung ordnen, Bedeutung erlauben können, um aus unserem Innersten hervorzukommen und klare Gedanken sowie positive Gefühle erfahren zu können.

Wir können unseren Geist dringend bitten, zur Ruhe zu kommen, wir können unseren Körper bitten, sich zu entspannen; wir können unserem Herzen sagen, dass wir uns glücklich fühlen und gute Gefühle haben wollen. Aber wie kann ein Geist, der an begriffliche Bedeutungen gebunden ist, diese Bedeutungen an Muskeln, Nerven und Sinne vermitteln? Und wie können unser Herz und unsere Sinne ihre Bedrängnis richtig an den begriffsgebundenen Geist vermitteln? Geist, Körper und Sinne leiden jeder im eigenen Bereich; der Schmerz des einen wirkt sich auf alle aus, aber eine Lösung entschwindet uns. Auf einer tiefen Ebene scheinen wir vergessen zu haben, wie wir uns mit unserem eigenen Körper und unseren Sinnen verständigen können.

Die Art von Training, die gute Verständigung zwischen Geist, Körper und Sinnen fördern würde, ist im Westen nicht gut bekannt oder geschätzt. Kinder werden ermutigt, im Sport körperlich aktiv zu sein und an Kursen zu körperlichem Training teilzunehmen, aber ihnen wird kaum beigebracht, wie sie ihre Sinnesfähigkeiten üben könnten, um emotionale Energie mit tiefen Strömen von Gefühl ins Gleichgewicht zu bringen. Da dieses Gleichgewicht fehlt, halten Übungen, die Spannung lösen sollen, vielleicht nur die Muster aufrecht, die unser System überladen und zu Burnout und Teilnahmslosigkeit führen. Der Westen sieht Körper und Geist als getrennt und neigt dazu, Wissen dem Reich des Intellekts zuzuordnen; der Rolle des Körpers als lebendige Quelle von Wissen wird wenig Aufmerksamkeit geschenkt.

Für unsere Gesundheit und unser Glück ist es wichtig, dass wir Arten der Entspannung lernen, die dem Geist Erleichterung bringen und die unmittelbar mit Körper und Sinnen kommunizieren. Wir können das tun, indem wir den Atem abstimmen und die Sinne mit Energie aufladen, auf ihre Gefühlstöne hören und in unserer Erfahrung nach Bedeutung suchen, anstatt uns ausschließlich auf Worte und Interpretationen zu verlassen. Empfindungen und Gefühle haben eine Unmittelbarkeit und Frische, die unsere Erfahrung so lebendig werden lassen kann, wie wir es uns jetzt nicht vorstellen können. Bewusstheit glättet den Fluss der Wahrnehmungen und vermindert die greifende Qualität, die im Wahrnehmen und Interpretieren von Erfahrung liegt. Entspannung gibt uns den inneren Raum, den wir brauchen, damit Gefühle entstehen und durch den ganzen Körper fließen können. Meditation verwendet diesen Fluss der Gefühle, weitet ihn aus und vertieft ihn. Das ist der unschätzbare Wert von Kum Nye: Es vereinigt die Energien von Körper, Sinnen und Geist mit der transformierenden Kraft der Bewusstheit und richtet alle Aspekte unserer Verkörperung auf universellen Nutzen.

Wenn wir uns Kum Nye so zu eigen machen, dass wir es in allem, was wir tun, anwenden, wird es unser ständiger Begleiter, unsere Quelle von

Kreativität und Interesse sowie unser Schutz gegen Negativität und Entmutigung von innen und außen. Mit diesem Schutz brauchen wir Selbstbezogenheit, Gier, Stolz und andere schmerzhafte Eigenschaften nicht als Feinde zu betrachten – wir können sie in Verbündete umwandeln und ihre kraftvolle Energie zu positiveren Ausdrucksformen wenden. Schließlich können wir dahin gelangen, alle Erfahrung als nichts anderes als Geist, Gefühle und geistige Ereignisse zu betrachten. Wenn sich unsere Praxis entwickelt, können wir selbst die stärksten Emotionen von Verlangen, Leidenschaft, Ärger und Hass nehmen, sie auf unser Meditationskissen legen und sie einschmelzen zum Nektar reiner Erfahrung. In dem Wissen, dass das möglich ist, sind wir vielleicht in der Lage, die verstörendsten Manifestationen negativer Energie in Stützen für Frieden, Freude und spirituelle Gesundheit umzuformen – vielleicht sogar in Ausdrucksformen von Mitgefühl und Heiligkeit.

Den Geist auf Freude ausrichten

Zur Zeit des Buddha fragte der Arhat Shariputra einen langhaarigen Asketen, was er sich von seiner Praxis strenger und schmerzhafter Entbehrungen erhoffte. Der Asket antwortete, dass er diese Entbehrungen auf sich nimmt, um Wiedergeburt in den Himmelsreichen sicherzustellen, wo er von menschlichem Elend frei wäre und sich für Tausende von Jahren eines glückseligen Daseins erfreuen würde. Als Brahma, Herr des höchsten Himmels, das hörte, erschien er vor ihm und sagte: „Diese Erde ist ebenfalls ein Paradies. Ich sehe hier keine Probleme." Um die Frage zu klären, brachte Shariputra sie vor den Buddha, der bestätigte, dass Brahma recht hatte: Diese Erde, dieses Jambudvipa, ist den himmlischen Reichen sehr ähnlich.

Dann versetzte der Buddha durch die Kraft seiner Meditation den Asketen und alle versammelten Mönche und Nonnen in die Lage, diese Welt zu erfahren, wie sie von den Erleuchteten gesehen wird. Durch diese Handlung zeigte der Buddha, dass Schönheit sich nicht nur in der äußeren Welt manifestiert, sondern auch in der inneren, in unseren eigenen Sinnen und Wahrnehmungen. Mit der richtigen Ausrichtung des Geistes und der Sinne können wir unser gegenwärtiges Dasein als ein vollkommenes Feld der Erleuchtung erfahren.

Diese Lehre deutet darauf hin, dass unsere menschlichen Fähigkeiten wunderbare Eigenschaften haben, die Druck und Frustration gewöhnlicher Existenz hier und jetzt in die Glückseligkeit himmlischer Reiche verwandeln kann. Unser Körper ist unser Fahrzeug, und unsere Sinnesfähigkeiten können Fenster zu einem Paradies von unvorstellbarer Schönheit öffnen. Wenn wir lernen können, zu entspannen, bevor unser Geist unruhig wird und unsere Wahrnehmungen bombardiert und überwältigt werden, können wir die verborgenen Seiten unserer Sinne hervorbringen und ihre Feinheiten und Strukturen schätzen. Wenn wir unsere eigenen inneren Schätze kultivieren, werden sie uns mit Glückseligkeit, Freude und Glück belohnen. Wo immer wir hingehen, können wir heiter und zufrieden verweilen, genährt durch Vergnügen und befriedigt durch tiefe Intimität mit uns selbst, anderen und der Umgebung, die wir bewohnen.

Nun, etwas ist immer falsch. Wie wohlhabend wir auch sind, wie gesund und mit Gelegenheiten gesegnet, etwas Unangenehmes oder ein Problem wird wahrscheinlich unser Glück und Wohlergehen unterbrechen. Unser kritischer, beurteilender Geist lässt uns niemals ruhen, unsere Sinne sind ausgepresst und trocken, mehr auf Schmerz als auf Vergnügen eingestellt. Aber wenn wir unseren Geist und unsere Sinne glücklich machen können, würden sie ihre geheimen Eigenschaften enthüllen und unser Leben mit schöpferischen Gedanken und Zufriedenheit aufhellen. Entspannt und voller Energie werden sie uns mit dem vollen Saft der Erfahrung nähren und uns ständig an die Freude, lebendig zu sein, erinnern.

Verkörperung von Schönheit

Viele von uns haben Schwierigkeiten, sich selbst als eine strahlende und lebendige Verkörperung von Schönheit zu sehen, fähig zu wunderbaren Empfindungen, feinen Eigenschaften und inspirierenden Gedanken. Wenn du dieses Problem hast, oder wenn du aktiv irgendeinen Teil deines Wesens ablehnst, kann Kum Nye-Praxis dir helfen, diese Gefühle umzuformen und zu lernen, dir selbst ein guter Freund zu sein. Dann kannst du diese Blockaden lösen, den Weg frei machen für die Sinne, damit sie dein Herz mit Liebe und Freude nähren können. Die Sinne sind empfänglich, fähig, ausgesucht schöne Gefühle zu schaffen, aber um ihre Segnungen zu erhalten, ist es notwendig, Pfade zu öffnen, die jetzt durch Verwirrung und Stress verengt sind und verstopft durch unterdrückten Ärger und Selbsthass. Kum Nye kann Licht in die verdunkelten Orte von Herz und Geist bringen und sie mit Gefühlen, die heilen und unser Wesen neu beleben, wärmen und erfrischen.

Was Kum Nye lehrt

Kum Nye Übungen lehren uns, wie wir die schroffen Energien von Körper und Geist glätten können. Indem wir Massage, Haltungen und Bewegung nutzen, können wir glückselige Gefühle in Körper und Sinnen wecken, die unsere Energiezentren (Chakren) öffnen und den Druck sich widersprechender Bedeutungen und Interpretationen lösen können. Die freigesetzte Energie kann so anregend sein, dass wir vielleicht ein Gefühl von Stärkung und Schwung empfinden. Wir sind vielleicht davon überzeugt, dass wir weiterkommen oder sogar zu einer höheren Ebene von Vision und Vollkommenheit durchbrechen. Aber Kum Nye hilft uns zu verstehen, dass diese Annahmen bloße Ergänzungen der Konzepte sind, die wir gelernt haben. Sie treten auf, weil der Geist Erfahrung intellektualisiert und haben keinen Wert an sich. An diesen Interpretationen festzuhalten, ihnen eine falsche Realität zu geben, wird den Nutzen unserer Praxis begrenzen.

In der Praxis von Kum Nye haben Interpretationen keinen Platz und keine Bedeutung. Kum Nye befreit uns von konzeptionellen Gedanken und der Notwendigkeit, Erfahrung mit Begriffen von „zu" und „von" zu verbinden. Diese Freiheit ist nötig, damit Meditation ihren Nutzen hervorbringt und den Weg zu Erleuchtung öffnet. Wenn uns dieses Verständnis fehlt, werden Interpretationen weiterhin das konzeptionelle Gewebe des Geistes verstärken. Schließlich wird da vielleicht kein Weg sein, um Blockaden zu lösen und den Fluss der Energie zu stimulieren; der Geist wird vielleicht dunkel werden und der Körper dumpfer, und die Praxis wird vielleicht in eine Form von Leugnen oder Flucht verfallen. Möglicherweise betrachten einige Praktizierende einen dumpfen, ausdruckslosen Zustand als hohe meditative Erfahrung, aber vielleicht können sie erkennen, dass sie in einem öden Land gestrandet sind.

Meditation ist vielleicht ein Weg, um die verfeinerte Freude zu kosten, die von den Arhats der Vergangenheit erfahren wurde – den Langlebigen, die die Kleshas unterwarfen und sich selbst vom Leiden des Samsara befreiten. Meditation kann uns sogar noch weiter bringen, zu der Glückseligkeit, die das Mitgefühl der großen Bodhisattvas inspirierte und sie dazu brachte, sich der Befreiung anderer zu widmen. Letztlich, wie in den Prajnaparamita-Lehren beschrieben, wird sogar verfeinerte

Glückseligkeit transzendiert, wenn Meditation sich in das unerschütterliche Samadhi der vollständig erleuchteten Buddhas auflöst.

Meditation – gegründet auf Prajnaparamita – entfaltet sich durch Übungen, die in den Schriften als die Siebenunddreißig Flügel der Erleuchtung beschrieben werden. Diese beginnen mit den vier Grundlagen der Achtsamkeit: Achtsamkeit des Körpers, Achtsamkeit der Gefühle, Achtsamkeit des Geistes und Achtsamkeit der geistigen Ereignisse. Eng verbunden damit sind die vier großen Absichten: alle nicht-tugendhaften Handlungen unterlassen und sie auch in der Zukunft nicht annehmen; tugendhafte Handlungen stärken und sie nicht abnehmen lassen. Diese Übungen kulminieren in meditativer Erfahrung, die sich auf Bereitwilligkeit, Geist, Bemühen und Analyse gründet – den vier Grundlagen spiritueller Kräfte. Meditative Erfahrung weckt die fünf spirituellen Fähigkeiten (Vertrauen, fortgesetztes Bemühen, aufmerksame Erforschung, meditative Einsicht und wertschätzendes Bemühen) und entwickelt sie in die fünf spirituellen Stärken, die Zugang zur ersten der zehn Stufen des Bodhisattva-Weges geben.

Der Bodhisattva, der nun zum Wohle aller fühlenden Wesen arbeitet, ruht in Freude, die durch alle Arten von Schwierigkeiten hinweg bestehen bleibt. Das große Wesen übt weiterhin die sieben Glieder der Erleuchtung (wache Untersuchung, Erforschung von Bedeutungen und Werten, fortgesetztes Bemühen, Freude, Verfeinerung und Heiterkeit, meditative Erfahrung und Gleichmut) und verwirklicht die zehn großen Errungenschaften: Rede, Handlung und Lebensweise, die den Pfad zur Erleuchtung klären; Aufmerksamkeit und Meditation, die den Praktizierenden auf dem Pfad vorwärts bringen; Sicht, Auffassung und Ausübung, die Erfüllung des Pfades ermöglichen; Erreichen der Befreiung und vollständiges Wissen von der Befreiung. Mit diesen zehn großen Errungenschaften ausgestattet, findet der Bodhisattva Eingang in das tiefe Samadhi, das wie ein schnell fließender Fluss zur vollständigen, vollkommenen Erleuchtung eines völlig erwachten Buddha führt.

Wir haben jetzt eine äußerst wertvolle Gelegenheit: Wir leben in diesem Glück verheißenden Zeitalter, in dem die Lehren des Buddha noch gehört werden können; wir haben einen glückverheißenden Körper, ausgestattet mit Energie (Vayu), Chakren, lebenswichtigen Organen und Kreislauf- und Nervensystemen (Nadi). Unser Körper ist Ausdruck der

Schöpfungskraft und Lebendigkeit, die durch alle Lebensformen fließt. Er ist mit Sinnen ausgestattet, die uns erlauben, ekstatische Schönheit und Glückseligkeit zu erfahren und sie anderen zugänglich zu machen, die diese Möglichkeit noch nicht gesehen haben. Wenn wir unsere Sinne auf die Fülle des Lebens einstimmen und das Licht von Mitgefühl und Weisheit in alles, was wir tun, bringen, können wir das Entzücken der himmlischen Bereiche erfahren und es anderen zugänglich machen. Dieses Wissen verschwindet schnell aus unserer Welt. Wir dürfen diese Gelegenheit, es zu verkörpern und anderen kundzutun, nicht ungenützt lassen.

Den Geist zu unserem Freund machen

Der Druck, Objekte zu identifizieren und auf sie zu reagieren, gibt uns zwischen Empfinden und Interpretieren wenig Raum. Fast sofort werden Sinneseindrücke identifiziert und in dem Prozess der Zuordnung von Bedeutung auf „ich", „mich" oder „mein" bezogen. Obwohl die Sinneseindrücke Gefühlstöne aufgebracht haben, gibt es kaum Gelegenheit, diese Gefühle als das zu erfahren, was sie sind: unmittelbare Reaktionen auf eine Stimulation der Sinne. Sie werden direkt an „ich", „mich" und „mein" gebunden, und damit an unser Gefühl von Selbst-Identität.

Welches Gefühl auch immer das Ich stark beeinflusst oder seine Sicherheit erschüttert, es erhöht den Druck, der uns dazu bewegt, nach Bedeutung zu greifen und zu reagieren. Wir bekommen zwar den Ratschlag, „Dinge nicht persönlich zu nehmen", aber wenn heftige Emotionen aufsteigen und den Druck, zu reagieren, verstärken, können wir diesem Rat nicht immer folgen. Andererseits sind uns durch soziale und kulturelle Einschränkungen tiefe Hemmungen anerzogen worden, die unsere Fähigkeit, starke Emotionen auszudrücken, begrenzen können, und so fehlt uns manchmal ein annehmbares Ventil, um sie loszulassen. Wir haben keine Wahl – wir müssen zurechtkommen; wir müssen mit dem umgehen, was das Leben uns bietet. Unser Körper, Geist und unsere Sinne leiden unter dem, was Jahre lang in sie hineingestopft wurde, und wir tragen Knoten von Spannungen in uns, die zu tief liegen, als dass körperliche Übungen sie auflösen könnten.

Vor dem Druck, den uns andere auferlegen, mögen wir uns fürchten, noch verwundbarer sind wir jedoch, was unsere inneren Dämonen angeht – die tiefen Ängste und Selbstzweifel, die in unser Leben eindringen und das Vertrauen in unseren Wert und unsere Würde untergraben. Der Prozess unseres Wahrnehmens und die Sprache, mit der wir uns ausdrücken, führen dazu, dass wir uns mit jedem Gefühl von Sorge oder Schuld identifizieren, das diese Dämonen hervorbringen. Die Gedanken, die durch diese Gefühle entstehen, können scharf und beängstigend sein – „Ich bin nichts wert", „Niemand will mich, niemand kümmert sich um mich". Solange wir nicht lernen, solche Gedanken zu erkennen und uns von ihnen zu trennen, wird dieser Druck in höherem oder geringerem Maß erhalten bleiben und unter geeigneten Bedingungen an die Oberfläche steigen.

Die wesentlichste Spannung beruht genau auf der Grundlage dessen, was wir glauben müssen: dass wir auf einer bestimmten Ebene ein gewisses Maß an Kontrolle haben, dass „Ich", mein zentraler Koordinator, die Rolle erfüllt, die er zu spielen gelernt hat, sogar dann, wenn diese Rolle Frustration und Schmerz beinhaltet. Wir sehen das in der Heftigkeit (und manchmal Irrationalität) unserer Reaktionen, wenn das Ego herausgefordert oder bedroht wird. Wir behaupten vielleicht selbst: „Ich bin in diesem Job nicht gut," „Ich bin keine gute Mutter/guter Vater", oder „Ich weiß nicht sehr viel darüber" – wenn aber andere das aussprechen, ist es viel schwerer anzunehmen.

Zurückgehaltener Druck, der verdrängt wird, neigt dazu, sich im Lauf der Zeit zu verhärten. Weil er weit verbreitet ist, scheint er unter den unsicheren, sich schnell ändernden Bedingungen, die unser Leben heute kennzeichnen, normal zu sein. Aber die Auswirkung von solch angesammeltem Druck kann verheerend sein. Der Mangel an Freude und Vergnügen im täglichen Leben treibt viele Menschen dazu, immer intensivere, ja sogar gefährliche Formen von Reizen zu suchen und heftigere Tiefs zu erleben, wenn die Wirkung dieser Reize nachlässt. Sie scheinen von außen vielleicht selbstsicher, fühlen sich aber innerlich ruhelos, unfähig, Freude zu erfahren, unfähig, ihr eigenes Gefühl für das Sein zu genießen.

Schon ein wenig Erfahrung mit Kum Nye kann uns zeigen, dass wir den Druck, der uns innerlich und äußerlich bedrängt, nicht aushalten müssen. Unser Körper und Geist bietet uns reichlich Möglichkeiten und gibt uns eine Grundlage, auf der wir eine fruchtbare und glückliche Lebensweise entwickeln können. Auch wenn wir diese kostbaren Ressourcen lange Zeit vernachlässigt haben, ist es nicht zu spät, unseren Körper, Geist und unsere Sinne auf weisere Art zu benutzen, unsere Reise durchs Leben vollständiger zu genießen und auch andere zu inspirieren. Wir haben vielleicht nicht erkannt, dass wir unsere Schätze besser nutzen können; vielleicht haben wir das Gefühl, dass es irgendwie eigennützig ist, uns selbst die fürsorgliche Aufmerksamkeit zu schenken, die wir eher auf Eltern, Kinder oder andere, die wir lieben, richten würden – sogar auf Fremde in Not. Es ist aber, wenn wir anderen helfen möchten, sehr wichtig, dass wir dies von einer gesunden und ausgeglichenen Grundlage aus tun – mit unserem eigenen Körper, Geist und unseren Sinnen. Um diese Reise zu beginnen, brauchen wir nur einen willigen Geist und ein offenes Herz.

Den Geist zu unserem Gefährten machen

Irgendwie manifestieren wir uns in dieser physischen Form, wissen aber nicht, wie Gefühle entstehen oder wie sich die Atome, Partikel und Elektronen, die unseren Körper ausmachen, verhalten. In vieler Hinsicht sind wir uns selbst ein Rätsel. Aber wir wissen, dass der Geist uns alle Arten von Empfindungen zeigt; er erfindet sehr gute Geschichten, und das, was er darstellt, ist sehr detailliert, voller Eindrücke, Hintergrundinformationen und Entwürfen zukünftiger Möglichkeiten.

Wenn wir den Geist von Zweifeln, Sorgen, inneren Dialogen, in denen er Spielchen spielt und die ihn unter Druck setzen und ablenken, befreien können, dann kann er uns eine viel glücklichere Art des Seins bieten. Wenn wir Kum Nye üben, enthüllt sich uns die Leichtigkeit des Fühlens, die durch all unsere geistigen Aktivitäten fließt. Wir sind eingeladen, in die Energie des Fühlens selbst hineinzugehen und die Spiele des Geistes von einem gelösteren Standpunkt aus zu genießen. Sobald wir nicht im Spielfeld des Geistes gefangen sind, können wir seine Fähigkeiten auf fruchtbarere Weise nutzen, um uns eine bessere Reise zu garantieren und Vertrautheit mit unserem eigenen Sein zu erfahren. Auf diese Weise können wir uns selbst gute Gefährten sein.

Die positive Energie von Gedanken berühren

Sprache ist ein unvollkommenes Werkzeug, um die Natur von Geist und Gedanken zu verstehen. Ideen und philosophische Systeme mögen uns Theorien, Meinungen und Interpretationen bieten, die unser Interesse anregen, aber letztlich ist der Nutzen dieser Werkzeuge auf den Bereich von Konzepten begrenzt. Sie können die inneren Wirkungsweisen des Geistes nicht aus sich selbst heraus durchdringen, und wir folgen ihnen vielleicht eine weite Strecke, ohne den Geschmack von Meditation zu kosten.

Entspannung erlaubt es Geist und Gedanken, sich selbst unmittelbarer zu zeigen. Wenn wir ruhig sind, können wir spüren, dass neben den inneren Dialogen, die kommen und gehen, der Geist eine Art Qualität von „Sein-heit“ hat, die still ist, und dabei in sich selbst ganz vollständig. Nichts fehlt, nichts bedarf der Interpretation. Indem wir einfach ausruhen, uns selbst erlauben, unmittelbar in der Ruhe zu sein, können wir dieses stille Feld des Geistes ausdehnen und Gedanken inniger berühren.

Beginne diese Übung, indem du es dir auf einem Stuhl mit gerader Lehne bequem machst oder sitze auf einem Kissen in den Sieben Gesten oder in der Halblotus-Haltung. Erlaube Geist und Körper, ruhig zu werden. Lass innere Dialoge los, „Ermahnungen“ und ähnliche Arten von geistigem Lärm. Es besteht keine Notwendigkeit für Anweisungen, keine Notwendigkeit, dich an etwas zu erinnern, keine Notwendigkeit, zu überwachen, was vor sich geht. Die Gedanken kreisen vielleicht weiter, aber wenn du ihnen keine Aufmerksamkeit schenkst, werden sie in den Hintergrund treten, als ob sie Teil eines Radioprogramms sind, an dem du kein Interesse hast, das du aber abzuschalten vergessen hast. Lass auch den Drang, zu verstehen oder zu interpretieren, los; folge dem Gefühl für die Empfindung, während es entsteht, und lass es enthüllen, was die Gegenwart anbietet.

Lass, was auch immer aufsteigt, einfach da sein. Erlaube den Blütenblättern der Sinne, sich zu entfalten, eine Schicht nach der anderen, bis das Licht der Bewusstheit beginnt, durch sie hindurchzuscheinen. Entspanne dich vollständig; lockere die Kiefermuskeln, die Schultern, die Brust und den Bauch, und lass alles an den richtigen Platz kommen. Wenn Geist und Körper auf entspannte, ausgeglichene Weise zur Ruhe kommen, lass dich tiefer in die Entspannung hineinsinken.

Wenn du mit dieser Empfindung von Offenheit und den Gefühlen, die entstehen, vertrauter wirst, werden sich die Blütenblätter der Sinne weiter öffnen; das Licht der Bewusstheit und der Fluss des Fühlens wird deine Kehle entspannen, dein Herz wärmen und dich weiter in die Ruhe tiefer Entspannung hineinführen. Auf diese Weise beginnst du, die Erfahrung von Kum Nye in die Richtung von Meditation zu entwickeln. Beginne so, dass du für zwei bis drei Wochen zweimal täglich für zehn Minuten übst.

Regelmäßiges Üben versetzt dich in die Lage, regelmäßiger und tiefer in die Ruhe der Entspannung hineinzugehen. Wenn du alles wegfallen lässt und vollkommen offen bist, kannst du die Tiefen des Geistes berühren. Ruhe in der Offenheit, so häufig du kannst. Dehne die Zeit deines Sitzens allmählich auf dreißig bis vierzig Minuten pro Tag aus.

Dadurch, dass sich deine Praxis entwickelt, wird es leichter, Gefühle von Ruhe und Glück zu berühren, nicht nur in der Zeit des Übens, sondern auch während deiner alltäglichen Aktivitäten. Je stetiger deine Achtsamkeit wird, desto mehr befreist du dich selbst von den subtilen Ängsten, die du in Jahren der Konditionierung angesammelt hast. Du kannst unabhängiger werden, dich mit dem Wissen verbinden, das aus der Tiefe deines Seins kommt, und die Fähigkeit entwickeln, alle Arten von Erfahrung mit Vertrauen anzunehmen.

Wenn der Geist sich allmählich bereitwilliger der positiven Seite der Erfahrung zuwendet, werden Gedanken beweglicher und kreativer. Sie neigen weniger dazu, sich in Frustration zu verwickeln, und sind weniger anfällig für Depression. Der Geist wird leichter und freier und dadurch auch glücklich. Dann unterstützt er Glück in deinem ganzen Sein. Wird der Geist wiederum durch einen gesunden, ausgeglichenen Körper gestärkt, so wird er dein Freund und Gefährte, der dich mit positiveren Gedanken und erfreulicheren Gefühlen unterstützt. Wenn die Hindernisse zwischen Geist und Körper verschwinden, beginnen lange gehaltene Spannungen und neurotische Muster zu verblassen, und die Sinne übermitteln immer reichere Wahrnehmungen. Alle Aspekte deines Seins verschmelzen zu einem integrierten Ganzen, zu einer vollständigen und vollkommenen Verkörperung. Diese Vermählung von Geist und Körper kann die Basis für ein wirklich interessantes und anregendes Leben sein.

Das Wissen, das wir brauchen

Innerhalb unserer eigenen Verkörperung finden wir alles Wissen, das wir brauchen, um weiterzugehen. Körper, Sinne und Geist können für den Rest unseres Lebens unsere körperliche und geistige Erfahrung immer weiter mit wunderbaren Gefühlen, schönen Anblicken und Klängen, Düften und Geschmacksnuancen und erhebenden, schöpferischen Gedanken bereichern. All die Freude, die Körper und Geist bieten, all die Wahrnehmungsströme, die die Sinne offenbaren, werden Teil unserer Lebensreise. In solch guter Gesellschaft sind wir nie allein, nie ängstlich, und nie armselig und leer. Wir sind unabhängig und fühlen uns mit uns selbst wohl, wir sind vollkommen „zu Hause" in der Welt. Wir haben alles, was wir brauchen, im Überfluss.

Der Geschmack tiefer Entspannung überzeugt uns; er weckt einen Teil unseres Seins, der auf Sinn eingestimmt ist, und zeigt uns, wo mehr Sinn zu finden ist. Haben wir einmal diese Art von Ganzheit erlebt, wissen wir den Weg nach Hause, ins Herz unseres Seins, und wir haben den Schlüssel zu den Schätzen, die in unserem eigenen Körper und Geist verborgen liegen. Der Weg der Meditation öffnet sich aus sich selbst heraus, und wir werden fähig, vollständiger von der Führung eines qualifizierten Lehrers zu profitieren. Es werden weniger Hindernisse auftauchen, und falls doch einige aufkommen, werden sie leichter zu überwinden sein. Ein neues, frisches Leben enthüllt sich uns; wir können unseren Weg klarer sehen, und wir haben eine neue und stärkere Verkörperung als Gefährt, das uns zu feinsten spirituellen Erfahrungen bringen kann.

Über Kum Nye hinaus

Verschiedene Schulen und Traditionen folgen unterschiedlichen Meditationsansätzen. Die Tradition, der man in Tibet folgt, beruht auf einem stufenweisen Fortschreiten von Meditationsübungen, die das Verständnis von Prajna (Weisheit) durch die Anwendung von Upaya (Geschicktes Wirken) entwickeln. Diese Tradition wurde im achten Jahrhundert von Shantarakshita, dem großen Gelehrten, der die wesentlichen Strömungen des Mahayana gemeistert und zusammengestellt hat, gegründet. Zu jener Zeit vertrat eine andere Schule, die in Tibet aktiv war, einen Ansatz zur Meditation, der aus „nur sitzen" bestand: den Körper vollkommen still zu halten und den Geist ruhig. Um die wesentliche Rolle der Verbindung von Prajna und Upaya zu klären, beschrieb Shantarakshitas Schüler Kamalashila später den stufenweisen Ansatz in drei Abhandlungen über Meditation, bekannt als Bhavanakrama.

Diese Darstellung Kamalashilas war erfolgreich, und der stufenweise Ansatz wurde zum Modell für Dharmapraxis in Tibet. Bis zum heutigen Tag folgen ihm sowohl die Nyingma Schule als auch die Traditionen, die in späteren Jahrhunderten gegründet wurden.

Einige Meister der späteren tibetischen Tradition betrachteten jedoch Aspekte der Nyingma Lehren als Teil der Schule, die durch Kamalashilas Ansatz ersetzt wurde, und sie beeinflussten sogar einige Nyingma

Anhänger, sodass diese mit ihnen übereinstimmten. Aber Nyingma Gelehrte, die die Sache gründlich untersuchten, stellten fest, dass die Ähnlichkeiten im Ausdruck nur oberflächlich waren und wiesen nach, dass die Nyingma Lehren in Wirklichkeit dem von Shantarakshita begründeten stufenweisen System folgten. Die Nyingma Tradition hat immer eine große Breite von Ansätzen umfasst, weil es für verschiedene Arten von Menschen unterschiedliche Ansätze zur Meditation gibt, gleichzeitig hat sie aber an der Weisheit und Absicht von Shantarakshitas Lehre festgehalten.

Buddhistische Traditionen verlassen sich auf die Schriften, erkennen drei, fünf, neun oder mehr Yanas – Fahrzeuge oder Systeme, die zu Erleuchtung führen, an. Einige Texte sagen, dass es so viele Fahrzeuge zur Verwirklichung gibt wie Menschen, die versuchen, sie zu erreichen. Andere lehren, dass es letztlich nur ein Fahrzeug gibt, weil sie alle von der Weite des Dharmakaya eingeschlossen werden, oder erklären, dass gar kein Fahrzeug mehr nötig ist, wenn Erleuchtung erst einmal erreicht ist. Menschen, die den erleuchteten Zustand besser verstehen wollen, werden ermutigt, die Sutren des Mahayana zu lesen, besonders den „Diamant Sutra" (Vajracchedika) und andere Prajnaparamita Lehren, die betonen, dass es wichtig ist, sowohl Upaya (Geschicktes Wirken) als auch Prajna (Weisheit) zu entwickeln. Diese Sichtweise wird noch immer von allen tibetischen Traditionen aufrechterhalten.

Saraha, Lehrer des großen Meisters Nagarjuna, sagt, dass Meditierende in den Strom von Subjekt und Objekt fallen werden und nicht in der Lage sein werden, dualistische Tendenzen des Geistes zu überwinden, wenn sie Prajna und Upaya nicht zusammen entwickeln. Prajna und Upaya wurden traditionell als die zwei Flügel zur Erleuchtung betrachtet. Ohne Upaya fehlt uns der Schlüssel zu vollständigem Erfolg, denn es ist unmöglich, mit nur einem Flügel zu fliegen. Im Mahayana bestehen Prajna und Upaya nebeneinander; das eine hängt vom anderen ab, genau so, wie erwachtes Mitgefühl (Karuna) von der Verwirklichung von Shunyata abhängt. Wie die Arbeiten der großen Meister klarmachen, können Praktizierende schwere Hindernisse auf dem Weg durch die zehn Stufen des Bodhisattva-Pfades vermeiden, wenn sie sich sowohl auf Prajna als auch auf Upaya verlassen.

Zwei Hindernisse bei der Verwirklichung

Die großen Traditionen Tibets haben schon vor langer Zeit zwei große Hindernisse erkannt, die den Praktizierenden an Samsara gebunden halten. Das eine ist die Verführung durch Macht und himmlische Vergnügungen, und es ist bei den Rishis, höchst erfolgreichen Yoga übenden Weisen, zu sehen. Das zweite Hindernis ist Meditation, die darauf beruht, alles zu verleugnen, sei es begrifflich oder erfahrungsmäßig; das kann zu Dumpfheit und Teilnahmslosigkeit führen. Praktizierende, die ganz bewusst versuchen, ihren Geist von Gedanken und Gefühlen zu leeren, mit der Absicht, ihren Geist ganz leer zu machen, begegnen vielleicht diesem Hindernis. Geben sie ihm nach, so bleiben sie vielleicht für lange Zeit in einem Zustand von Leerheit, ohne dabei großen Fortschritt zu machen. Auch die Praktizierenden, die keine Gelegenheit hatten, angemessene Anleitung von einem befähigten Lehrer zu erhalten, bzw. es vorziehen, auf sich allein gestellt zu experimentieren, werden diesen Hindernissen höchstwahrscheinlich begegnen. So glückselig ihre Erfahrung auch sein mag, so lange sie auch mit einem leeren Geist sitzen mögen, sie sind noch innerhalb des Bereichs von Samsara.

Große Glückseligkeit: Der Weg des Bodhisattva

Es gibt eine Geschichte darüber, wie der große Yogi Milarepa seinen Schüler Gampopa davor bewahrte, im Reich der verfeinerten Glückseligkeit verloren zu gehen. Als Gampopa, der bereits ein vollendeter Praktizierender war, versuchte, Milarepas Schüler zu werden, hoffte er, ihn zu beeindrucken, indem er beschrieb, wie er eine ganze Woche lang in Entzücken verweilen konnte. Milarepa aber schüttelte missbilligend den Kopf und erklärte Gampopa, dass er ein schweres Problem habe. Würde er auf diesem Weg fortfahren, so sei seine Wiedergeburt in den Himmelsbereichen sicher. Aber sogar die Himmelsbereiche gehören noch zu Samsara, und auch in ihnen sind alle Wesen Tod und Wiedergeburt ausgeliefert. Gampopa würde zwar viele Jahrhunderte lang Glückseligkeit erleben, aber dann würde sein Leben enden und er würde in den Höllenbereichen wiedergeboren und dort für viele Lebzeiten leiden. Darum sagte Milarepa zu Gampopa: „Es ist ein sehr glücklicher Umstand, dass du mich gefunden hast.“ Gampopa folgte der Führung Milarepas und wurde ein verwirklichter Meister. Er gründete die Mahamudra Tradition, eine der wichtigsten Meditationstraditionen Tibets.

Für diejenigen, die heute in den Frustrationen und Unsicherheiten von Samsara gefangen sind, scheint es kein großes Problem, tausend Jahre in den Himmelsbereichen zu verbringen. Viele Menschen sehen das als Segen an und beten dafür, dass er ihnen zuteil wird. Berichte von den Arhats und großen Boddhisattvas machen klar, dass Meditation in der Tat zu verfeinerten, glückseligen Zuständen führen kann. Aber nach den drei großen tibetischen Meditationssystemen Mahamudra, dBu-ma Chen-po und rDzogs-pa Chen-po, reicht Glückseligkeit allein nicht aus, um uns von der Ziellosigkeit und Frustration von Samsara zu befreien. Glückseligkeit muss von Bodhicitta geleitet werden, dem zwingenden Antrieb zu Erleuchtung, der dem Praktizierenden auf seinem Weg Sicherheit gibt.

Unsere Grundlage finden

Wir sind zwar weit entfernt von den Erleuchteten der Vergangenheit, haben aber das Beispiel der großen Bodhisattvas sowie Lehren, die deren Weg erklären, ebenso wie die zehn Stufen (Bhumis), die in der Erleuchtung eines Buddha ihren Höhepunkt finden. Dieser Weg ist in sich befreiend und freudvoll, er ist wohltuend am Anfang, in der Mitte und am Ende. Wir können glückselige Erfahrungen machen, ein glückliches Leben führen und dabei Meditation auf derartige Weise praktizieren, dass wir Bodhicitta entwickeln. So wie Sportler trainieren, um sich auf Spitzenleistungen vorzubereiten, können wir die Grundlage entwickeln, die uns zu Anwärtern auf die Erleuchtung macht.

Kum Nye beruht auf Achtsamkeit für den Körper und Achtsamkeit für die Gefühle; diese sind die ersten beiden der vier Grundlagen der Achtsamkeit, die wiederum die traditionelle Grundlage des spirituellen Weges sind. In Kum Nye nutzen wir die Sinne, um Körper und Geist zu entspannen und experimentieren mit der Natur von erwachter Bewusstheit. Gefühle geben dem Körper Leichtigkeit und Behagen. Das Ego entspannt sich, beruhigt durch ein Gefühl von Überfluss, wir müssen nicht mit ihm kämpfen. Die Gefühle werden angenehm und berührbar; wir können sie verstärken und ihnen erlauben, uns in tiefe Entspannung hineinzutragen.

Sind wir auf diese Weise entspannt, dann hat das nichts mit Leugnen oder Verneinung zu tun. Es bedeutet weder, ohne Gedanken darauf zu warten, dass etwas geschieht, wie eine Katze vor dem Mauseloch, noch sind wir dabei vom Wunsch, in die Glückseligkeit der Himmelsbereiche zu fliehen, getrieben. Kum Nye beruht vielmehr darauf, dass wir die Wahrheit unserer Verkörperung, unseres menschlichen Seins, vollständig annehmen. Das ist unsere Grundlage, unser Meditationskissen, das wir nutzen, um die Sinneserfahrung von innen her zu öffnen und unserem Bewusstsein die Kraft natürlicher Schönheit nahezubringen.

Die Grundlage kultivieren

In dem Augenblick, in dem eine Empfindung von Schönheit entsteht, noch bevor der Geist sie ergreift und in das Wahrnehmungssystem von Identifizieren, Erkennen, Verallgemeinern und Besitzen hineinzieht, gibt es nur ein Empfinden, eine innere Reaktion, eine schwache Bewegung von Gefühl. In dieser Nanosekunde können wir für Schönheit vollkommen offen sein, einfach so, wie sie ist. Dieses hervortretende Empfinden, diese Bewegung einer inneren Reaktion, ist die Grundlage, auf der wir aufbauen können. Auf ähnliche Weise hören wir Musik und mögen sie. Aber statt die Besonderheiten zu identifizieren und sich über sie Gedanken zu machen, lass die Musik geradeso sein, wie sie ist, ganz und gar offen. Dehne sie weiter aus. Welches Gefühl du auch hast, berühre es, koste seinen Geschmack, so, als ob er auf deiner Zungenspitze liegen oder auf dem weichen Rand deines inneren Ohres vibrieren würde.

Bevor Wissen ins Spiel kommt, bevor Urteile wie „Ist es nicht wunderbar?“ auftauchen, sieh einfach das scheinende Licht oder die Schönheit, oder höre den Klang, ohne daran festzuhalten. Lass das Gefühl sich selbst öffnen und mit den Sinnen verschmelzen, aber geh nicht weiter, identifiziere nicht, geh nicht einmal bis zu dem Punkt, an dem du fühlst, dass du bewusst bist. Wenn du meditierst, kann es sein, dass deine Wahrnehmung eine feine drängende Qualität annimmt, so, als ob sie eine Stimme wäre, die murmelt: „Ich sollte das nicht tun“, „Ich sollte gar nichts erwarten", „Ich habe Anweisungen".

Gib dich mit diesen subtilen Gedanken nicht ab. Bleibe beim Empfinden oder Fühlen, dem Sein der Erfahrung, und lass alles los, was zu Interpretation, Erwartung, Untersuchen oder Erforschen hin drängt. Es scheint, dass du auf diese Art am besten beginnen kannst, Kum Nye als Grundlage von Meditation zu entwickeln. Zu Beginn mag das nicht einfach zu verstehen sein, aber du wirst allmählich anfangen, zu würdigen, wie du innerhalb des Gefühls ein Gleichgewicht finden kannst, ohne den nächsten Schritt zu machen, der zum Erkennen und Aktivieren der intellektuellen Seite des Geistes führt.

Sobald wir uns mit der identifizierenden/begrifflichen Stufe der Wahrnehmung beschäftigen, sobald wir denken: „Ich hab's", kippt dieses Gleichgewicht: wir fallen in die zweite und dritte Stufe der Wahrnehmung. Wenn wir das tun, verlieren wir die Seins-Qualität der Erfahrung und auch die Möglichkeit, von ihrer Energie zu profitieren.

Wir geraten so leicht in die zweite und dritte Stufe der Wahrnehmung, weil wir dazu neigen, im Hintergrund des Geistes Anweisungen laufen zu lassen: „Ich sollte nicht analysieren. Ich sollte offen sein. Ich sollte nichts untersuchen". „Sollte" und „könnte" wirken einschränkend und verbietend; sie senden die Botschaft: „Das heißt, ich kann gar nichts tun."

Solche Gedanken neigen dazu, sich auf ganz sublime Weise durch unser Bewusstsein zu bewegen. Dadurch wird Offenheit so wirkungsvoll ausgeschlossen wie Licht, das durch den Verschluss der Kamera vom Film ferngehalten wird. Wenn dieser Verschluss sich nicht ausreichend öffnet, kann sich das Bild nicht richtig einprägen. Auf ähnliche Weise kann sich unsere Praxis nicht gut entwickeln, wenn wir die innere Essenz der Erfahrung nicht aufnehmen. Erinnern wir uns aber daran, dass Entspannung jenseits der Bereiche von „tun" oder „nicht tun" liegt, können wir uns selbst ermutigen, das Beurteilen der Erfahrung zu lockern. Der Verschluss unserer inneren Kamera wird länger offen bleiben und zulassen, dass sich die Qualität des Fühlens stärker in unser Bewusstsein einprägt.

Je mehr wir unser Festhalten an „ich", „mich" und „mein" lockern, desto schneller können wir durch diese Schwierigkeiten hindurchgehen und das Gefühl von Bewusstheit ausdehnen. Es ist aber wichtig, das auf eine sanfte, kooperierende Weise zu tun, die das Selbst nicht unmittelbar herausfordert. Wenn das Selbst sich sicher fühlt, wird es sich entspannen.

Wir werden feststellen, dass es nicht nötig ist, unserem „Ich“ so viel Aufmerksamkeit zu schenken, und können diesen inneren Direktor gehen lassen. Dann können wir frei im Gefühl schwimmen und bekommen dabei den Saft der Erfahrung, ohne nach ihm zu greifen oder ihn zu entstellen. Bewusstheit dehnt sich aus, und wir gewinnen einen breiteren, beständigeren Sinn für Offenheit, der sich in unser alltägliches Leben hinein fortsetzt. Wenn diese Praxis sich entwickelt, führt sie auf natürliche Weise zu der meditativen Klarheit und Ruhe, die man Shamatha nennt.

Ohne uns zu sehr zu bemühen, lassen wir uns selbst einfach SEIN. Wir verkörpern die Schätze der Empfindungsfähigkeit unmittelbar und erlauben ihnen, sich zu einer alles umgebenden Fülle zu entfalten, die wir nicht geschaffen haben und die alles bietet, was Körper, Geist und Seele benötigen. Sobald wir diese Fülle verkörpern, müssen wir uns ihre Beschaffenheit und Qualität nicht beschreiben; wir brauchen keine Übersetzer und Anleiter. Wir müssen um diesen Besitz, der uns schon gehört, nicht feilschen.

Mit anderen teilen

Kum Nye öffnet die Tür zu einer neuen, glücklicheren Art zu leben. Viele Menschen sind heute jedoch unter Druck und unzufrieden, sie leiden an Unruhe und Depression. Da sie nicht wissen, wie sie ihren Geist klären und positive Gefühle und Gedanken einladen können, müssen sie sich sehr anstrengen, um auch nur etwas Freude zu erfahren, und was sie bekommen, befriedigt sie nur für kurze Zeit. Was ist die Lösung? Sie kennen keine Möglichkeit, sich selbst oder anderen zu helfen – sie wissen vielleicht nicht einmal, dass es eine höhere Art von Zufriedenheit gibt.

Wir haben von Zeit zu Zeit die Gelegenheit zu sehen, dass mehr möglich ist: mehr Glück, mehr Bedeutung, mehr Freude. Wenn wir auf diese Weise schauen, öffnet sich das Herz und der Geist wird klarer. Wir erkennen den Wert der Lehren und Übungen, die uns helfen können; wir verstehen, wie wichtig es ist, dass wir für unseren Körper, unsere Sinne und unseren Geist sorgen. Wir sind bereits auf dem Weg zu Zufriedenheit.

Wenn wir diesem Weg folgen, konzentrieren wir uns auf Körper, Sinne und Gefühle, nähren den Geist mit Vergnügen und üben ihn darin, die

Muster, die Erfahrung beschränken und verfälschen, zu lockern. Diese Übungen ersetzen die Unsicherheit und Negativität, die dem dualistischen Geist innewohnen, durch ein Gefühl von Wert, Fülle und Freude. Auf dieser Grundlage können wir ein angenehmes, befriedigendes Leben führen und den Nutzen unseres Verstehens mit anderen teilen.

Wenn dein Wunsch, anderen zu nutzen, dich tiefer in spirituelle Praxis führt, kannst du damit fortfahren, die vier Grundlagen der Achtsamkeit zu entwickeln und die Führung eines qualifizierten Lehrers suchen. Bleibst du beharrlich bei deiner Praxis, so bist du vielleicht schließlich dafür bereit, aus den Lehren des Großen Madhyamika (dBu-ma Chenpo), Mahamudra und rDzogs-chen, den esoterischen meditativen Traditionen Tibets, Nutzen zu ziehen.

Die wirkende Kraft der Bewusstheit hervorbringen

Die wirkende Kraft der Wahrnehmung erkennen

Sitze in einer bequemen, entspannten Haltung. Schließe deine Augen und lass sie für ein paar Minuten ausruhen. Öffne sie dann und beobachte einfach deine Umgebung so offen wie möglich, ohne dich anzustrengen, irgendetwas Bestimmtes anzuschauen. Dann schaue dich um und erlaube deinen Augen, auf einem Objekt nach dem anderen zu ruhen. Entspanne das Gebiet um die Augen, lass deinen Blick sanft werden und sei empfindsam für innere Bewegungen und Gefühle. Erlaube dem Geist, still zu sein, wenn Gedanken auftauchen, lass sie ziehen, wohin sie wollen. Welche Objekte haben nach fünf bis zehn Minuten deine Aufmerksamkeit auf sich gezogen? Sind sie „einfach da", auf neutrale Weise gegenwärtig, oder erkennst du sie und reagierst in irgendeiner Weise? Ist deine Reaktion davon geprägt, dass du dich angezogen fühlst, nicht interessiert bist oder Widerwillen spürst? Haben die Objekte eine Kette von Gedanken angeregt? Oder tauchten Gedanken einfach auf, ohne Beziehung zu dem, was du gesehen hast?

Noch bevor wir uns eines Gedankenprozesses bewusst werden, ist Licht in das Auge eingedrungen; Zellen des Auges haben Farben und Muster von Licht registriert, und sofort sind Botschaften auf dem Weg zu den visuellen Fähigkeiten unseres Bewusstseins. Das Bewusstsein erkennt diese

Muster augenblicklich und verknüpft sie mit vorher erfahrenen Eigenschaften, um sie zu identifizieren und zu benennen. Wenn das Objekt identifiziert ist, beschleunigt sich die Triebkraft der Wahrnehmung und signalisiert Anziehung, Ablehnung oder „nichts Besonderes". Diese Tätigkeit regt andere Zentren des Geistes an; Erinnerungen werden nach mehr Daten abgesucht und die Identifikation verfestigt sich. Das Objekt ist jetzt deutlich gegenwärtig, und „ich" bestimme bereits, wie es sich auf mich bezieht. Obwohl die Wahrnehmung sich weit draußen bewegt hat, ist sie plötzlich „meine". „Ich" bin derjenige geworden, der sieht, derjenige, der erkennt. „Ich" bin die wirkende Kraft, die Verantwortung für diese Wahrnehmung übernimmt. „Ich" werde sie lenken, in Worten ausdrücken und bestimmen, was sie bedeutet.

Bedeutung herstellen

Wir drücken unsere Wahrnehmungen normalerweise nicht aus, indem wir sagen: „Da ist Unglück", „Da ist Ärger", „Da ist Krankheit". Es scheint, dass wir unsere Wahrnehmungen auf irgendeine Weise mit uns selbst in Bezug setzen müssen, um ihnen Bedeutung zu verleihen. Unsere Sprache bedient diese Notwendigkeit und versieht uns mit einem Vermittler, „ich", in Vertretung für alles, was unseren Körper, unsere Sinne und unseren Geist ausmacht. Gleichzeitig ist „ich" sowohl ein bequemer Bezugspunkt für unser Gefühl von Selbst, als auch ein Wort, das dem Selbst erlaubt, hinter den Kulissen im Verborgenen zu wirken. Dieser „bequeme Bezugspunkt" hat jedoch große Macht. „Ich" und seine Partner „mich" und „mein" stehen im Zentrum unserer Identität, und in unserer Sprache gibt es kein anderes Wort von ähnlich großer emotionaler Wirkung. „Ich" verkörpert, was wahrgenommen wird; „ich" wird der Besitzer, das Subjekt, der Direktor dessen, was geschieht. Wenn meine Sinne Unglück aufgreifen, muss dieses Unglück auf „ich" bezogen sein; wenn Nerven und Kreislaufsysteme auf bestimmte Weise aufgewühlt sind, muss „ich" ärgerlich sein. Wenn es Gefühle von Krankheit gibt, dann muss „ich" krank sein. Diese Annahme kommt wie ein Reflex. Ist irgendeine andere Schlussfolgerung möglich? Die Wahrnehmung und „ich" sind zusammengeschweißt; „ich“ und Ärger werden eine Einheit, aneinander gebunden und verschmolzen, wie Bilder, die in Glas eingelassen sind.

Die Glieder in der Kette des Wahrnehmungsprozesses – Empfinden, Fühlen, Benennen, Eigenschaften und Erkennen – sind jetzt so fest mit Assoziationen, Bedeutung und Interpretation eingefroren, dass wir sie im Allgemeinen als Einheit betrachten. Wenn ein Objekt gegenwärtig ist, dann öffnen sich die Sinne, und der Prozess erwirbt fast sofort einen Vermittler – „ich“ –, der die Führung übernimmt und die Reaktion leitet. Wir sehen eine Blume, und das „Ich“ ist da, kommentierend und beurteilend: „Was für eine schöne Rose! Sie gefällt mir sehr“. Dann haben wir die Blume zwar gesehen, aber haben wir ihre Schönheit erfahren? Gab es einen Augenblick, in dem wir das Spiel des Lichtes auf der Rose wahrnehmen oder ihren Farbschattierungen nachgehen konnten? War da ein Gefühl von Öffnung, von Gefühlen, die aufstiegen, um zu bezeugen, dass Schönheit uns in irgendeiner Weise wirklich berührt hat?

Klang hat eine starke Affinität zu unserem Bewusstsein, aber wie können wir mit Musik in Verbindung bleiben, bevor „ich“ dazu kommt, um uns von ihren Obertönen und Feinheiten abzutrennen und uns zu sagen, was wir fühlen? Auf ähnliche Weise riechen wir einen köstlichen Duft, und das „Ich“ ist da mit seinen Vorlieben und Abneigungen und holt uns aus dem unmittelbaren Kontakt mit dem Duft an sich heraus. Wir schmecken, und das „Ich“ tritt hervor, um zu analysieren und zu kommentieren. Sogar unsere Gefühle sind anfällig für das „Ich“. Wie lange dauert es, wenn durch Entspannung tiefe Gefühle von Vergnügen ausgelöst werden, bis Gedanken kommen wie: „Genieße ich das wirklich“? Was geschieht mit schönen Gefühlen, wenn wir in diesen Gedankengang einsteigen?

Jeder der Sinne hat sein eigenes Feld von Bewusstheit, eine Offenheit, die erhellend ist und Daten in Fülle und Tiefe zusammenträgt. Bewusstheit ist nicht eine Frage von „Sich-einer-Sache-bewusst-sein“. Bewusstheit entwickelt sich aus der wachen Aufmerksamkeit, die die volle Dimensionalität eines Objektes wahrnimmt – seine Tiefe, seine Helligkeit, seine Bedeutung – all dies auf einmal. Sie erlaubt unseren Sinnen, den Saft der Erfahrung zu kosten, die süße Empfindung von Lebendigkeit, die Erfahrung bedeutungsvoll macht. Aber unsere Sinne schöpfen ihre Fähigkeiten nicht voll aus. Das Tempo der Wahrnehmung, gepaart mit dem schnellen Eindringen des „ich" und seines Gefolges von Begriffen, presst den Saft aus der Sinneserfahrung heraus. Die Sinne sind angespannt und unter Druck und öffnen sich nicht vollständig genug, als dass der Segen des Lichtes der Bewusstheit ihnen zugutekommen könnte.

Das Feld der Bewusstheit öffnen

Kum Nye befähigt uns, die eng zusammengeschweißte Kette der Wahrnehmung zu lösen. Noch bevor die wirkende Kraft des „Ich" die Führung übernimmt, gibt es für einen Moment die Möglichkeit, einen Raum zu öffnen, durch den Bewusstheit hindurchscheinen kann. Um das zu erfahren, lass die Augen leicht auf einem Objekt ruhen und richte deine wache, aber entspannte Aufmerksamkeit darauf. Löse auf empfindsame Weise dein Festhalten am Objekt und lass die Berührungspunkte von Sinnen und Erkennen weich werden. Wenn du den Drang, das Objekt zu benennen und es auf bestimmte Bedeutungen festzulegen, loslässt, spürst du vielleicht ein Gefühl, das vom reinen Sehen kommt – die Erfahrung des Sehens ist frei von Etiketten und Identifikationen. Mit Übung kannst du dieses Gefühl ausdehnen und eine schmale Lücke zwischen Empfinden und Erkennen öffnen. Sobald sich diese Lücke schließt und Gedanken aufsteigen, ist der Prozess des Benennens voll ausgeformt und neigt dazu, sich nicht mehr zu verändern.

Das Gefühl, das mit dem Sehen zusammen aufkommt, kann als „Wirkende Kraft der Bewusstheit" willkommen geheißen werden, und du kannst auf diese Weise das Hervortreten des „Ich" und die subtile kontrollierende Allmacht des Selbst, das dahinterliegt, zurückhalten, sei es auch nur für kurze Zeit. Mit Übung kann dieses Gefühl sich vertiefen und ausdehnen und dabei den Druck lösen, der das Erkennen antreibt und innere Dialoge und geistige Unruhe anregt. Das Fühlen taut die gefrorene Kette auf, die das Empfinden an das Ich bindet; es öffnet einen Raum, in dem eine grundlegende Qualität von Freude aufkommen kann, und erlaubt uns, den Nektar der Erfahrung, frei von Bezeichnungen und Interpretationen, auf frische Weise zu kosten.

Genau so, wie Wasser in einem klaren Teich das Bild von Mond und Sternen spiegelt, ohne von diesem Bild beeinflusst zu werden, kann die Bewusstheit Wahrnehmungen für uns spiegeln, ohne dass wir von ihnen beeinflusst werden müssen. Das ist sogar mit so scharfen Wahrnehmungen wie Ärger möglich. Wenn wir zwischen dem „Ich", das erfährt, und dem Ärger, der erfahren wird, einen Raum öffnen, können wir den Ärger erfahren, ohne ihn persönlich anzunehmen. An Stelle von „ich bin ärgerlich" kann da einfach Ärger sein. Auf ähnliche Weise müssen wir unter Gedanken wie: „Ich bin verloren", „ich bin hoffnungslos", „ich fühle mich ganz elend" nicht leiden. Das sind nur Wahrnehmungen, vorübergehend, veränderlich und ohne irgendeine wirkliche Substanz. Wir können einfach beobachten, sie als das erfahren, was sie sind, und sie dann gehen lassen.

Wenn wir wissen, wie wir die Wurzel von Wahrnehmung berühren können, bevor ein Stamm aus ihr herauswächst und Knospen sprießen lässt, die als „ich", „mich" und „mein" erblühen, können wir unser Leben mit größerer Flexibilität führen und die Natur unserer Interaktionen mit anderen umformen. Wir werden nicht länger gezwungen sein, auf die Unruhe, Frustration oder den Ärger, der im täglichen Leben unberechenbar auftaucht, zu reagieren. Bevor stark geladene Emotionen in unseren Chakren Halt finden und unser ganzes System in Unruhe versetzen, können wir eine heilende Ruhe hineinbringen und Körper und Geist davor schützen, dass sie diese Art von Karma fortsetzen müssen.

Wenn die Sinne sich weit öffnen, nehmen sie eine andere Beschaffenheit an, und die Empfindungen, die sie übermitteln, werden voller und stärker. Erinnere dich, wie schnell Empfindungen durch unser System schießen, wie leicht sie uns unaufmerksam antreffen und uns treiben, sodass wir die Kontrolle verlieren. Kum Nye befähigt uns, ein Feld der Bewusstheit zu schaffen, das als Puffer zwischen Sinnesaktivität und dem „Ich", das interpretiert und reagiert, dient. Um diesen Puffer auszubilden, sei wachsam und auf der Hut, lass die Bewusstheit wie einen Radar alle Richtungen überwachen, denn intensive Energien können in jedem Moment aufkommen.

Achtsame Wachheit

Schaffe mit Hilfe von beständiger Achtsamkeit eine geistige Umgebung, die so hell und offen wie möglich ist, bleibe wachsam, ohne dich anzuspannen. Dafür wirst du anfangs stetige Aufmerksamkeit benötigen, die du nicht entwickelst, indem du täglich einige Stunden meditierst, sondern indem du dich fortwährend daran erinnerst, diesen Radar des Geistes und der Sinne zu benutzen. Bleibe in der Qualität von Wachheit und halte sie aufrecht, so lange du kannst. Verwende deine Energie darauf, die Wachheit zu stärken und auszudehnen; spüre, wie die Fülle deiner Energie die Qualität von Wachheit ausdehnt und verstärkt, sie beständig und stark macht. Wenn deine geistige Energie sich später bei einem höheren Grad von Wachheit festigt, wird Achtsamkeit zu einem natürlichen Seinszustand. Diese Art von Achtsamkeit regt die schlummernden Kräfte des Geistes an; wenn du sie gut entwickelst, bekommst du zu ihnen Zugang, wann immer du es wünschst.

Diese Übung kann immer dann nützlich sein, wenn du negative Situationen angehen musst, aber nur widerwillig über sie nachdenkst oder dich um sie kümmerst. Sie kann dir helfen, die Energie, die jetzt in Unwohlsein oder Schuld fließt, in positive Handlungen, die erleichtern und stärken, umzulenken.

Wenn du die achtsame Wachheit, die Kum Nye fördert, entwickelst, entfaltet sich Entspannung als ein natürlicher Ausdruck der psychischen Kraft deines Geistes. Du kannst diese Kraft wirkungsvoll einsetzen, um dich über negative Einflüsse hinwegzusetzen. Wenn du der Unruhe ein Ende bereiten und den Schmerz des Unglücklichseins lindern möchtest, dann kannst du das tun. Wenn du geistigen Hindernissen begegnest, dann kannst du über sie hinaus- und weitergehen. Das ist die Stärke von Entspannung, der wirkenden Kraft der Bewusstheit.

In Bewusstheit hinein entspannen

Deine Kum Nye-Praxis kann genau da beginnen, wo du bist. Du kannst deine Sinne auf Entspannung einstimmen, wo immer dein Körper sich befindet und wann immer deine Sinne wirken. Mache es dir bequem, sitze in der Haltung der Sieben Gesten auf einem Kissen oder Stuhl. Entspanne alle angespannten Bereiche, nimm dir fünf bis zehn Minuten Zeit, um Gesicht, Hände oder Brust dort zu massieren, wo du am meisten Spannung wahrnimmst. Atme sanft durch Nase und Mund, stelle dir vor, dein Körper schwebt mühelos im Raum. Spüre die Bereiche, in denen es noch Spannung gibt; atme ein und fülle sie mit der frischen Offenheit des Raumes.

Entspanne dich vollständig, lass jedes Gefühl von Identität los – kein „Ich", kein Selbst, keine Kommentare, keine Begriffe, bis Körper und Geist ruhig sind und nichts als Fühlen übrig bleibt. Ein Körper des Fühlens, der im Raum schwebt: voller Freude, warm und freundlich, heilend, nährend und süß.

Wenn wir die Anspannung lösen, die durch Wahrnehmung, Beschreibung und Besitz entsteht, gehen wir über Spannung, über Gefühl, ja sogar über die zartesten Gefühlstöne hinaus, indem wir Gefühle sich in Bewusstheit hinein auflösen lassen wie Wolken, die im Sonnenlicht verblassen und sich schließlich auflösen.

Sich der Ruhe hingeben

Unsere Neigung, Erfahrung zu benennen und zu beurteilen, stört Entspannung und unterbricht Bemühungen zu meditieren. Sie äußert sich im Wesentlichen auf drei Arten: Die erste wirkt auf der Ebene des Empfindens, die zweite auf der Ebene von Berührung und die dritte auf der Ebene von Interpretationen. Obwohl diese Neigung so tief eingeprägt ist, dass sie von beinahe jedem Reiz ausgelöst wird, sogar von den anfänglich schwachen Regungen einer Sinneswahrnehmung, kann sie durch einfache, aber wirkungsvolle Kum Nye-Übungen gelockert werden.

Auf der grundlegendsten Ebene, die mit dem Empfinden in Verbindung steht, findet sich eine Bereitschaft der Sinne, ein zartes Gefühl, das die Sinne sofort reagieren lässt. Sie sind wach, die Ohren offen, die Augen wandern umher, bereit, zu berichten und zu reagieren, und Gefühle, die unsere Reaktion in eine bestimmte Richtung lenken, regen sich schon. Wir sind dabei, aufzuspringen und eine Entscheidung zu treffen, obwohl wir den spezifischen Grund dafür noch nicht erkannt haben. Vielleicht spüren wir ein Unbehagen darüber, wie etwas geschieht. „Irgendetwas stimmt hier nicht". Schon zu diesem frühen Zeitpunkt sind die Voraussetzungen geschaffen, und es gibt einen Zug in Richtung Bewertung. Als nächstes steigt auf der Ebene von Berührung die Wahrnehmung auf und verbindet sich unvermittelt mit diesem Gefühl. Wir reagieren dann sofort: „Ich wusste es!", „Ich konnte es fühlen!", „Jetzt sehe ich es!". Das Urteil ist voll ausgeformt, bereit, weiter ausgearbeitet und dann zur Handlungsgrundlage zu werden. Die Dynamik dieses Prozesses schwingt blitzschnell auf die dritte Ebene, auf die der Interpretationen, innere Dialoge und Begründungen festigen und rechtfertigen das Urteil. Wir merken jedoch nicht immer, wie das geschieht.

Diese Ebenen der Beurteilung, auf denen die Sinne in der Schwebe sind und für sofortige Entscheidungen in Bereitschaft gehalten werden, sind auch dann wirksam, wenn wir versuchen, uns zu entspannen oder zu meditieren. Die damit verbundenen Gedanken sind uns vertraut: „Ich weiß, dass ich das nicht richtig mache", oder „ich weiß, ich werde besser." „Ich mache Fortschritte." Die Entscheidung ist hier schon getroffen, die Schlussfolgerung gezogen. Diese Art innerer Dialoge zeigt an, dass wir bereits von unserem Meditationskissen aufstehen. Wir sind dabei, die Grundlage unserer Entspannung zu verlieren.

Die Gedanken erfinden vielleicht ihr eigenes Schauspiel und denken sich ihre eigenen Geschichten aus. Unser Geist bewegt sich auf vertrauten Pfaden, er deutet ihre Spekulationen, kommentiert sie und bereitet die Kommentare mit leichten Veränderungen wieder und wieder auf, oder er schafft Dialoge auf eine für uns typische Weise. Aber all diese Geschäftigkeit stammt aus dem Reich von Interpretationen und Beurteilungen. Der Geist weist den Geist auf Beobachtungen hin, und der Geist antwortet wiederum dem Geist mit Meinungen, die selbst auch wieder zum Geist gehören. Der Rest des Prozesses folgt der einzelnen Bemerkung auf dem Fuß und windet sich so schnell wie der Körper einer Schlange. Wenn das geschieht, sind wir fest im dialektischen Bereich von Vergangenheit, Gegenwart und Zukunft verfangen, oder in Gedanken, die mit „ich", „mich" oder „mir" verbunden sind und beinhalten, dass wir etwas tun oder verstehen müssen. Während wir noch denken, dass wir meditieren, kann unser Geist auf den Gleisen, die er so gut kennt, weit vorausgeeilt sein. Wir sitzen nicht länger auf unserem Kissen.

Bevor unsere Meditation Fortschritte machen und sich vertiefen kann, müssen Körper und Geist ruhig und entspannt sein. Auch unsere Sinne müssen mitarbeiten, indem sie klarere Wahrnehmungen liefern und sie auf sanftere Weise darstellen. Dann tauchen Wahrnehmungen – oder was wir vielleicht Erinnerungen, Erfahrung oder Sinneserfahrung nennen – plötzlich auf, oft ohne irgendwelche Anregung oder Begründung. Jede von ihnen zeigt eine bezeichnende Besonderheit, so, als ob sie sich vor uns stellte und fragte: „Wie sehe ich aus?" Sie bieten alle Arten von Deutungen an, und der Geist erklärt sie augenblicklich.

Interpretationen können sich zwar in ihren Einzelheiten stark unterscheiden, sie teilen aber einen grundlegenden Zug: Sie erkennen sich selbst. Sie tauchen in sich abgeschlossen auf, so, als ob sie in einer Blase eingeschlossen wären. Ein Merkmal von etwas wird erkannt, jemand erklärt es und gibt Kommentare dazu ab. Aber beide, das Merkmal, das erkannt wird, und derjenige, der es erklärt, sind Aspekte derselben Blase. Es entsteht eine Subjekt/Objekt-Beziehung, aber all das ereignet sich innerhalb einer Blase. Das Merkmal wird zum Interpreten – und keine andere Gruppe ist anwesend, keine Substanz von außen, kein geladener Gast. Die Interpretationen mögen endlose Variationen haben, entspringen aber alle derselben Quelle. Der Geist liest seine eigenen Interpretationen laut vor und stellt sie als etwas Wirkliches dar. Aber das ist das eigene, persönliche Geheimnis des Geistes – er zeigt uns diesen Vorgang nicht, und auch nicht, wie er funktioniert. Die Wirkung ist ähnlich wie bei einem Hologramm, in dem ein einziger Lichtstrahl eine ganze Reihe von Gestalten und Formen erhellen kann. Diese Formen sind aber ihrem Wesen nach Illusionen, und das Licht selbst hat keine Substanz.

Wenn wir träumen, mögen wir alle Arten von Erfahrung haben, aber sie alle finden ebenfalls innerhalb einer einzigen Blase statt – all die Charaktere, die Szenerie, und die Ereignisse des Traums entfalten sich innerhalb unseres Geistes. Gedanken und Wahrnehmungen, die in der Meditation aufsteigen, können auf ähnliche Weise unterschiedliche Gefühlstöne haben, so wie Gäste, die zu einer Party kommen. Sie alle entfalten sich aber im Wesentlichen innerhalb des einen Geistes. Licht fließt herein, und der Geist spiegelt verschiedene Farben und Formen. Ab und zu scheint etwas anderes aufzutauchen, aber auch das ist nur eine Variation des gleichen Prozesses: Immer noch ist es nur eine einzige Blase. Der Geist deutet sich selbst – es gibt da keinen zweiten Interpreten. Da dieser Prozess im Wesentlichen im Verborgenen stattfindet, ist dem Meditierenden wahrscheinlich weitgehend nicht bewusst, wie er funktioniert.

Solange wir auf der Ebene von Interpretationen bleiben, können wir nicht die Ruhe erfahren, die nötig ist, um uns ganz in die Meditation hineinzubegeben. Wenn wir versuchen zu meditieren, während der Geist mit inneren Unterhaltungen beschäftigt ist, so ist das, als ob wir versuchten,

Nektar in eine Tasse zu gießen, während wir so schnell rennen, dass wir die Tasse nicht ruhig halten können – am Ende gießen wir das meiste daneben und können den Geschmack, der übrig bleibt, nicht vollständig genießen. So lange unsere Interpretationen und Erklärungen wirken und uns berichten, was der Begriff der Entspannung bedeutet, Geschichten erfinden, wie sie zu erreichen ist, und bewerten, inwieweit wir erfolgreich sind, wird es uns schwerfallen, vollständige Entspannung zu verkörpern.

Wenn wir begreifen, wie dieser Prozess funktioniert, scheint er sehr einfach und vollkommen klar zu sein. Verstehen wir es aber nicht, so ist er sehr vielschichtig. Wir werden ihn nie wirklich verstehen können, egal, wie intelligent wir sind, denn der Intellekt hat keinen Zugang zu seinem eigenen Wirken. Der Geist bewegt sich, sobald er anfängt, etwas zu untersuchen, und diese Bewegung verändert seine Eigenschaften. Die nächste Geschichte beginnt, sie ändert sich wiederum, und es entstehen noch mehr Geschichten. Noch mehr Geschichten helfen nicht, diese Geschichten zu erfassen; wir können den Geist nicht benutzen, um den Geist zu verstehen. Darum ist es wesentlich, Körper, Atem und Sinne zu entspannen und diesen Prozess von innen her zu öffnen.

Geschichten, die wir erzählen

Wenn wir einen kleinen Einblick bekommen haben, wie unsere Gedanken und Wahrnehmungen sich mit den Mustern des Geistes verstricken, so steht uns ein Wissen zur Verfügung, das uns viel Zeit und Frustration ersparen wird, wenn wir meditieren möchten. Es ist also hilfreich, darüber nachzudenken, wie sich Gedanken und Wahrnehmungen in unserer Erfahrung zeigen. Wenn wir still auf unserem Kissen oder Stuhl sitzen, denken wir vielleicht, dass wir meditieren: Unser Geist kann aber schon kurz darauf sehr aktiv werden, er kann Geschichten erzählen und Phantasien erfinden, die uns überzeugen und ablenken. Vielleicht bemerken wir diese Gedanken, schieben sie beiseite und denken: „Ich versuche mich zu entspannen." Indem wir das tun, stören wir in Wirklichkeit die Ruhe des Geistes und unterbrechen die Entwicklung von Meditation. Vielleicht sind wir auch konzentriert, neugierig oder erwartungsvoll oder darauf bedacht zu beobachten, wie Meditation geschieht. Auch dieser beobachtende Ansatz ist störend, so, als ob wir in dem Bemühen, das Bild klarer zu sehen, versuchen würden, unser Spiegelbild in einem klaren Wasserteich zu berühren. Je intensiver wir versuchen, das, was da ist, zu berühren, desto mehr bringen wir das Wasser in Unruhe und zerstückeln das Bild. Es ist also die beste Vorgehensweise, vollkommen ruhig zu werden – ohne Unruhe zu verbreiten und ohne uns zu bemühen, herauszufinden oder zu beurteilen, was vor sich geht. Nimm dir einfach ein paar Augenblicke, um ein allgemeines Gefühl dafür zu bekommen, wie du sitzen, wie du atmen und wie du sein kannst, dann lass alle diese Vorstellungen los – lass die Anweisungen los, lass die Erklärungen zu den Anweisungen los und lass auch diese Anweisungen über die Anweisungen ziehen.

Wie Muster des Geistes die Meditation behindern

Der Vorschlag, Anweisungen wegzulassen, kann den Eindruck erwecken, als wären diese Anweisungen unnötig. Wenn es nichts zu tun gibt, wozu sollen wir dann meditieren? Es mag nicht gleich einleuchtend sein, wie man Anweisungen loslassen soll oder wie Anweisungen Entspannung oder Meditation möglicherweise behindern. Auf der einen Seite wird dem angehenden Meditierenden gesagt, dass Anweisungen und Vorschläge notwendig seien, andererseits, dass es nicht hilfreich sei, sie festzuhalten. Das mag ihm das Gefühl geben, in einer Zwickmühle zu sitzen. „Was soll ich also tun?" „Ich sitze jetzt einfach hier und tue nichts. Ich bin entspannt, ich bin still. Das muss gemeint sein. Das muss der beste Weg sein zu meditieren." Der/die Meditierende macht vermutlich das, was er oder sie tun soll, aber der Geist ist noch aktiv und versucht aus dem, was er nicht versteht, einen Sinn zu machen. „Die Anweisung sagt, ich soll die Anweisung loslassen, also habe ich das gemacht. Jetzt warte ich. Was passiert jetzt?"

Anweisungen haben die Tendenz, durch den Geist zu flimmern, so wie das Echo unserer eigenen Stimme: „Was sollte geschehen?" „Fühle ich mich ruhiger?" „Habe ich Gedanken?" „Bin ich achtsam genug?" „Beobachte ich so, wie ich sollte?" Wir fühlen uns vielleicht sehr still, aber es gibt die Tendenz, dass diese Art geistigen Lärms im Hintergrund unseres

Geistes widerhallt wie ein Echo. Diese geistigen Echos zeigen, dass der unsichtbare Anleiter noch festhält – „ich" beobachte, „ich" erinnere, „sei aufmerksam!" Dieses Gefühl von Beobachten verhindert die Offenheit der Entspannung, es erzeugt Spannung im Geist, schließt Gefühle von Glückseligkeit aus. Dieser unsichtbare Anleiter ist unnötig, deshalb ist es besser, wenn er nicht da ist.

Die Tore zur Meditation öffnen

Da wir keinen unmittelbaren Zugang zu irgendeiner anderen Weise des Verstehens haben, müssen wir uns auf Anweisungen verlassen. Wenn wir das aber tun, kann es sein, dass wir uns in den Spielen unseres Geistes, der von Begriffen getrieben und in ihnen gefangen ist, wiederfinden. Wie können wir auf ausgeglichene Weise vorgehen, wenn wir keinen Anhaltspunkt haben können?

Wenn wir verstehen, dass Anweisungen einerseits nötig, andererseits aber auch begrenzt sind, können wir in dem Bewusstsein mit ihnen arbeiten, dass auch hier Kum Nye hilfreich sein kann. Unsere Kum Nye-Praxis kann uns helfen, unsere Neigung, zu eng an Begriffen und Erwartungen festzuhalten, zu lockern. Sie unterstützt uns dabei, den inneren Beobachter, der Geist, Nerven und Sinne anspannt und unsere Erfahrung dumpf macht, wahrzunehmen und zu lockern. Das Üben kann außerdem die für die Entwicklung der Erfahrung nötige Geduld fördern. Genau so, wie wir gelernt haben, uns dem Fluss schöner Gefühle zu überlassen, können wir uns auch der stillen Ruhe von Meditation hingeben. In der Offenheit der Entspannung und von den durch Kum Nye geweckten lebendigen Energien genährt, beginnt sich die offene Bewusstheit der Meditation zu entwickeln.

Mache dir im Voraus die Anweisungen für die Übung klar, sodass du dir den Ablauf der Übung oder Meditationspraxis vorstellen kannst. Sei dir aber bewusst, dass die einzelnen Erfahrungen unterschiedlich sein werden, dass also Erwartungen die Entfaltung der Meditation stören oder blockieren. Gedanken und Wahrnehmungen tauchen innerhalb des Meditationsfeldes auf und kreisen umher, vor und zurück, ohne sich irgendwo außerhalb zu bewegen. Deshalb kannst du sie öffnen, indem du Körper und Geist lockerst und dich so vollständig wie möglich entspannst. Erlaube einem Gefühl von Leichtigkeit, sich zu entwickeln. Erlaube allen Geschichten und inneren Dialogen, zu gehen; lass die Interpretationen gehen. Sogar den Gedanken, dass du beobachtest, kannst du ziehen lassen, und auch jede Auffassung darüber, wie man wissen oder meditieren kann. Lass sogar Anweisungen gehen.

„Aber ich weiß nicht, wie ich das tun soll!"

„Gehen lassen" bedeutet, dass du, ob du es nun weißt oder nicht, sogar die Unterhaltung über Wissen oder Nicht-Wissen gehen lässt. Worte, die dir ein Gefühl von Wissen geben, sind nicht wichtig, und Anweisungen können nur ein Hinweis darauf sein, wo du anfangen kannst. Wenn du die Übung tatsächlich machst, wird die Abhängigkeit von formalen Vorschriften deinen Fortschritt behindern. Sobald du vollständig in der Meditation bist, wirst du es wissen. Dann wird es keine Notwendigkeit für Anweisungen oder Interpretationen geben.

Vertraue deiner Erfahrung und folge dem sich vertiefenden Strom der Meditation. Wenn Gefühle auftauchen, atme in sie hinein und lass sie sich öffnen. Halte weder fest noch ignoriere sie. Entspanne dich vollständig; entspanne die Deuter, entspanne die beurteilenden, denkenden, Dialoge führenden Beobachter, und entspanne die Radar-gleiche Empfindlichkeit, die diese schnelle, springende Beschaffenheit nährt. Stelle sie leiser, so wie ein Radio, und ruhe in der Offenheit der Meditation.

Verkörpere vollständige Ruhe: Lass Ruhe selbst zum Sein werden. „Zum Sein werden" bedeutet: Es gibt keine bestimmte Gestalt oder Form mehr, auf die du deine Aufmerksamkeit richten kannst, und kein „ich", „mich" und „mein", die für das Ausrichten der Aufmerksamkeit zuständig wären. Lass Geist, Gedanken, Gefühle, Urteile, Wahrnehmungen, jede erwachte Art von Bewusstheit oder Achtsamkeit – all die Teile des Geistes, die wahrnehmen und identifizieren – vollständig offen sein, ohne irgendwelche Eigenschaften, die Interpretationen anregen. Du brauchst niemanden, der zwischen Erfahrung und Sein erklärend vermittelt. Diese Etiketten und all ihre Assoziationen haben hier keine Bedeutung.

Übe ein paar Stunden jeden Tag, dich der Ruhe hinzugeben, still und für dich allein. Wenn möglich, erweitere deine Praxis mehrmals im Jahr in vierwöchigen Retreats. Die Fülle in der Erfahrung von Kum Nye macht Geist und Sinne sehr empfindsam und zart; Wahrnehmungen werden fließend und klar, und die Gefühle, die sie wecken, vermitteln deinem ganzen Sein Süße und Wärme.

Nichts zurückzuweisen, nichts anzunehmen, nichts zu arrangieren – das sind die Richtlinien für eine Entspannung, die die Tore zur Meditation weit öffnet. Es gibt keine Notwendigkeit, irgendetwas zu verbessern oder in Ordnung zu bringen; es gibt keine Notwendigkeit, Gedanken auszumerzen, keine Notwendigkeit, irgendetwas hinzuzufügen oder wegzunehmen. Wenn es nichts gibt, um die Klarheit unmittelbarer Erfahrung zu stören – keine Begriffe, keine Empfindungen und keine Erinnerungen, keinen Körper, keinen Geist, keine Sinne, nicht einmal irgendeine Bewusstheit von dir selbst als Seiendem – dann gibt es nichts als Sein. Das ist die Art von Erfahrung, die wir brauchen.

Segnungen da sein lassen

Diese Anweisungen sind gemacht, um zu zeigen, wie wichtig es ist, Anweisungen loszulassen, sodass du die Schale aus Begriffen und Einschränkungen aufbrechen und die ruhige, heilende Essenz reiner Erfahrung kosten kannst. Jetzt aber ist das Wort Sein gefallen, und du wirst dich, aufgrund der Sprache und der Polarität, auf der sie beruht, vielleicht darin verfangen, in ihm nach irgendeiner Bedeutung zu suchen, die du mit dem Begriff Sein verbindest. Solange dein Bewusstsein von Polarität beeinflusst ist, wird jede Bewegung, jedes Prickeln deiner Wahrnehmungen, dazu neigen, in den auf Subjekt/Objekt orientierten Bereich des dualistischen Geistes hineinzufließen. Bist du dir dieser Muster bewusst und verstehst, wie hartnäckig sie sein können, wird dein Weg leichter und freudiger. Wenn du also einen bestimmten Geschmack von Entspannung oder Meditation bekommen hast, ermutige dich selbst dazu, beharrlich dabeizubleiben, ohne dich auf Begriffe oder irgendeine Art von Anweisung zu verlassen, und beschließe, niemals aufzugeben.

Manchmal können sich Segnungen einstellen, wenn du dich hingibst und loslässt, ohne irgendwelche Anweisungen, dann, wenn du es am wenigsten erwartest. Damit diese Momente dir Nutzen bringen, übe dich von Anfang an darin, sie da sein zu lassen, ihnen Raum für etwas Neues und Positives zu geben, das wirklich dein Eigenes ist. Wenn diese

Augenblicke kommen, entspanne dich vollständig in die Erfahrung hinein, lass sie sich so weit wie möglich öffnen und ausdehnen. Gelingt dir das, werden Segnungen häufiger auftreten; die Blütenblätter des Herzens werden sich entfalten, und die Energie wird sich über deinen Körper hinaus ausdehnen, das Gewebe der Einschränkungen lösen, Hindernisse auf deinem Weg schmelzen und dein Sein von den Schatten der Emotionalität und Negativität reinigen.

Kum Nye-Erfahrung entwickeln

Kum Nye löst den Druck von Verpflichtungen und Verantwortlichkeiten, die sich im Lauf unseres eng geplanten, geschäftigen Lebens ansammeln. Es gibt uns den Schlüssel zu tiefer Entspannung, und sein wesentlicher Grundsatz ist, klar und geradeheraus: Lockere dich! Lockere alle Bereiche der Spannung – im Körper, in den Sinnen, im Geist. Welcher Gefühlston auch aufsteigt, lass ihn zu. Bleibe still und ruhig und sinke in die Gefühle hinein. Vielleicht fühlst du ein Öffnen, so, als ob dein Herz eine Lotusblüte wäre, die gerade zu blühen beginnt.

Nimm dir am Morgen und am Abend eine feste Zeit für Kum Nye und widme sie deiner Praxis. Öffne die ersten Blütenblätter des Fühlens und entspanne dich in die Ruhe hinein; dann entspanne dich mehr, lass die Gefühle wieder da sein, entspanne dich noch mehr, und sinke bei jeder Wiederholung tiefer in sie hinein. Das sind die Ebenen der Entspannung, die das Gefühl anziehen. Wenn die ersten zarten Blütenblätter aufblühen, kannst du spüren, wie dein Herz sich weiter öffnet. Dann kannst du in die Gefühle hineingehen und Heilung einladen. Lass die Gefühle da sein, und verzichte darauf, sie in Besitz zu nehmen oder sie zu interpretieren. Fließe mit dem Strom des Fühlens und erlaube ihm, sich zu vertiefen. Diese Art, mit dem Fühlen zu arbeiten, kannst du bei jeder Übung aus diesem Buch anwenden.

Sobald wir mit der Erfahrung von Kum Nye vertraut werden und wissen, wie wir uns der Ruhe und dem innerem Frieden hingeben können, wird es keine Notwendigkeit für weitere Anweisung oder Führung geben. Kum Nye wird sich selbst auf natürliche Weise offenbaren. Der Prozess wird sich weiterentwickeln und tiefer und umfassender werden.

Schließlich wird er die Ganzheit der Erfahrung einschließen, Probleme und Hindernisse auflösen und den Geist dabei unterstützen, seine Schätze vollständiger zu offenbaren. Der Geist selbst kann eine Quelle von Entspannung, die Erneuerung mit sich bringt, werden, eine Fundgrube von Vergnügen, Lebendigkeit und Kreativität, die wir noch entdecken müssen. Wird der Geist innerhalb der Kum Nye-Erfahrung wirksam, so kann er eine unerschöpfliche Quelle positiver Energie sein, ein kraftvoller Verbündeter dabei, negative Muster umzuformen und heilende Energie durch unseren ganzen Körper zu leiten.

Die Schönheit unseres inneren Verstehens kann sich weit über den begrifflichen Bezugsrahmen hinaus ausdehnen, in Wellen über die entlegendsten Gegenden der Vorstellung hinaus, wo weder Sprache sie einnehmen noch der kritische Geist sie kommentieren kann. Logik und Philosophie haben hier keinen Platz. Aber unsere innere Fortentwicklung kann sich weiter entfalten, Bewusstheit ausdehnen und mit immer größerer Sicherheit auf die volle Entwicklung des erwachten Geistes hinweisen.

Teil Fünf

Vertiefende Kum Nye-Übungen

Allgemeine Richtlinien für die Übungen

Beginne und beende eine Übungsperiode immer mit den Sieben Gesten.

Atme immer sanft durch Nase und Mund, es sei denn, die Übung sagt ausdrücklich etwas anderes. Achte besonders am Anfang und Ende jeder Übung auf Gleichmäßigkeit und Sanftheit des Atems. Halte deinen Atem nicht an, sondern lass ihn gleichmäßig fließen, denn es ist der Atem, der Blockaden berührt und öffnet. Der Atem transportiert die Energie der Blockaden in den Fluss der Gefühle.

Wenn du eine Haltung einnimmst oder die Bewegungsübungen durchführst, überanstrenge und zwinge dich nicht – aber halte deine vollständige Teilnahme auch nicht zurück, so gut dir das möglich ist.

Jede Übung kann mindestens auf drei Ebenen geübt werden:

- Die Körperhaltung einnehmen oder die Bewegung durchführen
- Den Fluss der Gefühle berühren
- Die Erfahrungen vertiefen und ausdehnen

Jede Übung kann mit verschiedenem Schwerpunkt geübt werden, je nachdem, mit welchem Teil des Buches du dich beschäftigst:

- Atem
- Sinne und Wahrnehmung
- Geist

Gruppe Eins

Körper und Geist integrieren

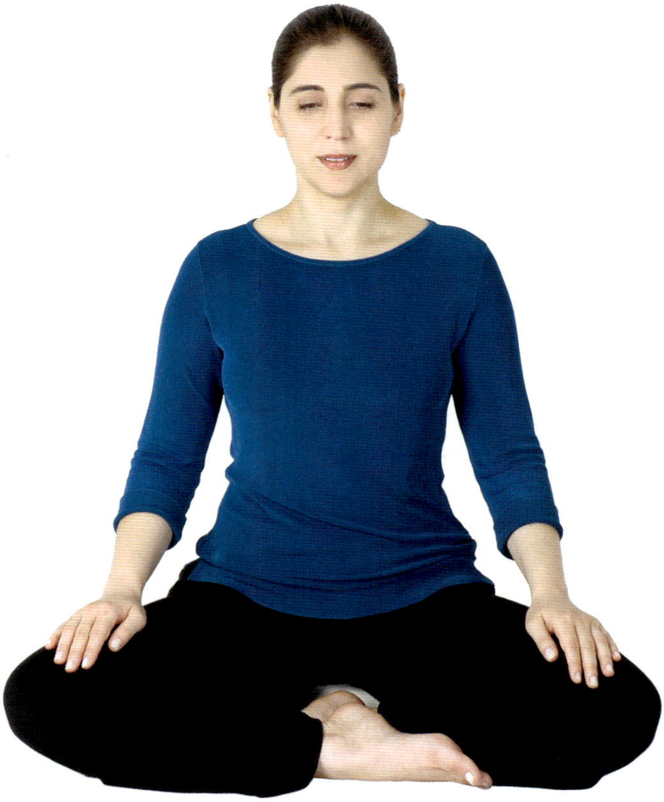

Sitzhaltung im halben Lotussitz

Nimm die Haltung der Sieben Gesten ein. Sitze mit gekreuzten Beinen im halben Lotussitz. Lege deine Hände mit den Handflächen nach unten auf die Knie. Richte die Wirbelsäule auf und ziehe sanft deine Schultern zurück. Ziehe dein Kinn ein wenig zum Hals. Lass den Mund leicht geöffnet. Die Zunge ist ein wenig nach hinten gebogen und berührt den Gaumen hinter den Zähnen leicht. Die Augen sollten halb geschlossen sein, der Blick auf die Nasenspitze gerichtet. Siehe „Sieben Gesten“ in Teil Eins.

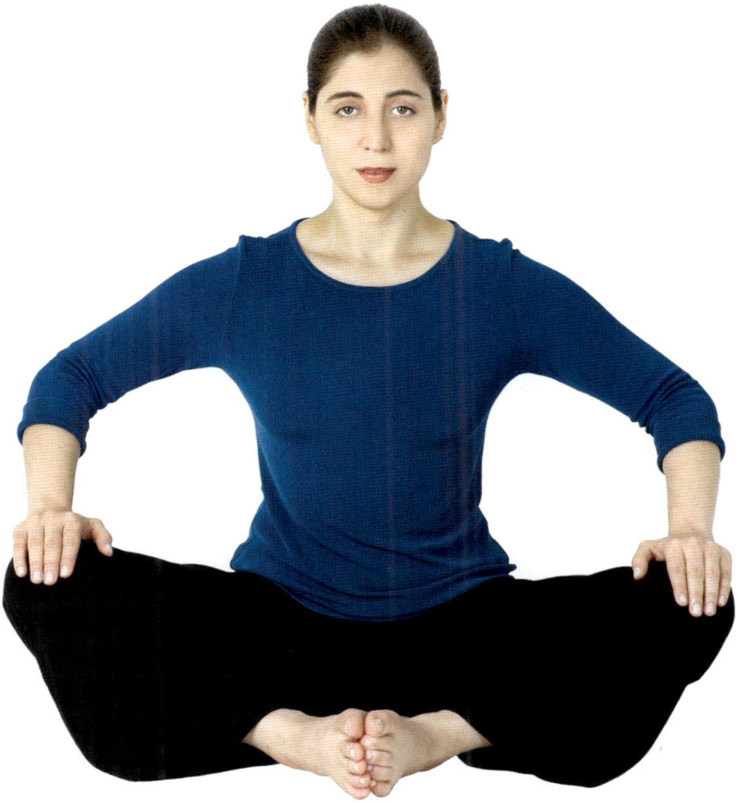

Energie freisetzen

Sitze im Stil des halben Lotus auf einem Kissen oder auf dem Boden. Dann ziehe die Knie zu dir heran und lege die Fußsohlen aneinander. Drücke beide Knie gleichzeitig nach unten und halte einen Augenblick lang. Halte den Rücken und den Kopf gerade. Löse die Beine aus der Position und fühle den Energiefluss in Hüften und Beinen. Wiederhole dreimal.

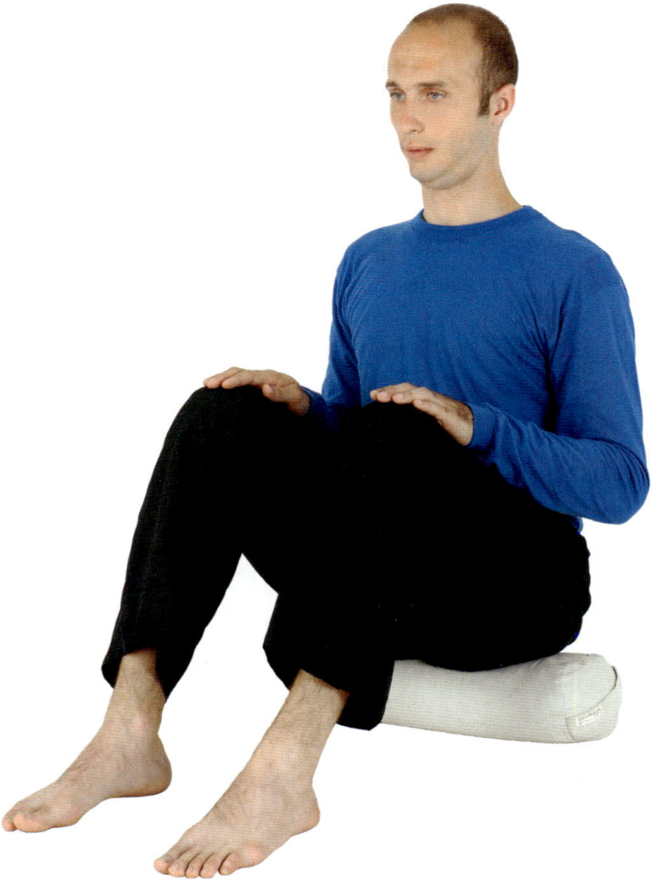

Energie befreien ~ Teil 1

Sitze mit geradem Rücken auf einem Kissen und ziehe das Kinn zur Brust. Beuge deine Knie und bringe sie beide nach oben, ohne dass sie sich berühren. Lege die Handflächen auf die Knie und halte die Füße flach auf dem Boden, etwa dreißig Zentimeter auseinander.

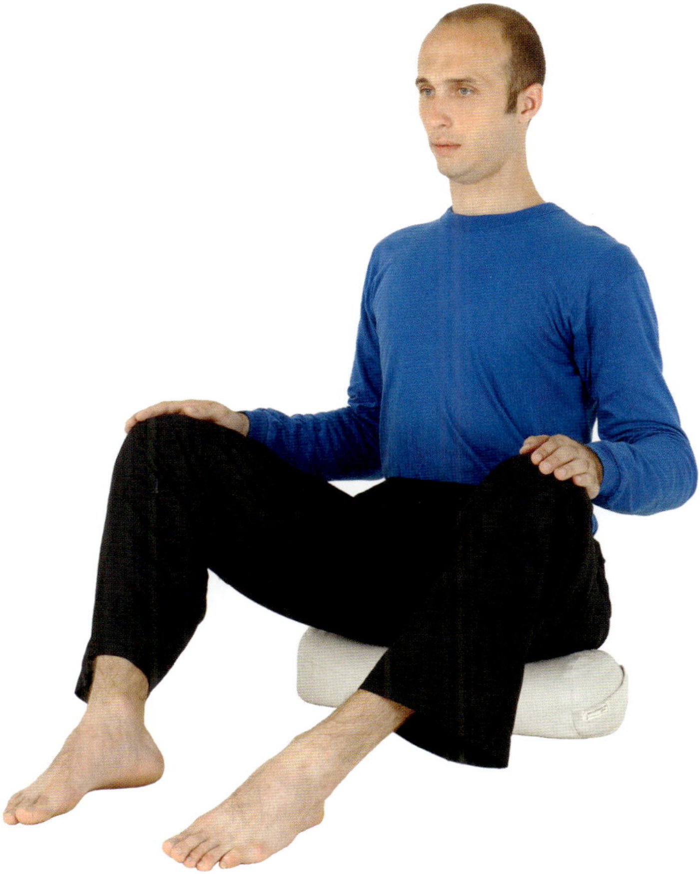

Energie befreien ~ Teil 2

Öffne deine Knie weit, drücke sie beide gleichzeitig nach unten und halte für einen Augenblick. Dann bringe sie wieder zusammen. Wiederhole sechs- oder neunmal und sitze dann im halben Lotus.

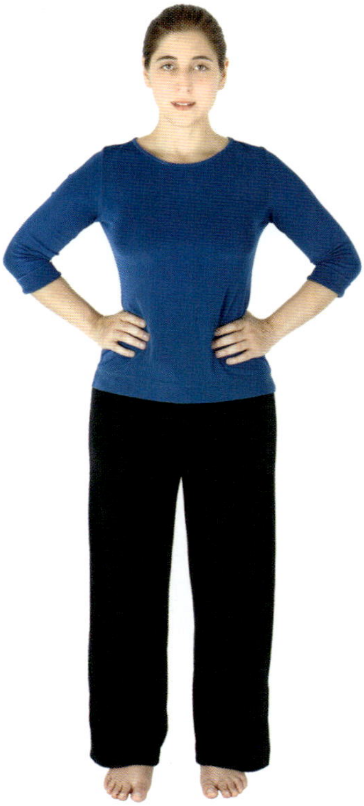

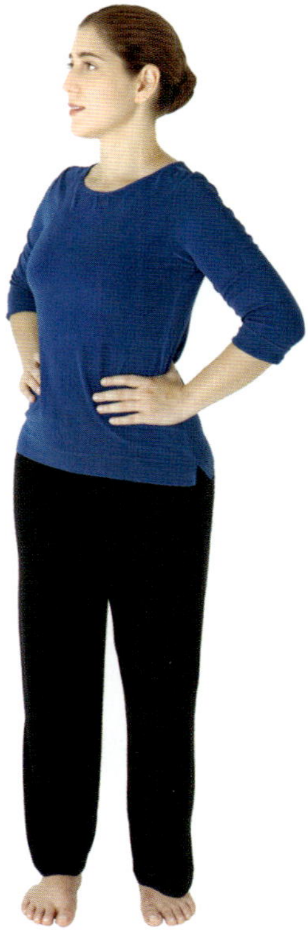

Gefühle einladen

Stehe auf entspannte Weise, die Hände auf den Hüften, die Ellbogen zeigen nach außen zu den Seiten. Drehe dich oberhalb der Hüfte zu einer Seite, lass dabei den Kopf mit den Schultern gehen, während Hüfte und Unterkörper sich nicht bewegen. Wiederhole das Drehen zu jeder Seite dreimal. Dann entspanne die Arme und stehe vollkommen still.

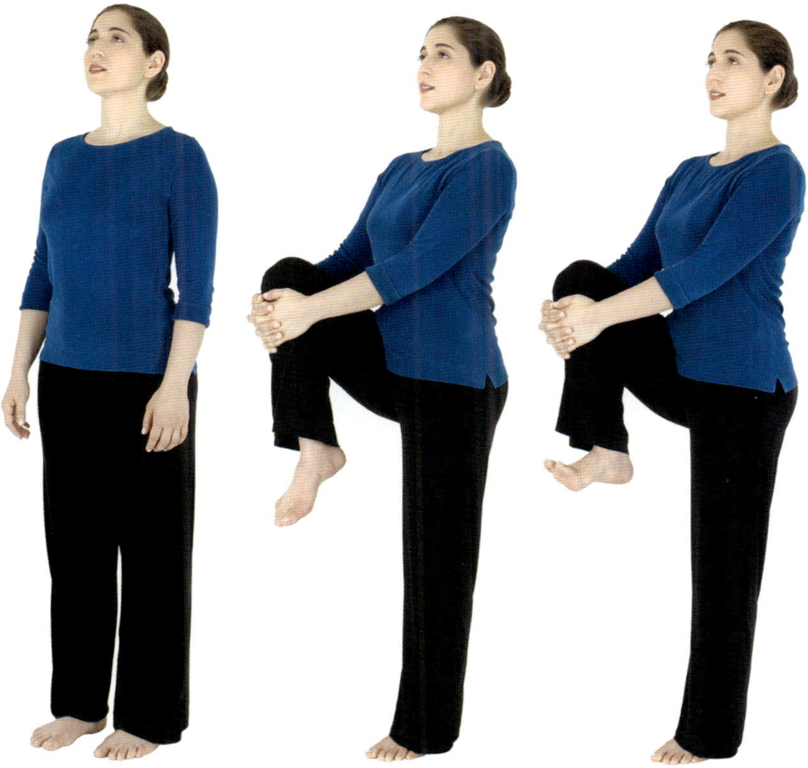

Gleichgewicht von Körper und Geist

Stehe bequem, die Arme entspannt an den Seiten, den Kopf leicht nach hinten geneigt, den Blick nach oben gerichtet. Achte auf den Fluss der Energie durch Nacken, Rücken und Füße. Bemerke die Empfindungen, wenn der Körper sich stabil und im Gleichgewicht fühlt.

Beuge ein Knie und bringe es langsam zur Brust, ohne das Gleichgewicht zu verlieren. Lege die verschränkten Hände um das Knie und ziehe es zu dir heran. Lass den Körper auf natürliche Weise in dieser Position wieder das Gleichgewicht finden. Bemerke den Fluss der Energie in den Beinen und im Rücken.

Solange du in dieser Haltung bist, hebe sanft die Zehen des Fußes und halte diese Position. Wiederhole dreimal auf jeder Seite.

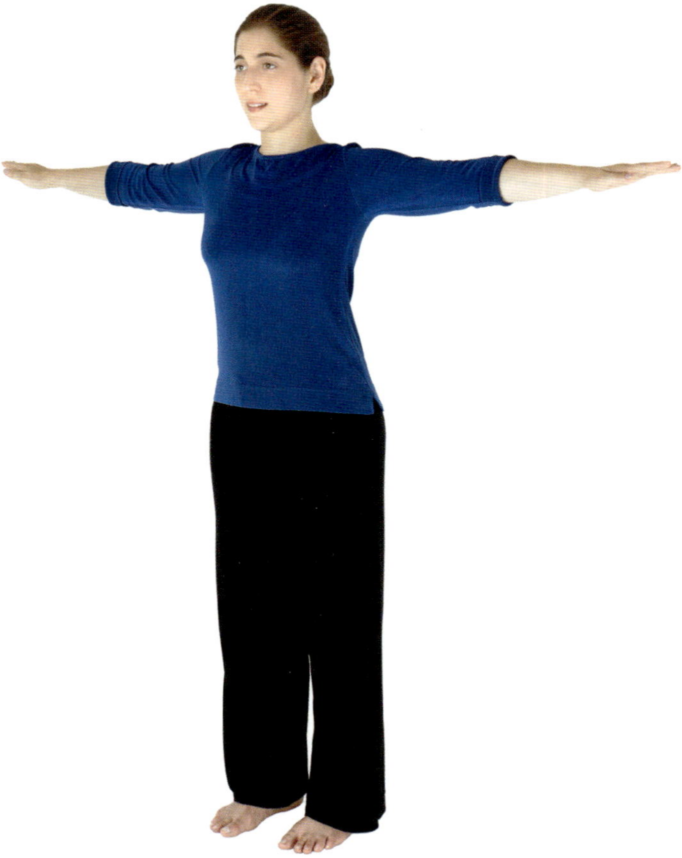

Gefühle verbinden ~ Teil 1

Stehe bequem, Füße schulterbreit auseinander, Knie gerade, aber nicht blockiert. Ziehe das Kinn ein wenig zur Brust und halte den Rücken gerade. Hebe deine Arme bis zur Schulterhöhe an, Handflächen nach unten. Bemerke sanft die Energie in den Schultern, Armen, Beinen und Füßen.

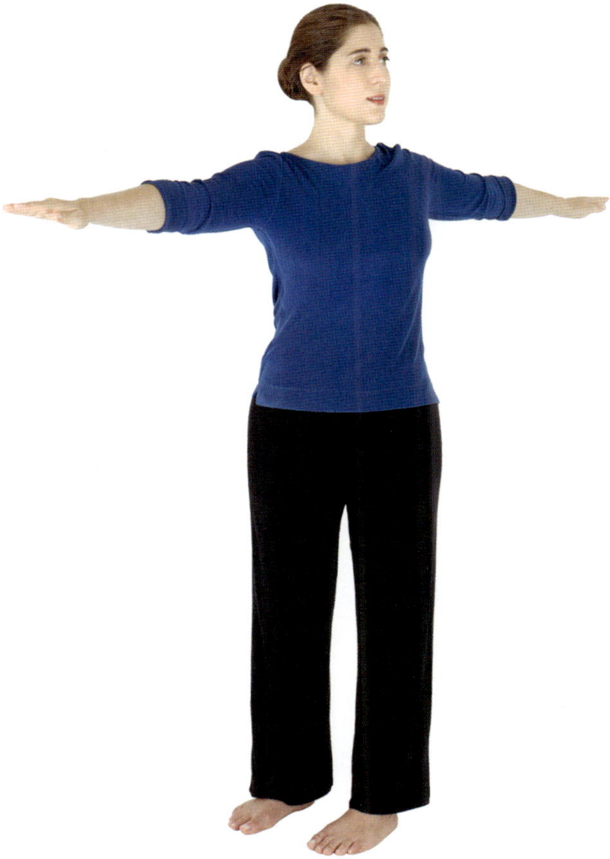

Gefühle verbinden ~ Teil 2

Halte die Füße nach vorn gerichtet und drehe dich mit ausgestreckten Armen, soweit du kannst, nach links. Lass beim Drehen den Kopf mit den Schultern gehen. Halte für ein paar Augenblicke und kehre dann zur Mitte zurück. Dann drehe dich, so weit du kannst, nach rechts. Wiederhole diese Drehung dreimal. Dann entspanne dich tief.

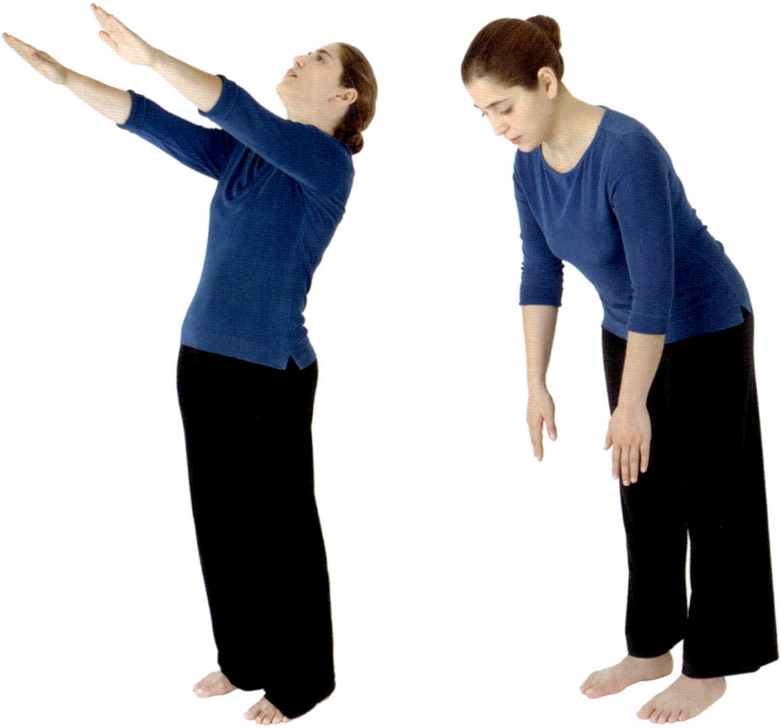

Den Fluss öffnen ~ Teil 1

Stehe mit den Füßen etwas auseinander, die Knie gerade, aber nicht blockiert, und halte die Arme auf Schulterhöhe vor dir. Sanft und langsam beuge dich nach hinten, beuge den Hals und neige den Kopf nach hinten. Dann bringe den Kopf langsam nach vorn, bis er aufrecht ist, und setze die Bewegung nach vorn und unten fort, indem du dich von der Hüfte aus beugst.

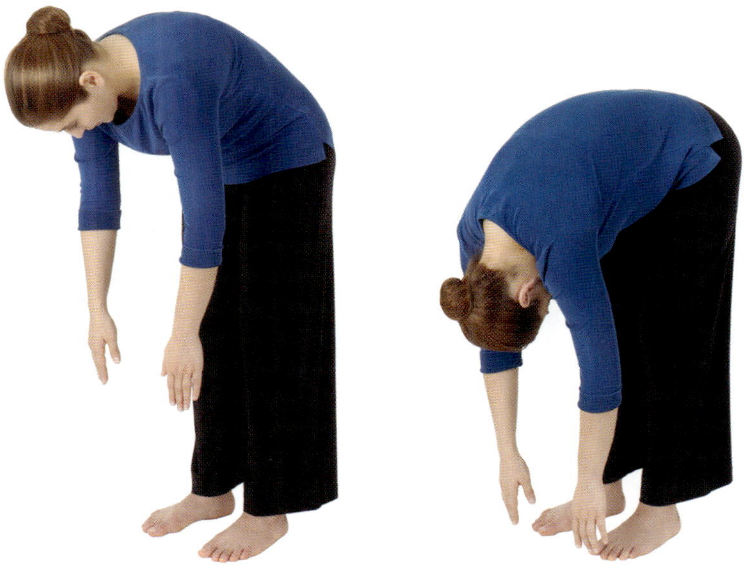

Den Fluss öffnen ~ Teil 2

Beuge dich weiter nach vorn, lass deine Arme und den Kopf locker nach unten hängen. Entspanne den Nacken völlig und bleibe für einige Augenblicke in dieser Position. Komm langsam nach oben, indem du dich von der Hüfte aus aufrichtest. Lass Arme und Kopf locker hängen, während der Körper sich aufrichtet. Achte auf die starken Energien, die durch den Körper zu fließen beginnen. Langsam kehre zur aufrechten Position zurück, Arme an den Seiten, und stehe für eine Weile vollkommen still.

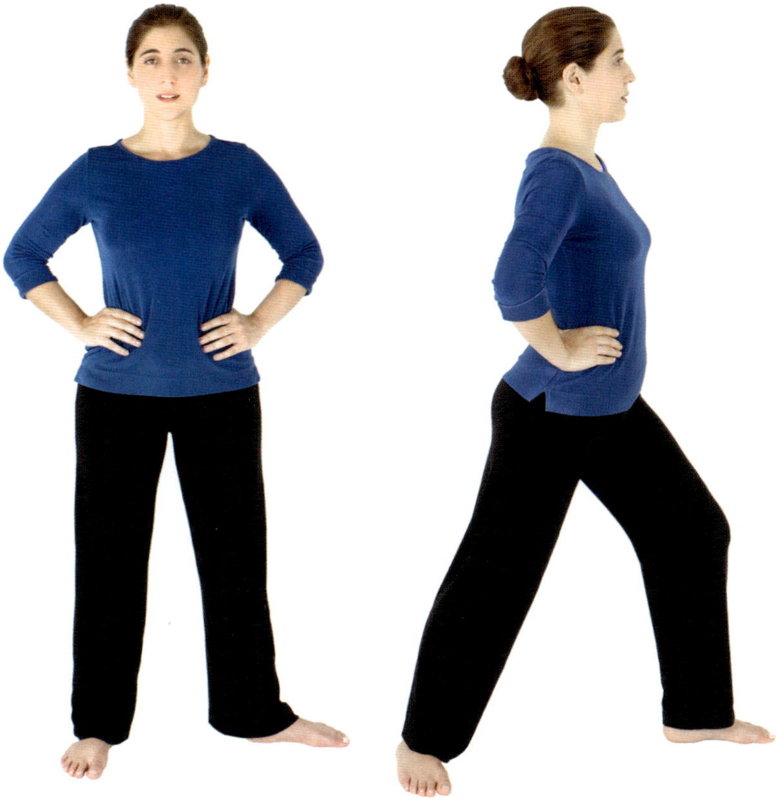

Geist und Körper im Raum ~ Teil 1

Stehe bequem mit den Händen auf den Hüften und richte deinen Rücken auf. Drehe einen Fuß zur Seite, knapp einen Meter entfernt vom anderen, der nach vorn zeigt. Beuge das Knie auf der Seite des gedrehten Fußes von der Hüfte aus zur Seite. Lass das andere Bein nach vorn zeigen und gerade bleiben.

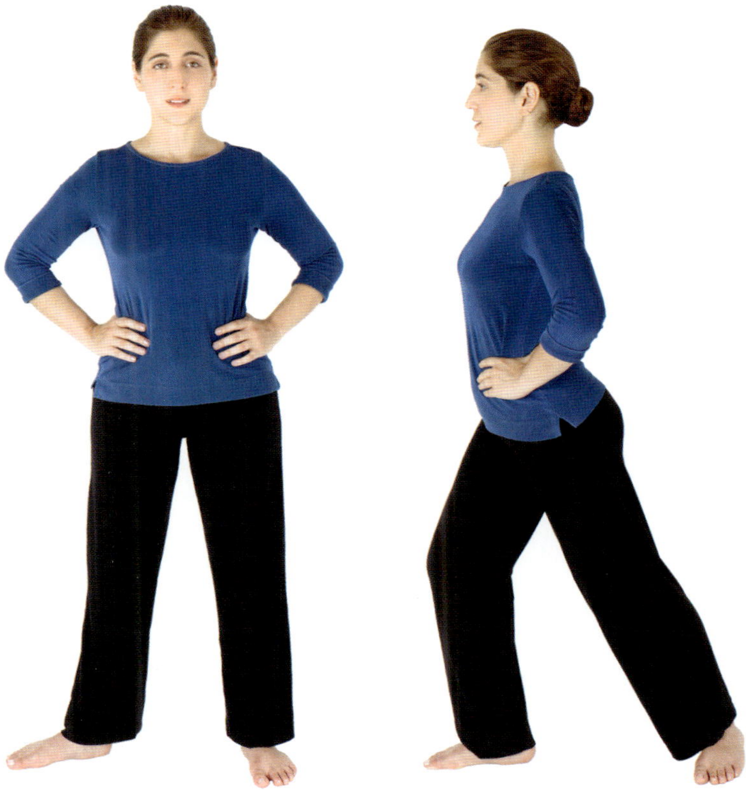

Geist und Körper im Raum ~ Teil 2

Dann kehre zur ursprünglichen Position zurück und mache einen Augenblick Pause. Wiederhole diese Drehbewegung dreimal zu jeder Seite; kehre dabei jedes Mal zur Mitte zurück und mache dort eine Pause. Achte besonders auf den Raum, durch den du dich von Augenblick zu Augenblick bewegst.

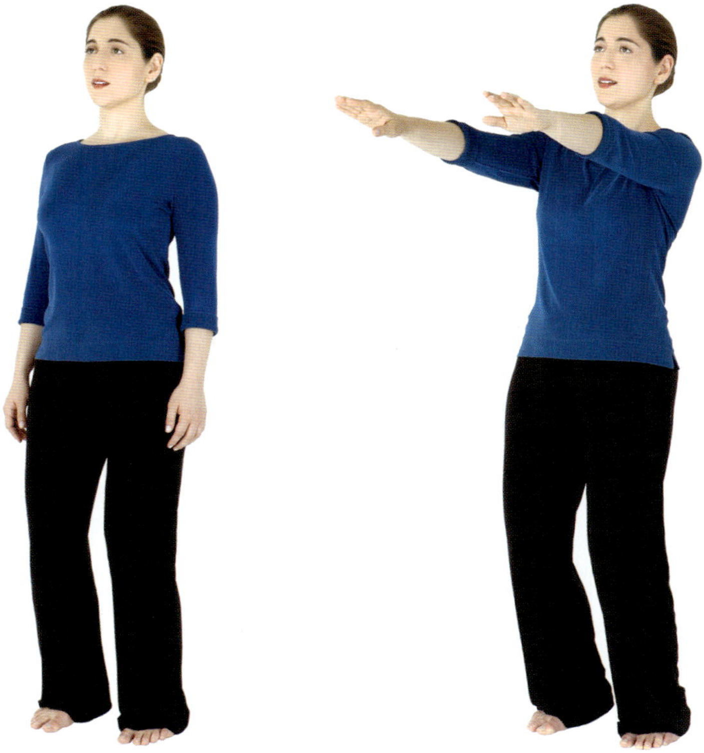

Geist und Körper berühren sich

Die Füße stehen schulterbreit auseinander, die Arme hängen entspannt an den Seiten. Beuge langsam die Knie, drücke die Brust nach hinten, biege die Wirbelsäule sanft und öffne die Knie ein wenig. Hebe deine Arme auf Schulterhöhe und lass sie ausgestreckt, wenn du dich dreimal langsam auf und ab bewegst. Dann lass die Arme an die Seiten sinken und stehe still.

Gruppe Zwei

Raum umfassen

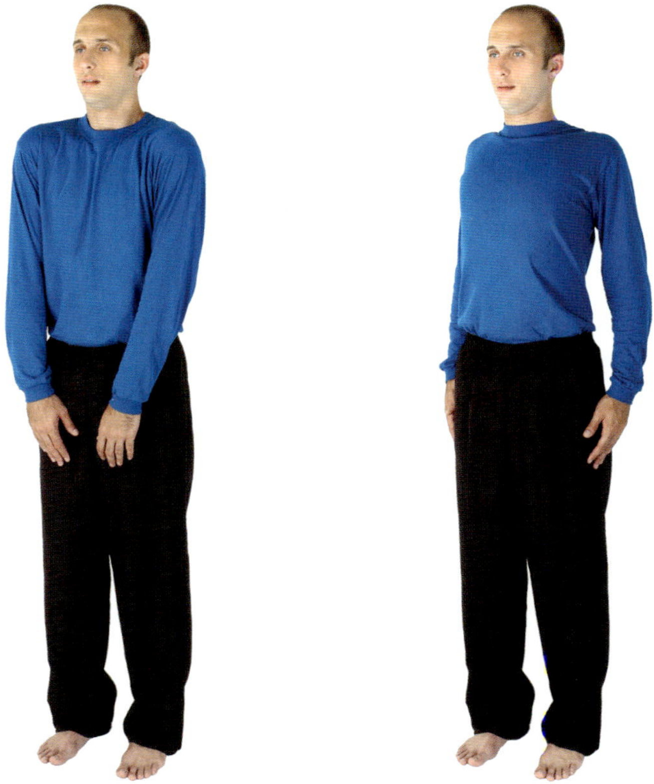

In den Raum entspannen

Stehe und halte die Arme entspannt an den Seiten, die Handflächen zeigen zum Körper. Bringe beide Schultern nach innen und oben und lass sie zusammen nach vorn und hinten kreisen. Ziehe den Bauch ein wenig ein und spanne ihn an, lass dabei den Mund offen. Wenn du zum Ende kommst, entspanne den Hals und lockere Brust und Bauch. Konzentriere dich auf das Gebiet, wo die Festigkeit des Körpers an Raum grenzt; dehne dieses Gefühl sanft einige Zentimeter außerhalb des Körpers in den Raum hinein aus.

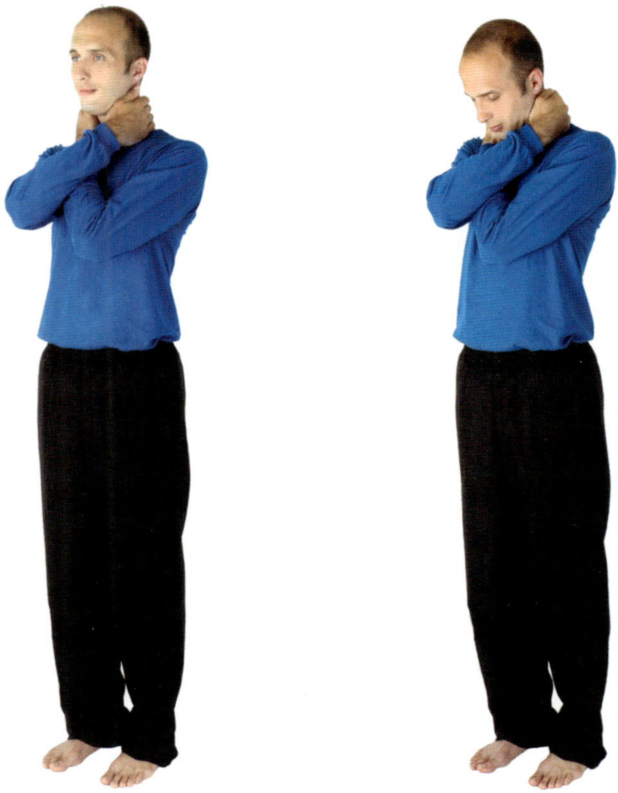

Inneren Raum heilen

Kreuze im Stehen die Arme über der Brust. Lege die linke Hand auf der rechten, die rechte auf der linken Seite an den Hals. Drücke das Kinn nach unten und schließe die Augen. Halte diese Position eine kurze Zeit. Dann löse sie langsam auf und bringe die Arme zurück an die Seiten.

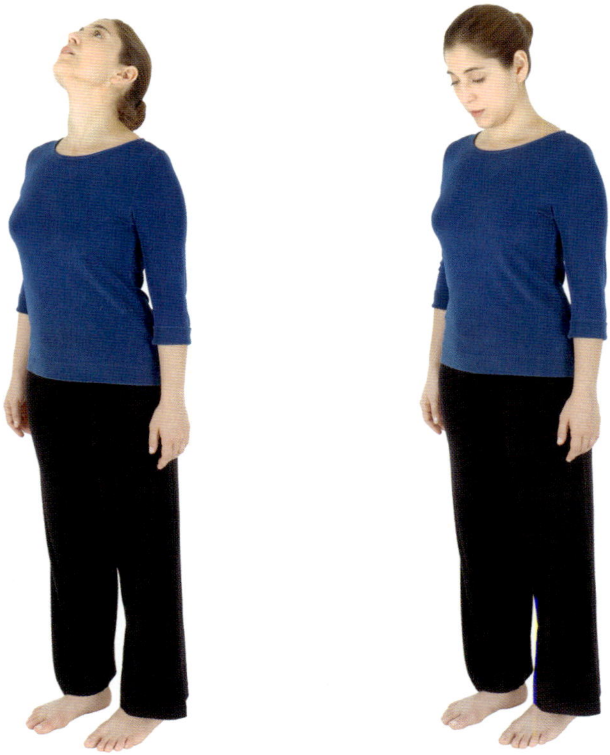

Festigkeit lösen ~ Teil 1

Stehe, die Arme entspannt an den Seiten. Bewege den Kopf auf und ab, indem du einfach den Hals gerade nach unten und oben beugst. Wechsle einige Male hin und her.

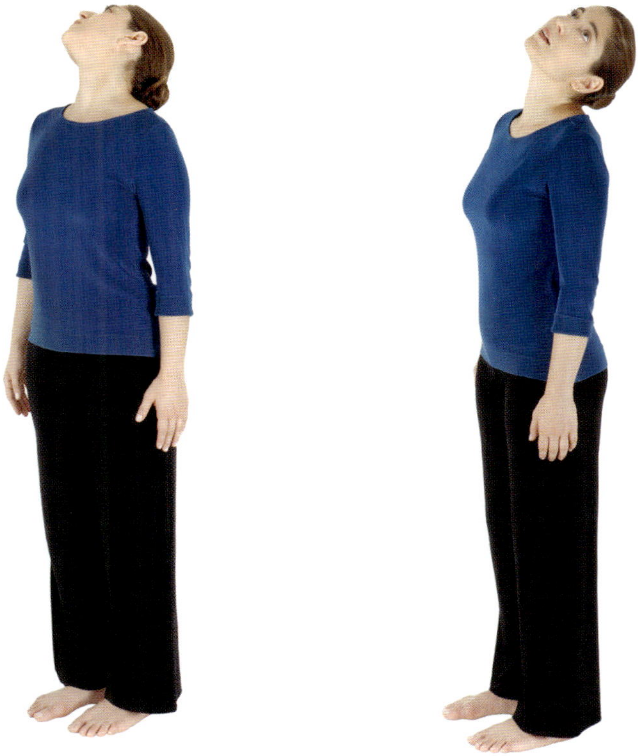

Festigkeit lösen ~ Teil 2

Dann strecke den Hals zu einer Seite und nach oben, sodass das Kinn zur Decke zeigt. Halte die Augen geöffnet und blicke kraftvoll nach außen. Halte diese Position ein wenig und entspanne dann.

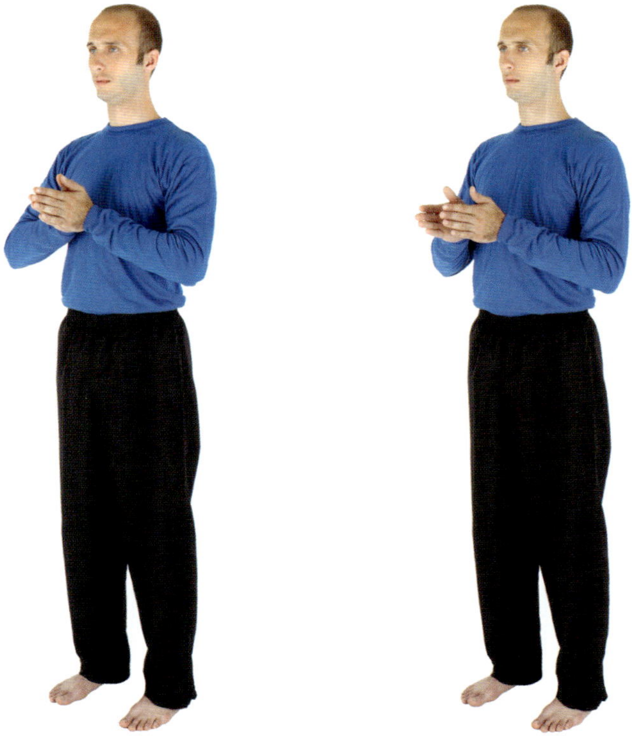

Magie der Hände ~ Teil 1

Beuge im Stehen die Ellbogen und halte die Hände auf Herzhöhe vor dir. Bringe die Handflächen zusammen, lass die Finger nach vorn zeigen. Dann drücke die Hände kräftig gegeneinander. Reibe die Hände aneinander und bewege sie allmählich schneller und schneller. Wenn die Hände sich recht warm anfühlen, höre mit der Bewegung auf und lege die Handflächen aufeinander, dann bewege sie ganz langsam ein paar Zentimeter auseinander. Wiederhole dann diesen Vorgang.

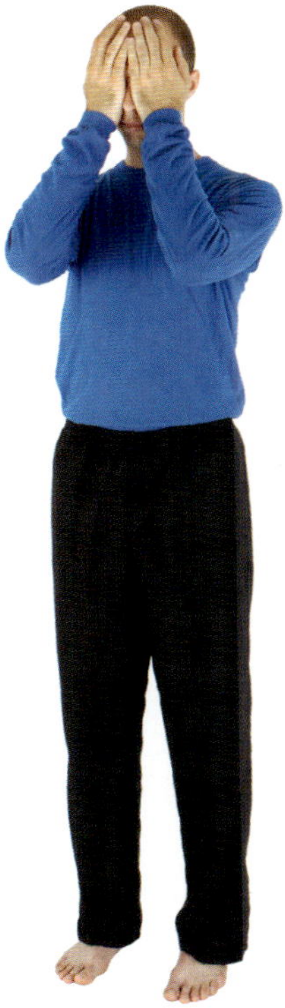

Magie der Hände ~ Teil 2

Lass nun die Bewegung zwischen den Händen immer geringer werden. Du fühlst vielleicht Energie oder Druck zwischen den Händen. Wenn du diese Empfindung spürst, lege beide Hände auf die Augen und lass die Energie ins Gesicht fließen und dabei all die Spannung in Gesicht, Kopf und Hals lösen.

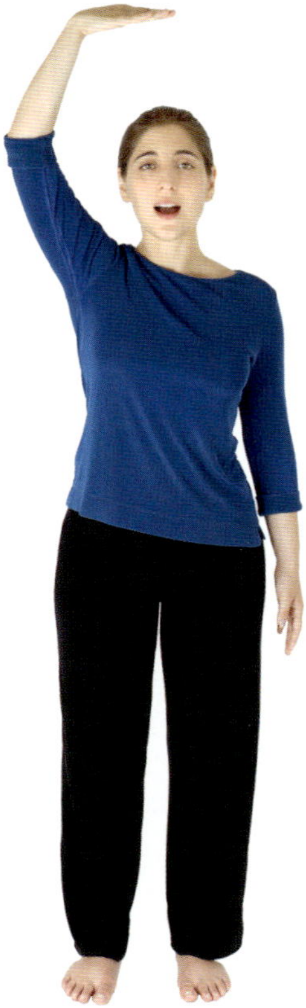

Raum hervorrufen

Halte im Stehen eine Hand so über dem Kopf, dass sie im Handgelenk gebeugt ist und die Handfläche zum Kopf zeigt. Der andere Arm hängt entspannt an der Seite. Lass den gehobenen Arm über dem Kopf einen Kreis beschreiben, halte dabei die Finger flach. Lass den Mund geöffnet. Dann hebe die andere Hand und kehre die Position um. Während du diese kreisenden Bewegungen ausführst, strecke die Muskeln des Brustkorbs nach oben, der Mund bleibt geöffnet. Nach ein paar Minuten entspanne dich im Stehen.

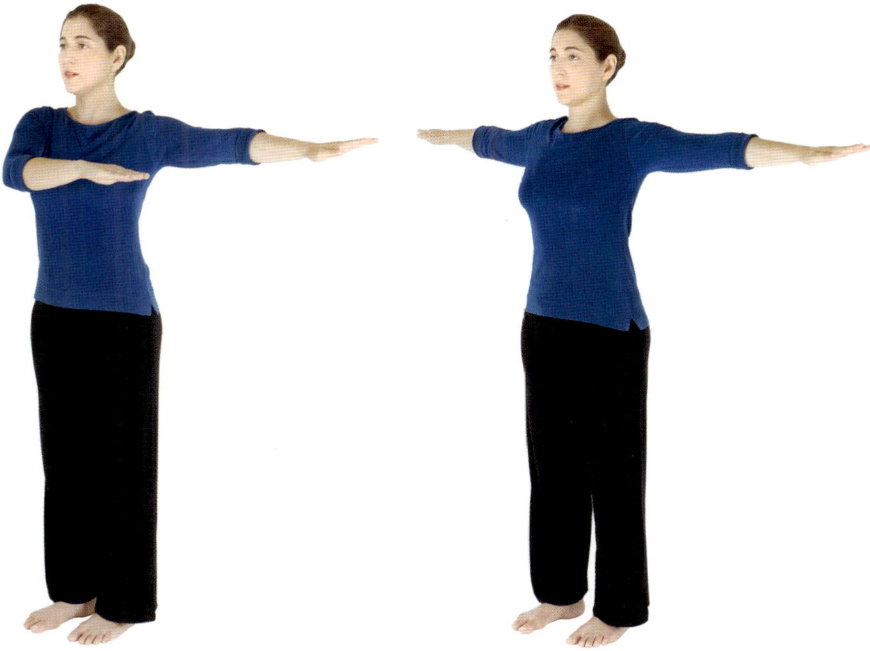

Das Herz des Raumes berühren

Lass im Stehen beide Arme auf Schulterhöhe zur gleichen Seite gestreckt sein. Achte auf den Raum zwischen den Händen. Dann bewege einen Arm so zurück, dass beide Arme auf Schulterhöhe zu beiden Seiten ausgestreckt sind. Dann bewege beide Arme zur anderen Seite und strecke sie aus. Achte wieder auf den Raum zwischen den Händen. Beende die Übung, indem du einen Arm zurück auf seine Seite bewegst, sodass du mit beiden Armen zu beiden Seiten gestreckt stehst. Dann lass die Arme sinken und entspanne tief.

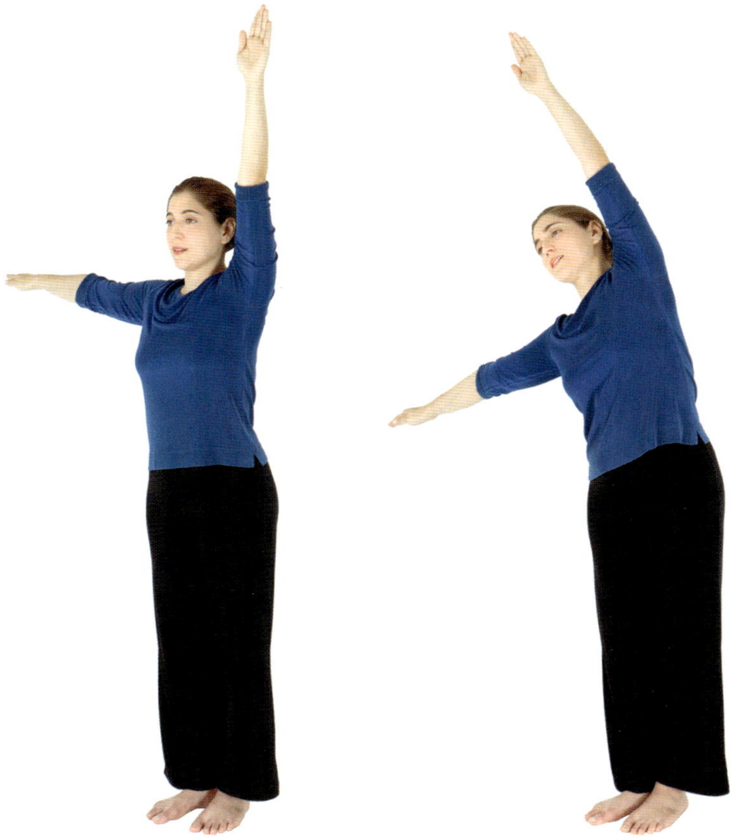

Raum der Freude

Stelle die Füße nah zusammen. Hebe einen Arm direkt neben dem Kopf gerade nach oben und strecke den anderen Arm nach außen. Beuge dich zu der Seite des ausgestreckten Armes, lass dabei das Gesicht weiter nach vorn gerichtet sein. Halte die Knie gerade und drücke Energie zu den Füßen. Wiederhole das auf der anderen Seite.

Gruppe Drei

Innere Energie anregen

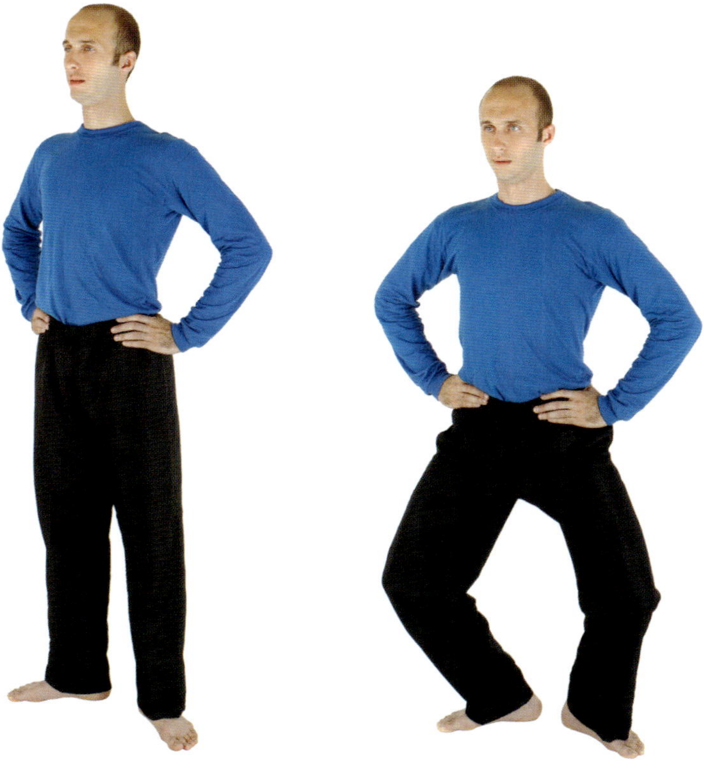

Blockaden lösen ~ Teil 1

Stehe so, dass die Füße nach außen gedreht sind, die Fersen etwa zehn Zentimeter weit auseinander. Lege die Hände auf die Hüften, beuge die Knie und sinke nach unten, so weit du kannst. Halte die Position, bis sich Energie im Unterkörper bewegt.

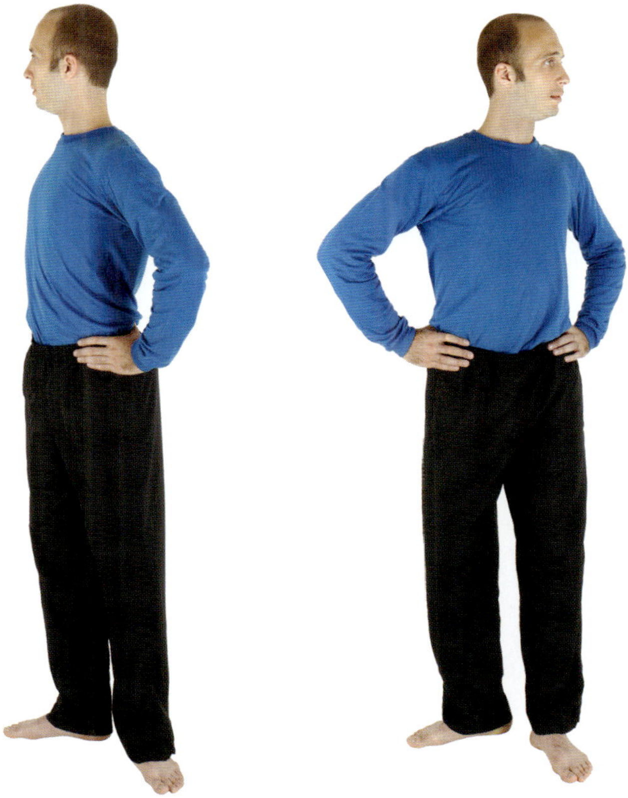

Blockaden lösen ~ Teil 2

Komm sanft nach oben zum Stehen, drehe dich dann dreimal zu jeder Seite, die Hände weiterhin auf den Hüften. Entspanne die Hüften und Schultern tief und erlaube der Energie, sich zu bewegen.

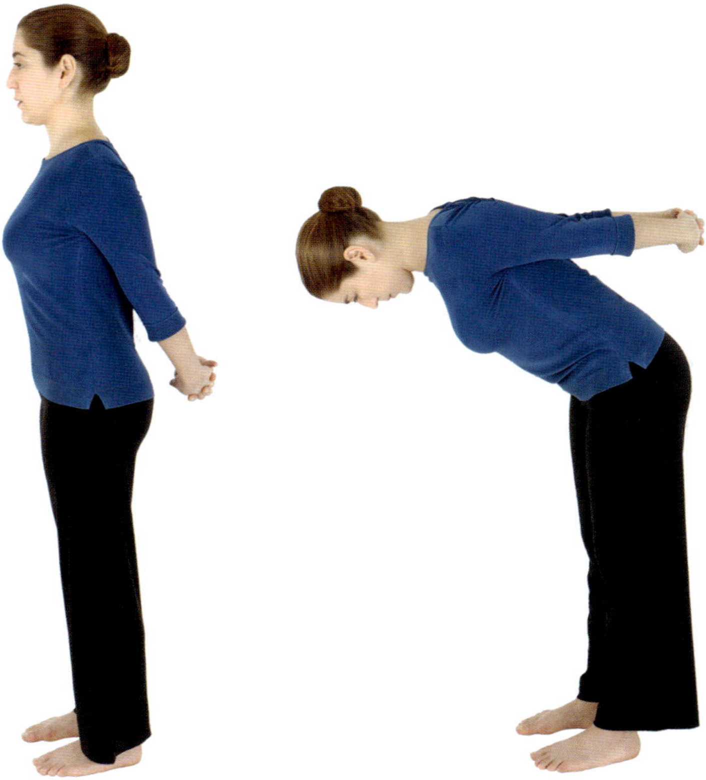

Energie ausdehnen ~ Teil 1

Die Füße stehen zehn Zentimeter auseinander. Bringe beide Hände auf Hüfthöhe hinter den Rücken, verschränke die Finger und strecke die Ellbogen. Beuge dich in einer sanften Bewegung von der Hüfte aus nach vorn. Halte dabei die Knie gerade und lass die Arme nach oben kommen.

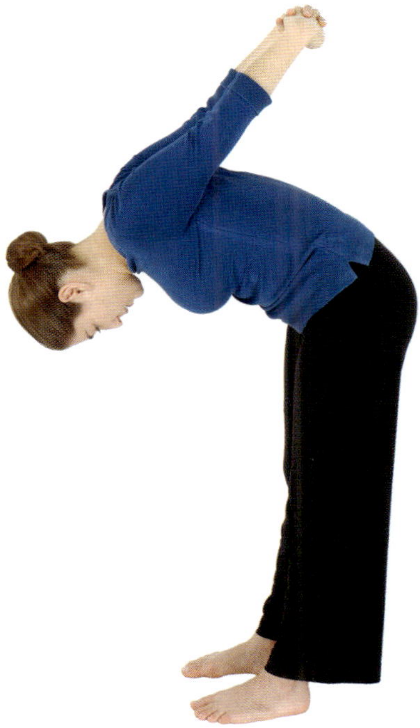

Energie ausdehnen ~ Teil 2

Bringe die Arme höher und lass den Kopf tiefer nach unten hängen. Dann schwinge den Kopf sanft von einer Seite zur anderen. Achte auf die Empfindungen in der unteren Wirbelsäule und darauf, wie die Energie in der Wirbelsäule nach oben fließt. Richte dich auf, beuge dabei die Knie und halte die Arme hinter dir, bis du aufrecht stehst. Dann entspanne die Hüften, den Bauch und die Schultern. Schließlich löse die Arme. Pausiere für einen Augenblick.

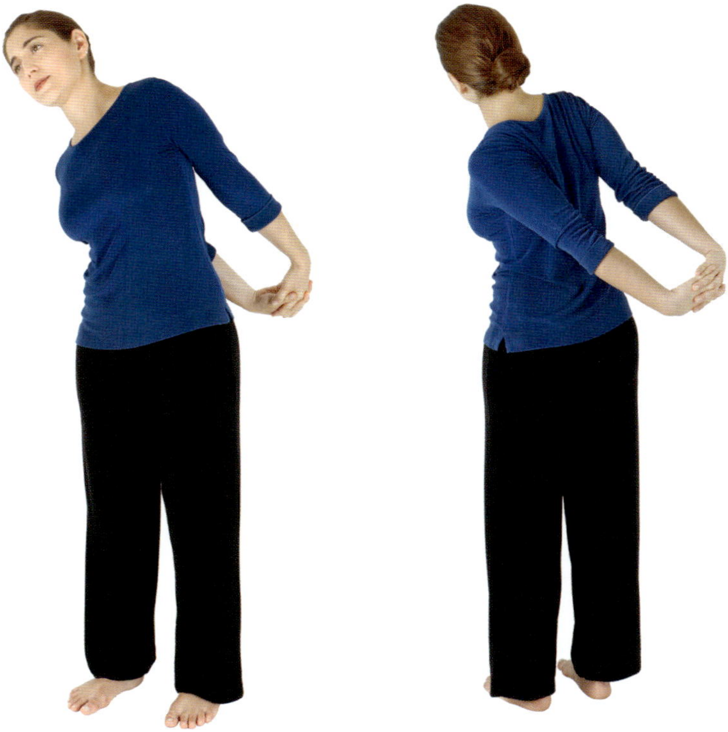

Energie ausdehnen ~ Teil 3

Bewege die Füße 15 Zentimeter auseinander. Bringe wieder beide Hände auf Hüfthöhe hinter den Rücken, verschränke die Finger und strecke die Ellbogen. Beuge dich zu einer Seite und halte die Position. Dann richte dich langsam auf. Beuge dich nun zur anderen Seite und halte die Position. Richte dich langsam auf und pausiere.

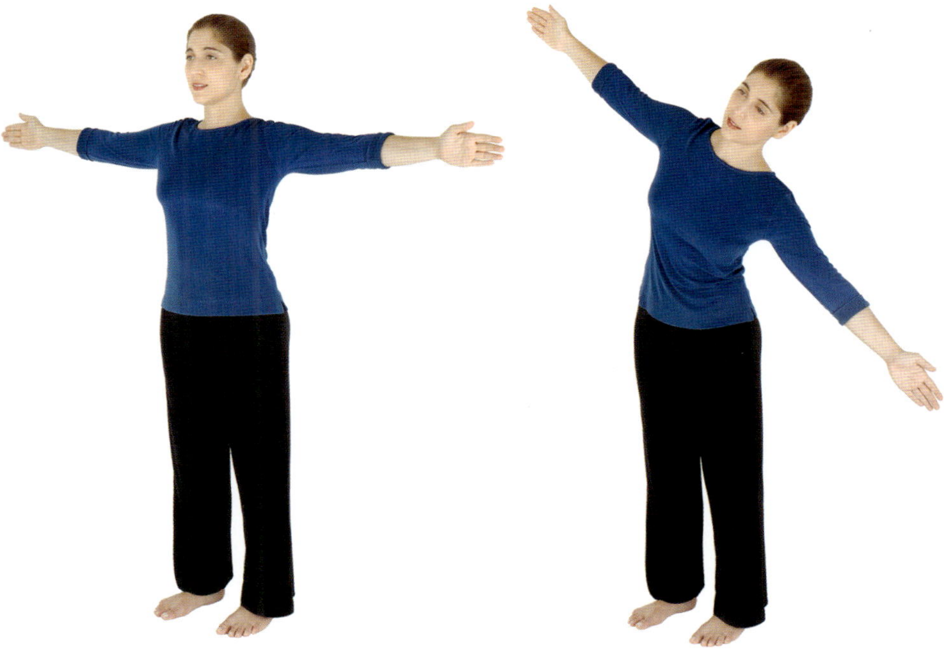

Energie ausdehnen ~ Teil 4

Strecke deine Arme auf Schulterhöhe aus und halte die Hände so, dass die Handflächen nach vorn zeigen. Beuge dich sanft zu einer Seite, beide Arme gestreckt. Kehre zur Mitte zurück. Dann beuge dich zur anderen Seite. Wiederhole die Bewegung mehrmals. Pausiere für einen Augenblick.

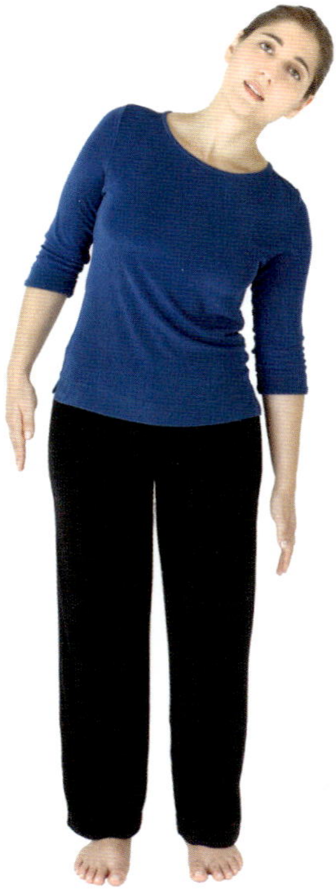

Energie ausdehnen ~ Teil 5

Lass beide Arme locker an den Seiten hängen, vollkommen entspannt. Beuge dich zu einer Seite und lass eine Schulter nach unten gehen, die andere nach oben. Halte die Position für einen Augenblick, kehre dann zur Mitte zurück. Beuge dich auf die gleiche Weise zur anderen Seite. Dann komme zur Mitte zurück und atme tief aus. Entspanne dich vollständig und bleibe ein paar Minuten lang in dieser stehenden Haltung.

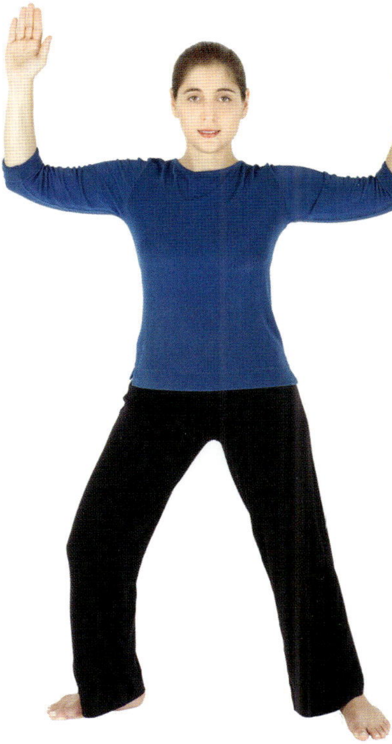

Grund der Energie

Stehe so, dass ein Bein zur Seite zeigt, das Knie gebeugt. Das andere Bein zeigt mit geradem Knie zur anderen Seite. Halte beide Hände nach oben; die Ellbogen im rechten Winkel. Das Gesicht zeigt nach vorn, die Handflächen nach außen. Atme tief und entspanne dich, halte den Körper ganz still. Dann beuge das andere Knie in entsprechender Weise. Wenn du das dreimal auf jeder Seite gemacht hast, bringe die Arme langsam nach unten und stehe still.

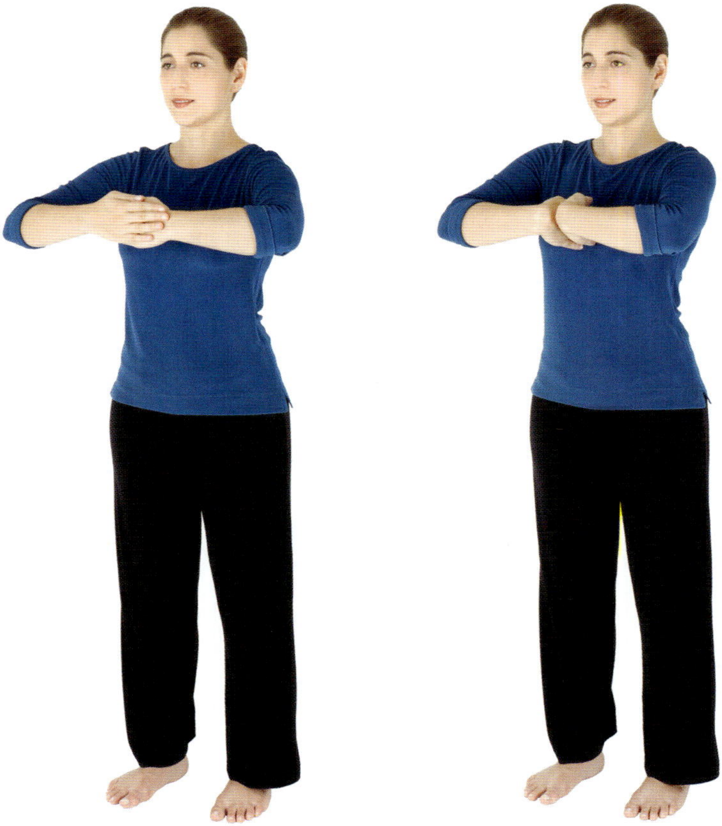

Energie kreisen ~ Teil 1

Stehe so, dass deine Arme sich auf Herzhöhe befinden, die Handflächen zur Brust zeigen und die Hände mit ausgestreckten Fingern aneinander liegen. Langsam bewege die Hände auseinander und lege sie so, dass sie zur Brust zeigen, wobei sich die Handrücken berühren. Halte diese Position. Wiederhole einige Male. Dann strecke deine Arme vor dir aus, Handflächen nach unten. Spreize die Finger weit auseinander und löse die Energie.

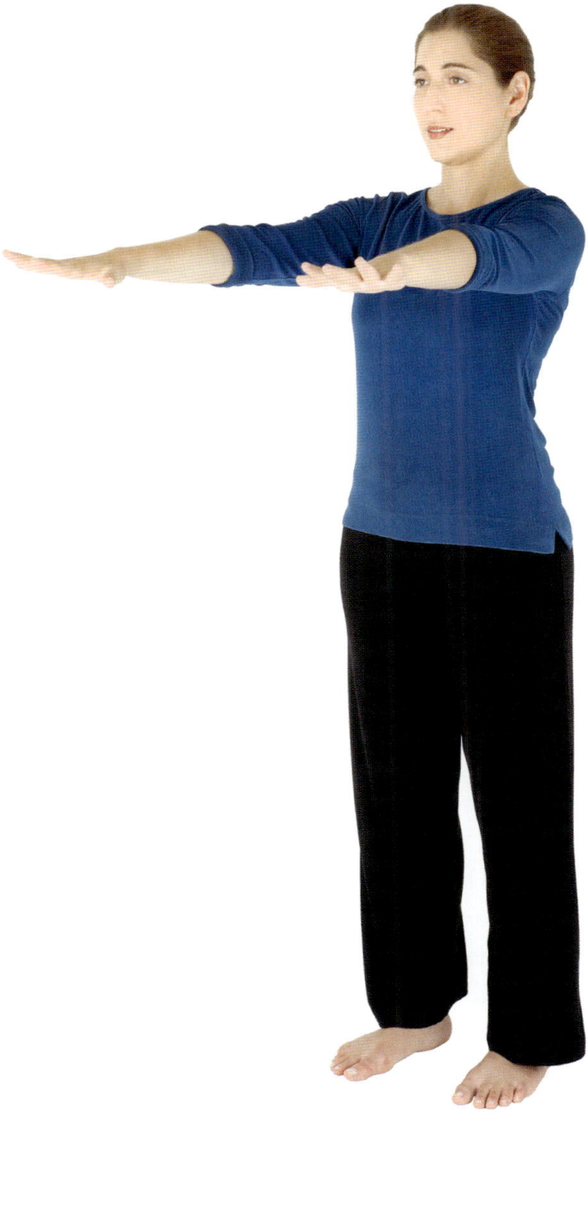

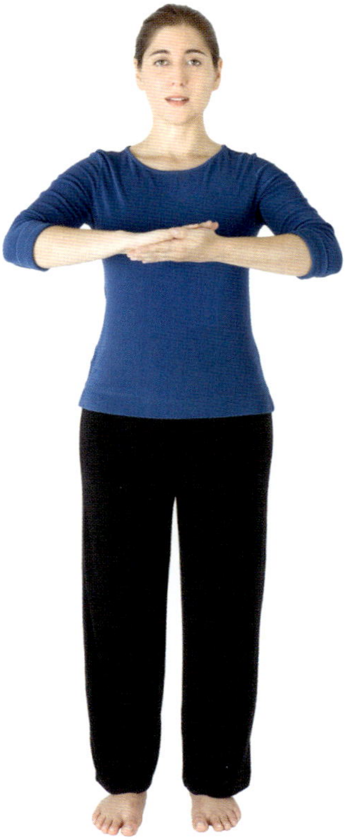 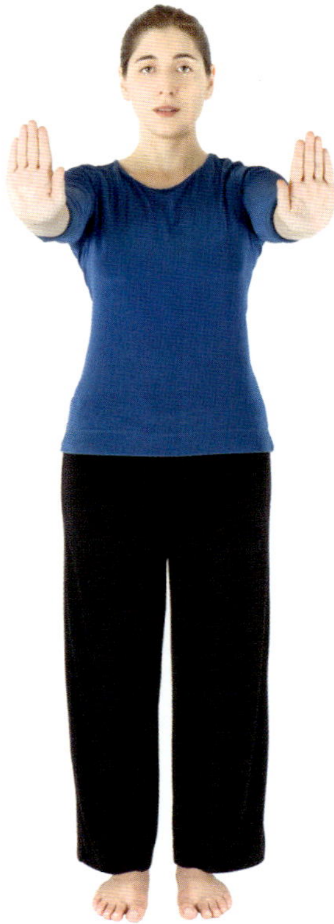

Energie kreisen ~ Teil 2

Stehe mit den Armen auf Herzhöhe, eine Handfläche zeigt nach oben, die andere nach unten. Beuge die Ellbogen und presse mit einer Hand nach unten, mit der anderen nach oben. Vertausche die Position der Hände und presse wieder. Dann drehe deine Handflächen nach außen und strecke deine Arme vor dir aus. Halte die Handflächen weiter nach außen und die Ellbogen gestreckt und mache vor dir mit den Armen Kreise. Drehe dich aus der Hüfte und mache auf jeder Seite Kreise. Schließe, indem du die Hände in die Ausgangsposition bringst und die Energie löst.

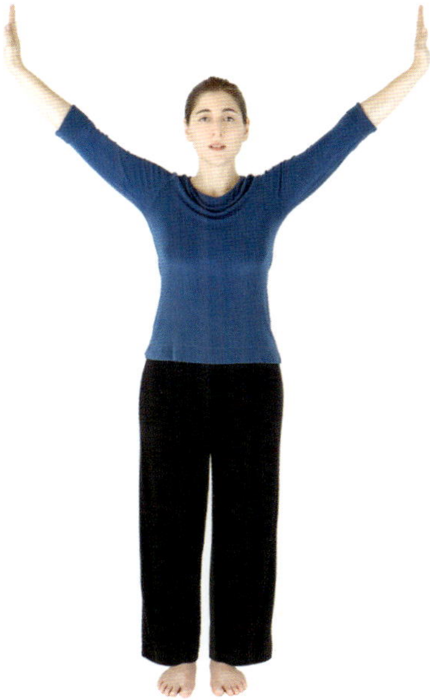
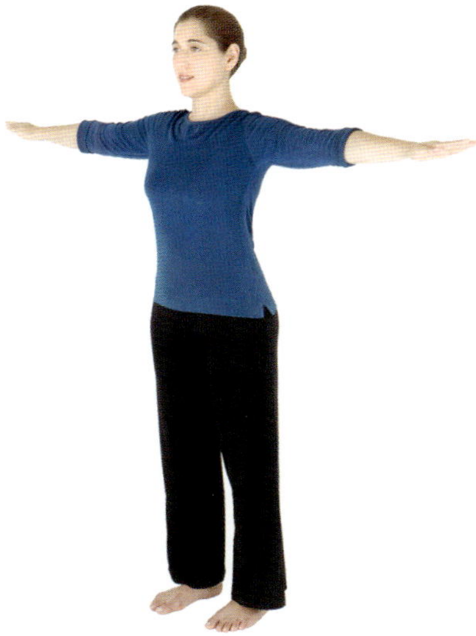
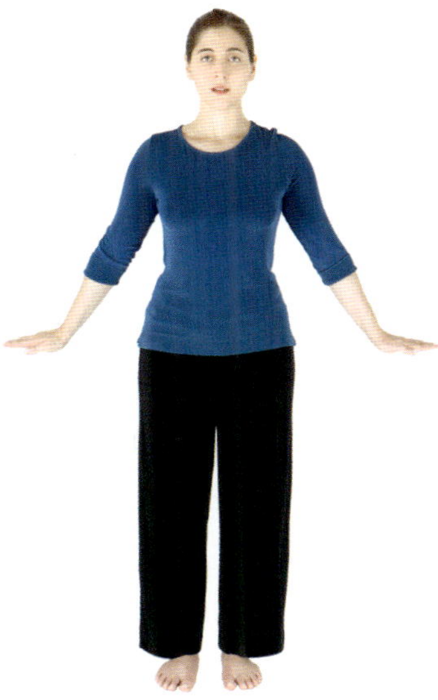
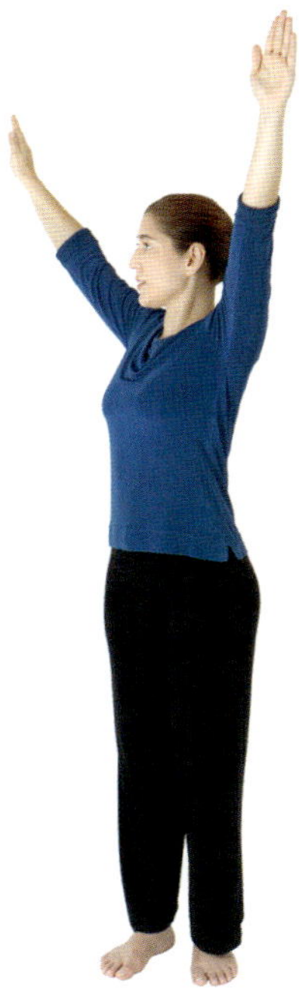

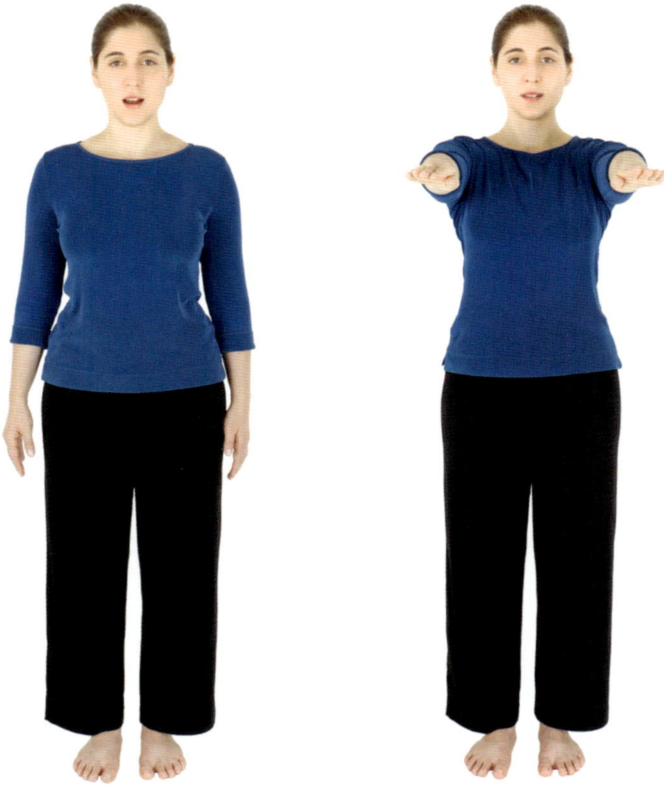

Energie öffnen ~ Teil 1

Stehe mit den Händen entspannt an den Seiten. Atme tief ein und öffne die Brust mit HAA, das du laut aussprichst. Dann hebe deine Arme auf Schulterhöhe und strecke sie vor dir aus. Halte diese Position für einen Augenblick.

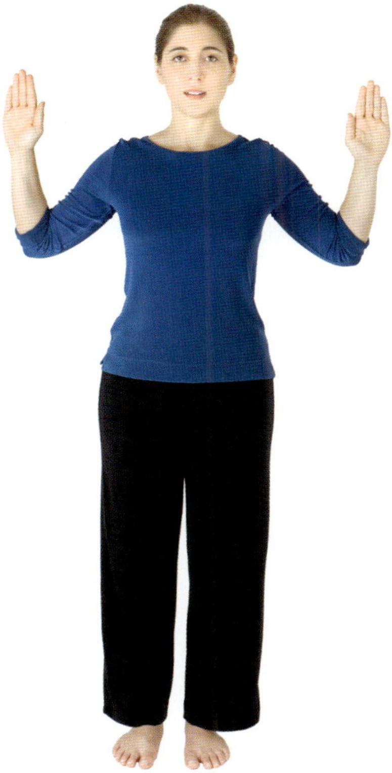

Energie öffnen ~ Teil 2

Ziehe dann deine Arme langsam nach hinten, beuge sie im Ellbogen, halte die Handflächen nach außen und die Hände auf Schulterhöhe. Während du die Arme nach hinten ziehst, spanne den Bauch an. Halte diese Position für einen Augenblick. Dann lockere den Bauch. Wiederhole mehrmals.

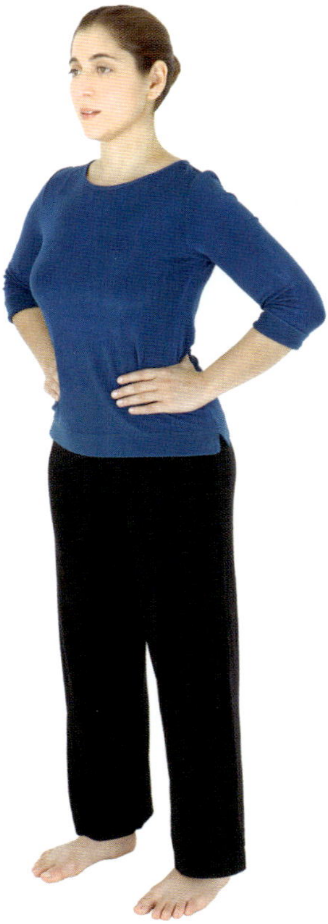 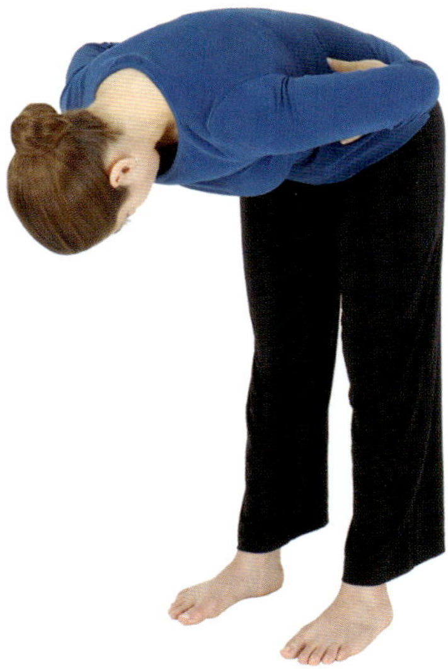

Energie ausüben ~ Teil 1

Stehe mit den Händen auf den Hüften; beuge dich dann von der Hüfte aus nach vorn und lass den Kopf nach unten hängen. Mache eine Pause. Öffne die Füße weit und lass deine Arme und den Kopf sanft sinken, bis die Hände flach auf dem Boden liegen oder so nah am Boden sind, wie es dir möglich ist. Langsam strecke die Knie, sodass der Körper ein umgekehrtes V formt, die Beine sind weit gespreizt und die Hände befinden sich in etwa 30 cm Abstand zu den Füßen.

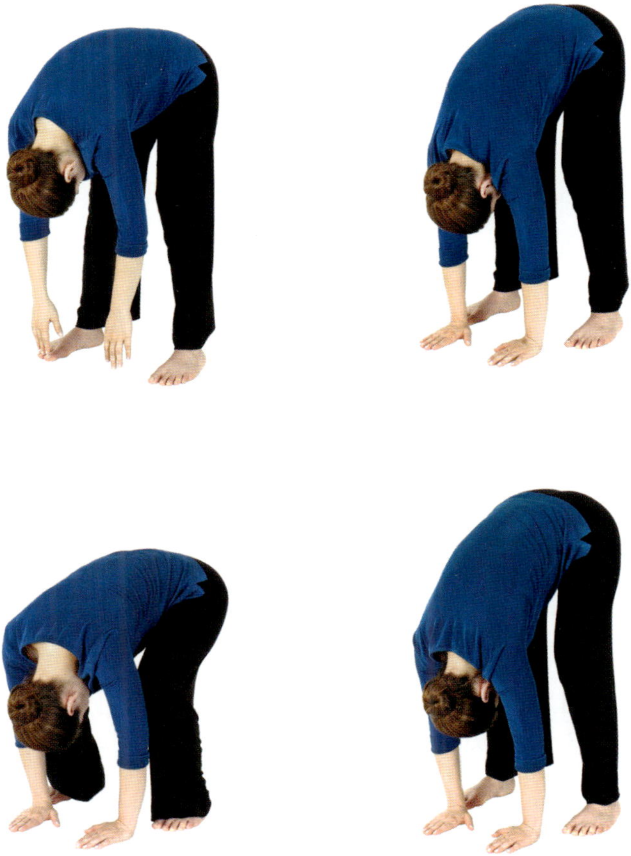

Energie ausüben ~ Teil 2

Schiebe deine Hüften nach oben und beuge dann die Knie, um die Hüften wieder nach unten zu bringen. Hebe und senke deine Hüften einige Male. Probiere, die Füße näher zusammenzustellen und die Hüften in der gleichen Weise nach oben und unten zu schieben. Dann richte dich langsam auf. Schwangere Frauen oder Menschen mit Migräne sollten diese Übung nicht durchführen.

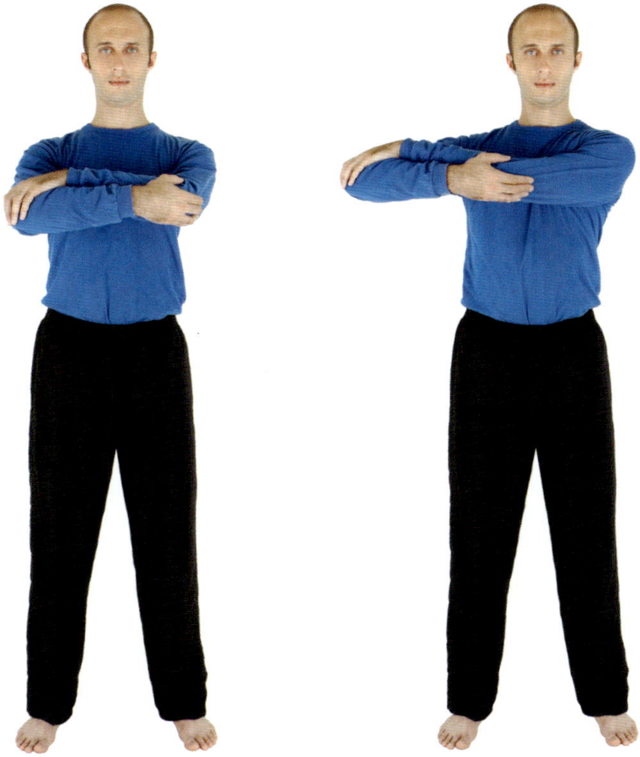

Umfassen und emporheben ~ Teil 1

Die Füße stehen hüftbreit auseinander und zeigen nach außen. Lege die Hände quer über die Brust, sodass sie die Ellbogen erfassen. Bewege die Arme zur Seite, das Gesicht zeigt nach vorn. Bewege die Arme dann zur anderen Seite. Wiederhole dreimal auf jeder Seite.

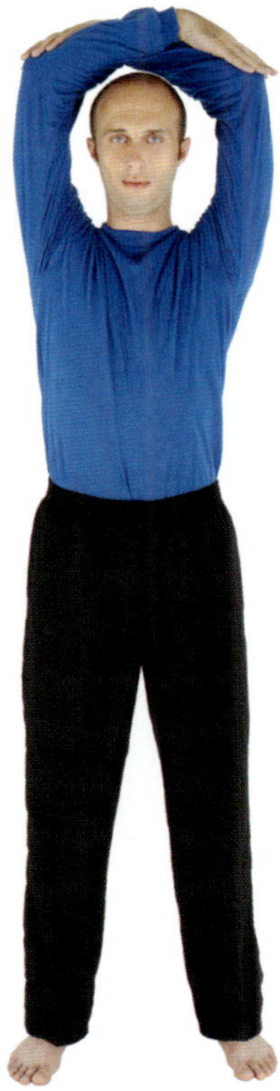

Umfassen und emporheben ~ Teil 2

Umfasse deine Arme und hebe sie über den Kopf und wieder nach unten. Atme leicht und ziehe den Bauch etwas ein. Visualisiere den Fluss der Energie in deinen Armen, Händen und Fingern.

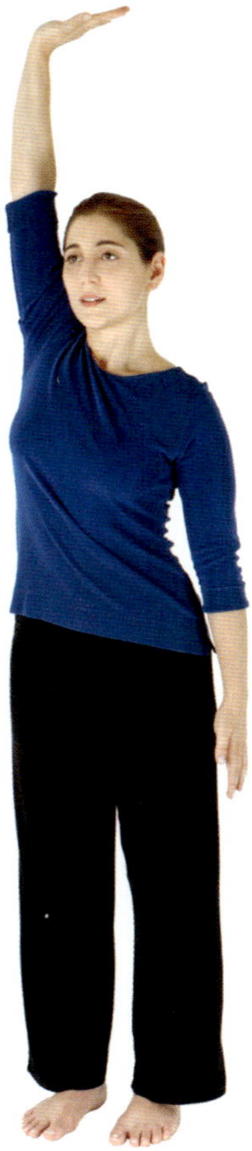

Frei aufsteigende Energie

Stehe so, dass ein Arm entspannt an der Seite hängt und der andere Arm über die Schulter gehoben ist. Beuge das Handgelenk so, dass die Handfläche zur Decke zeigt und der Ellbogen durchgedrückt ist. Halte und entspanne dann. Wiederhole auf beiden Seiten. Entspanne dann die Arme und stehe still.

Gruppe Vier

Ganzheit ausdehnen

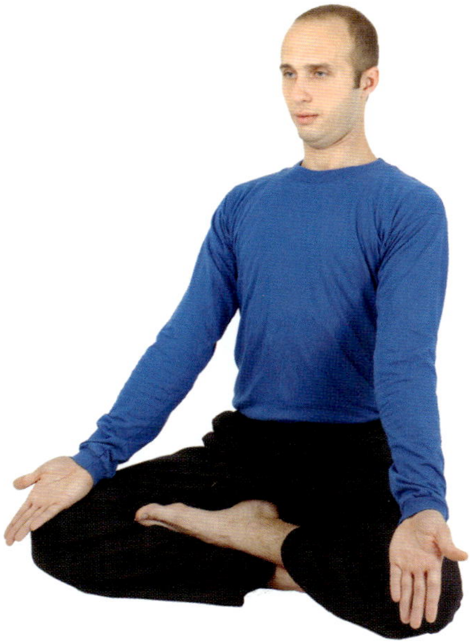

Positionen auflösen ~ Teil 1

Nimm eine bequeme Sitzhaltung ein, Rücken gerade, das Kinn leicht eingezogen. Lege die Hände auf die Knie und öffne sie, Handflächen nach außen. Entspanne die Arme vollkommen und fühle, wie die Energie von der Schulter zur Hand fließt.

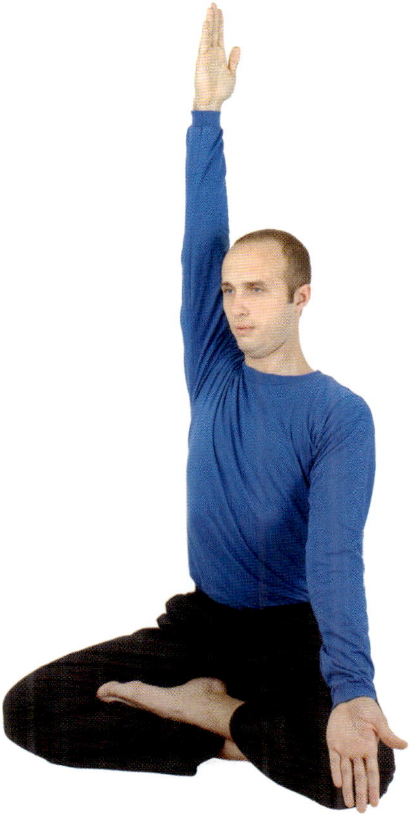

Positionen auflösen ~ Teil 2

Hebe dann einen Arm neben dem Kopf gerade nach oben, die offene Handfläche zeigt nach innen zum Körper. Lass die andere Hand mit der Handfläche nach außen gestreckt auf dem Knie. Halte diese Position eine Weile.

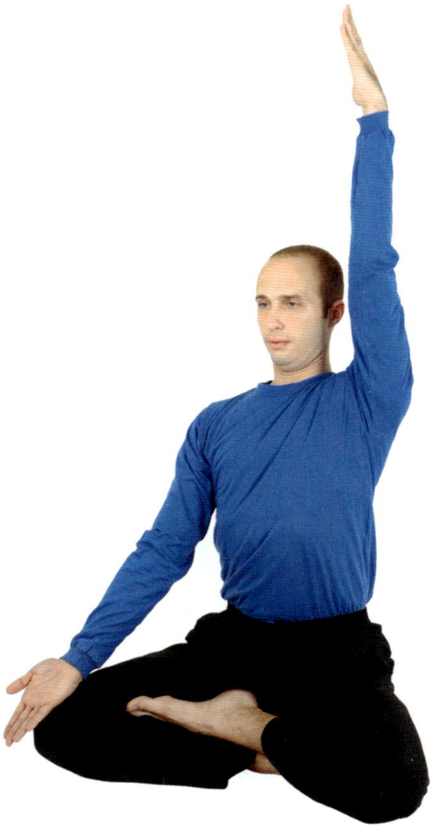

Positionen auflösen ~ Teil 3

Bringe dann den nach oben gestreckten Arm nach unten und lass die Hand zurück aufs Knie gehen, Handfläche nach oben, und bringe den anderen Arm gerade neben dem Kopf nach oben. Halte diese Position eine Weile.

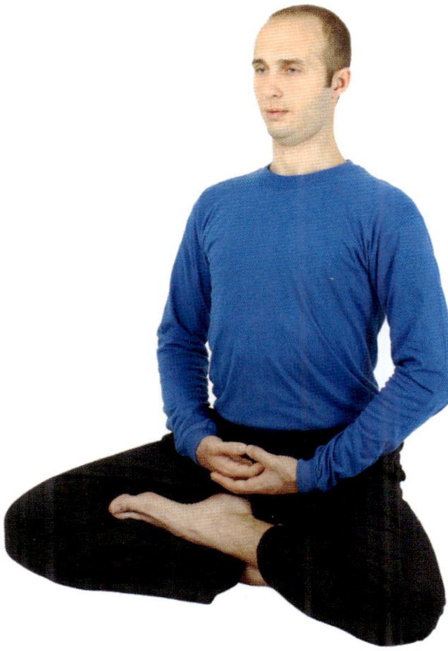

Positionen auflösen ~ Teil 4

Bringe den nach oben gestreckten Arm nach unten, die Hand aufs Knie, Handfläche nach oben. Schließe ab, indem du die Hände ineinandergelegt auf deinen verschränkten Beinen ruhen lässt. Lass die Energie im Oberkörper ganz schmelzen und in den Raum fließen.

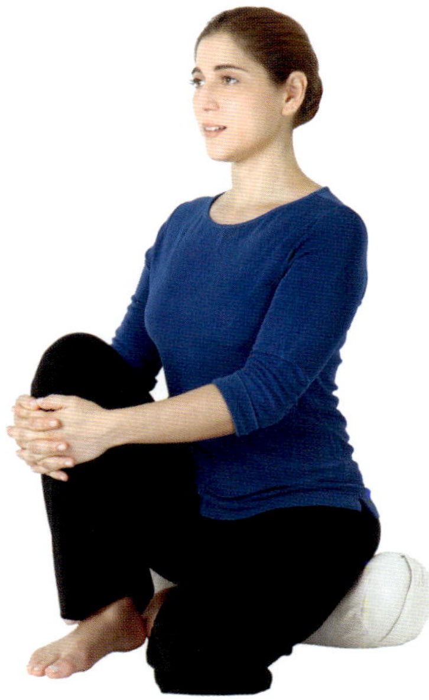

Körper des Rhythmus ~ Teil 1

Nimm eine sitzende Haltung ein, am besten auf einem Kissen. Ziehe ein Knie zur Brust hoch und halte es dicht am Körper. Ziehe deine Energie zusammen und verdichte sie, während du diese Position hältst. Strecke dann das Knie ganz aus, während du deine Energie ausdehnst und aufhellst.

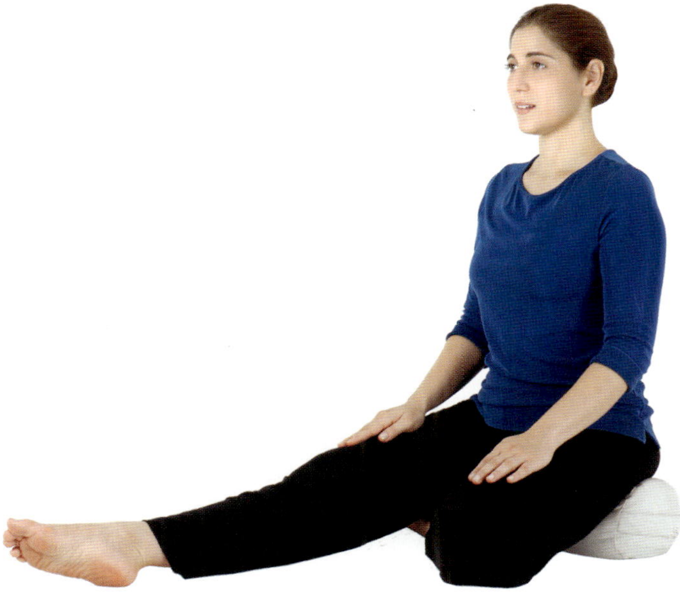

Körper des Rhythmus ~ Teil 2

Mache das ein paar Mal mit jedem Knie für sich; achte dabei auf den Beginn, die Mitte und das Ende jeder Bewegung.

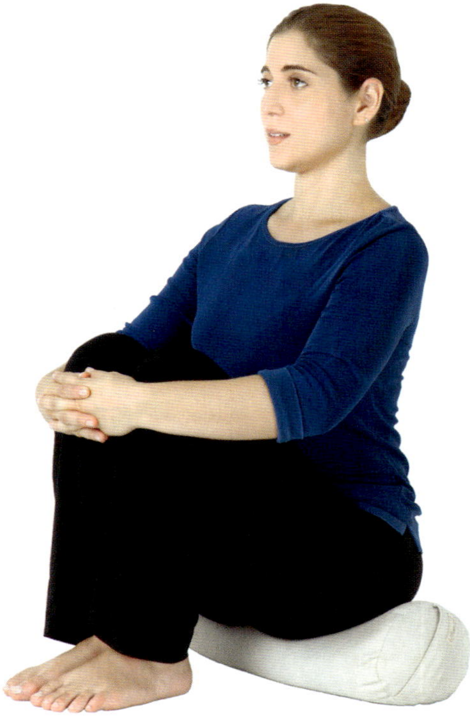

Körper des Rhythmus ~ Teil 3

Ziehe dann beide Knie zusammen dicht zum Körper; lass die Füße flach auf dem Boden. Bleibe mit deinem Gefühl für Stabilität und Geerdetsein in Berührung.

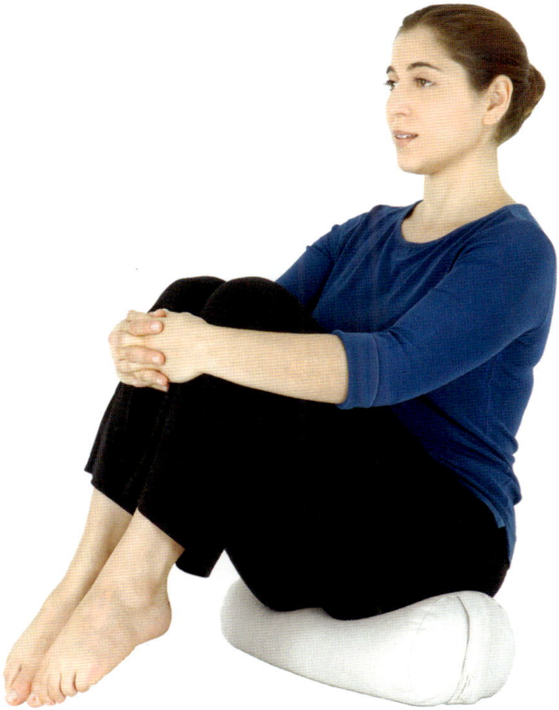

Körper des Rhythmus ~ Teil 4

Hebe die Füße vom Boden und lass deinen Körper nach hinten und wieder zurück schaukeln. Beginne mit einer ganz kleinen Schaukelbewegung. Deine Füße sollten während der Bewegung nach vorn und hinten nicht den Boden berühren. Wenn du zum Ende kommst, setze die Füße wieder auf den Boden und lass alles ganz still werden.

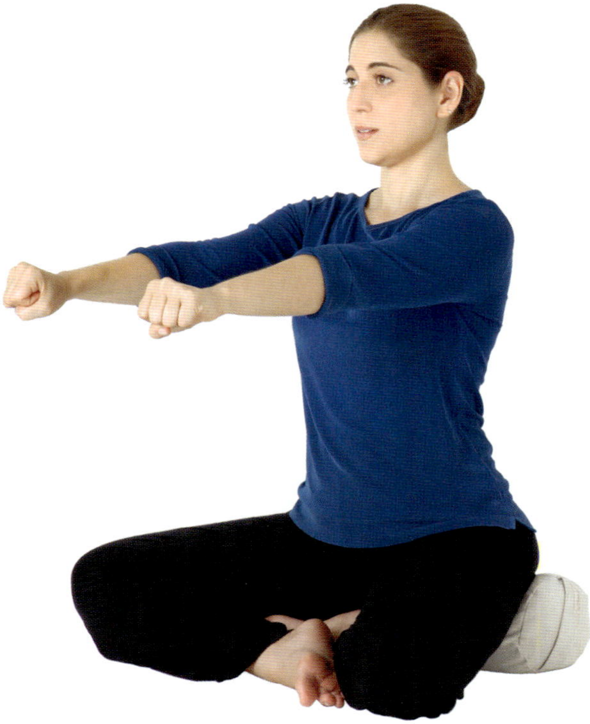

Das Herz erwecken ~ Teil 1

Sitze mit vor dir ausgestreckten Armen, Handflächen nach oben. Dann mache Fäuste und drehe die Handgelenke so, dass die Fäuste nach unten zeigen. Fühle die Energie deiner Hände und die Empfindungen entlang der Arme. Dann bringe die Fäuste vor deinem Herzen zusammen, sie zeigen immer noch nach unten, Ellbogen gebeugt.

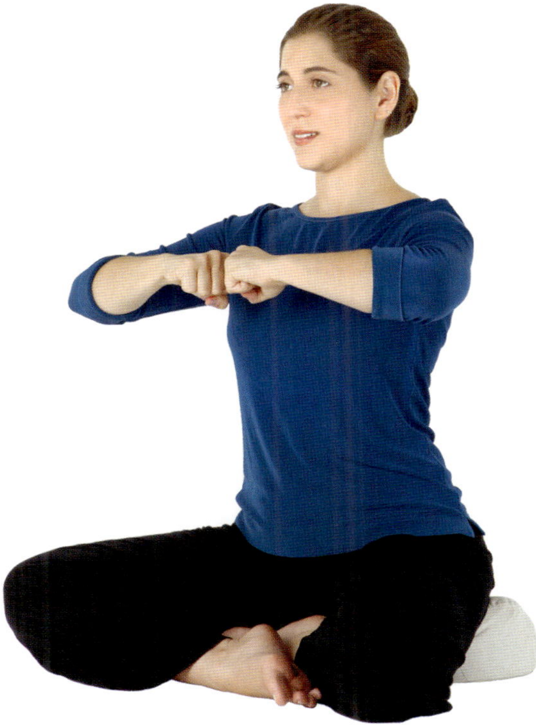

Das Herz erwecken ~ Teil 2

Ohne die Schultern zu heben, halte die Ellbogen im rechten Winkel zum Boden und schiebe die Energie der Fäuste intensiv ineinander, ohne dass die Fäuste sich physisch berühren. Nach einer kleinen Weile bringe die Hände wieder zurück auf die Knie und konzentriere dich auf die Energie in der Brust. Wiederhole dreimal.

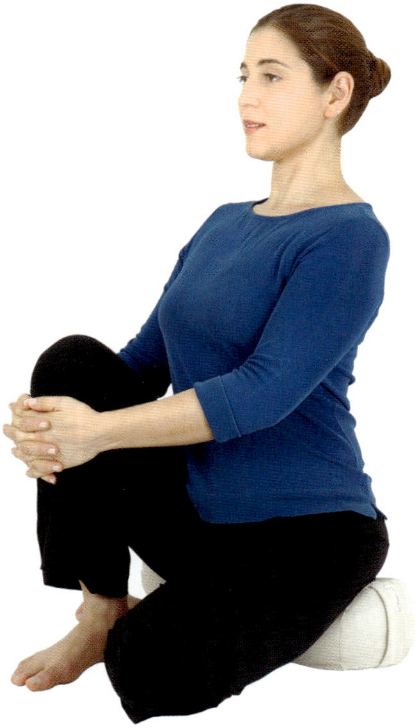

Flexibilität üben ~ Teil 1

Sitze so, dass du ein Knie zur Brust gezogen hast und das andere im halben Lotus hältst. Halte den Rücken gerade, aber beuge den Kopf ein klein wenig nach hinten. Greife das Knie mit beiden Händen und drücke den Bauch stark nach außen. Halte diese Position eine Weile.

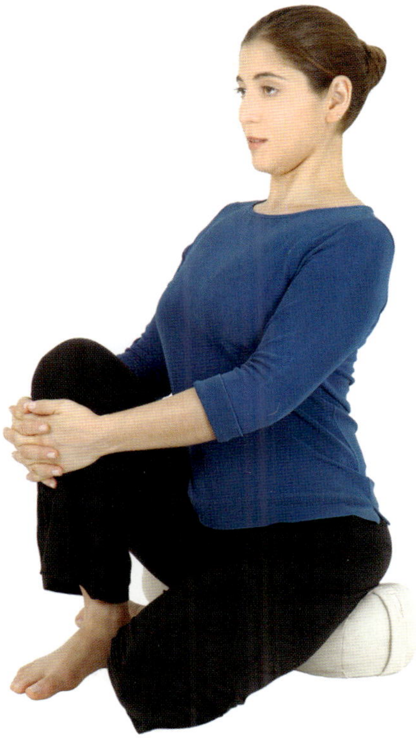

Flexibilität üben ~ Teil 2

Ziehe die Brust hoch, ziehe das Kinn ein wenig ein und spanne den Bauch stark an. Halte diese Position. Dann gehe zurück zur Haltung 1. Wiederhole diese beiden Positionen dreimal. Dann entspanne und schwimme, wie in Wasser. Wechsle zur anderen Seite und wiederhole die zwei Positionen wieder dreimal, schließe mit dem Schwimmen ab.

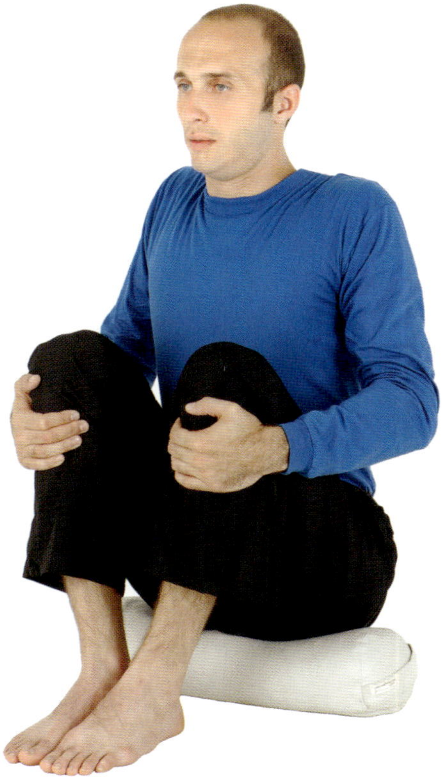

In der Zeit sein ~ Teil 1

Sitze und halte mit beiden Händen die Knie umschlungen. Ziehe die Schultern ein bisschen hoch und ziehe den Bauch ein. Lass den Mund offen und den Atem fließen, wie er will. Halte den Rücken gerade und ziehe den Bauch ein, als ob er die Wirbelsäule berühren würde. Lockere Nacken und Kehle, und spüre die Luft in der Brust.

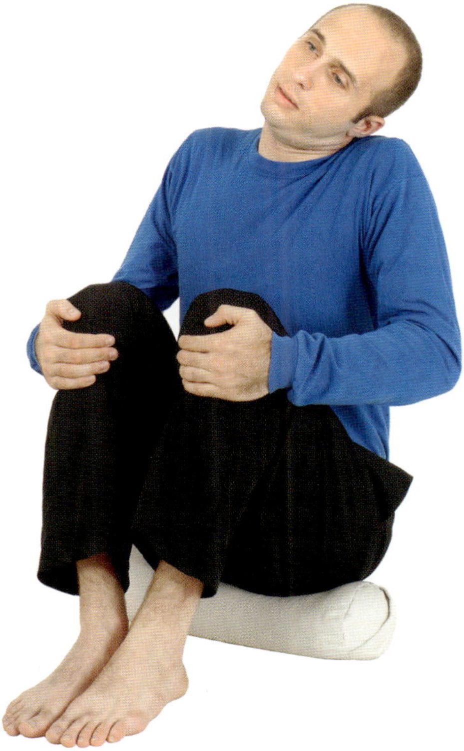

In der Zeit sein ~ Teil 2

Halte den Bauch weiter eingezogen und lass den Atem natürlich fließen. Beuge den Kopf von einer Seite zur anderen, ohne den Oberkörper zu bewegen. Lass die Schultern gerade nach oben gezogen, während du den Kopf einige Male von einer Seite zur anderen beugst. Dann bringe den Kopf zur Mitte und entspanne den Bauch. Sitze vollkommen still und fühle den Fluss des Atems in der Zeit.

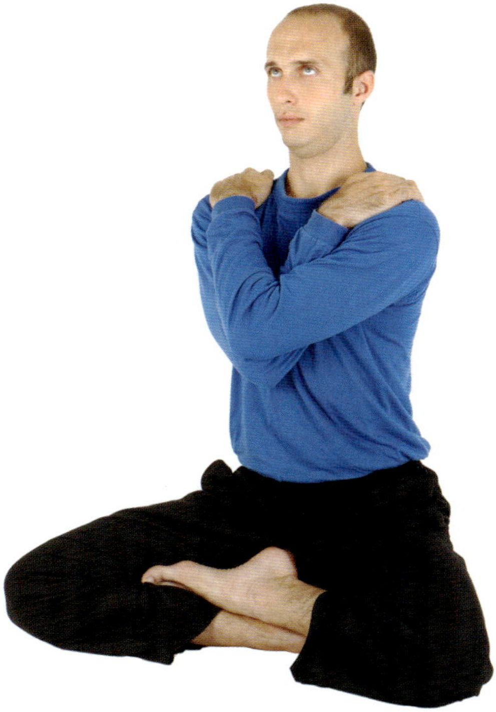

Durchscheinende Ganzheit ~ Teil 1

Sitze so, dass die Arme über der Brust gekreuzt sind und die Hände auf den Schultern liegen, sodass die Ellbogen vorn auf der Brust beinahe übereinander liegen. Schau nach oben, aber biege den Kopf nicht nach oben. Sanft erlaube dir zu bemerken, dass alles innerhalb von Geist und Körper, Empfindungen, Gefühlen, Gedanken und Bildern leicht und leer ist.

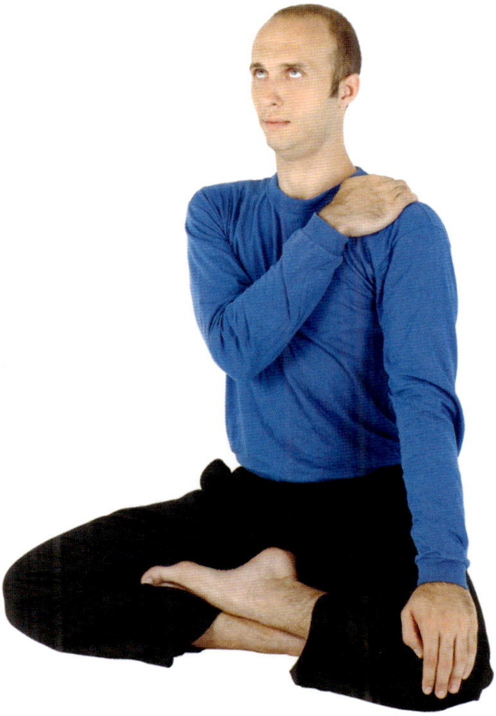

Durchscheinende Ganzheit ~ Teil 2

Dann bringe eine Hand quer über die Brust und lass sie auf der gegenüberliegenden Schulter ruhen. Bringe die andere Hand nach unten und lass sie auf dem Knie ruhen.

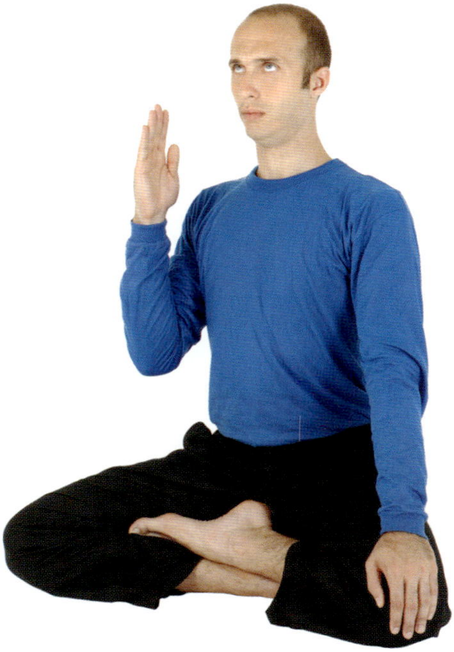

Durchscheinende Ganzheit ~ Teil 3

Bringe deinen Arm nach unten an die Seite und beuge den Ellbogen. Verweile in dieser Position. Dann hebe den Arm seitlich neben dem Kopf hoch, bis der Ellbogen gestreckt ist. Lass die Augen weiter nach oben schauen. Halte die Position.

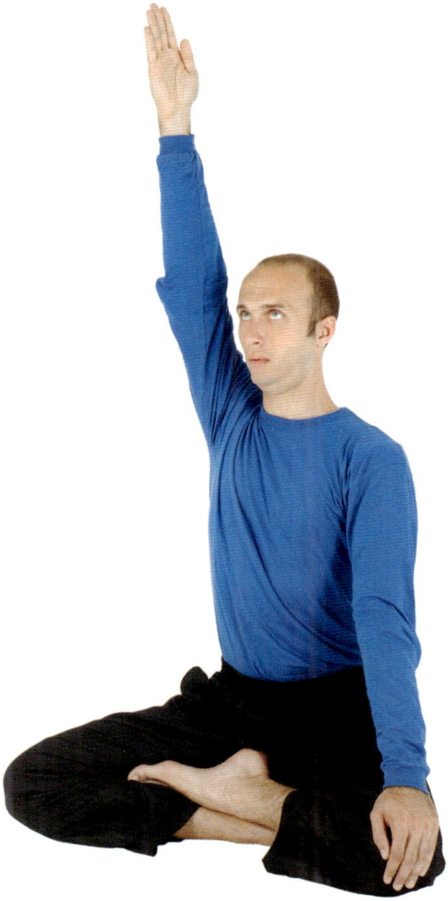

Durchscheinende Ganzheit ~ Teil 4

Wiederhole dieses Heben und Beugen dreimal. Dann wechsle zur anderen Seite und mache drei Durchgänge. Schließe die Übung in der Lotushaltung ab, die Hände auf den Knien, die Augen entspannt, sei einfach sanft.

Gruppe Fünf

In Harmonie bringen

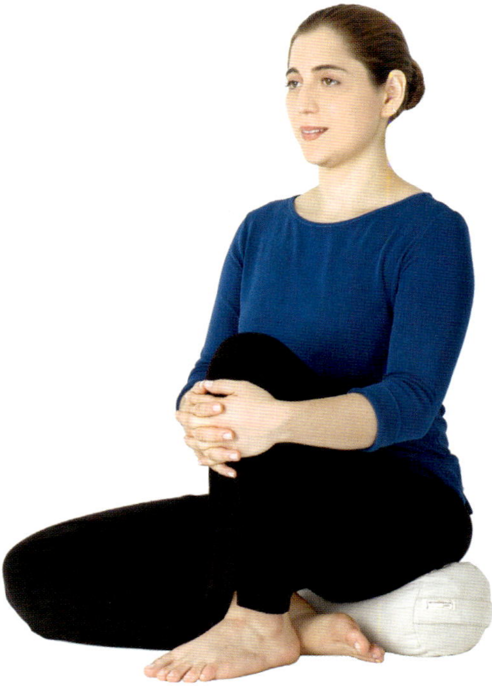

Innen und Außen in Harmonie bringen ~ Teil 1

Sitze im halben Lotus auf einem Kissen. Dann bringe ein Knie dicht vor die Brust und umfasse das Knie mit gefalteten Händen. Lass die Schultern entspannt sein und halte sanft den Nacken gerade. Fühle die Qualität, ganz stabil und im Gleichgewicht zu sein, richte die Aufmerksamkeit dabei besonders auf die Verbindung zum Boden.

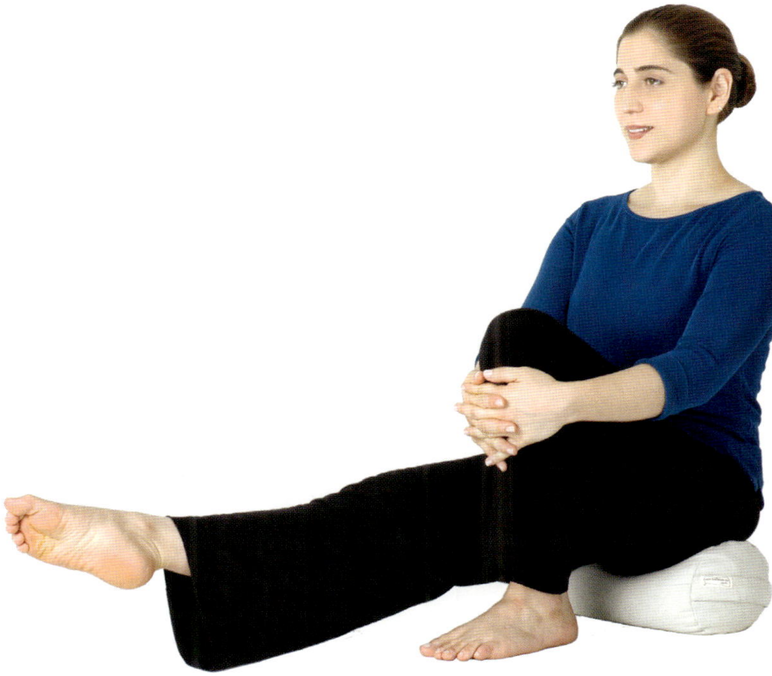

Innen und Außen in Harmonie bringen ~ Teil 2

Lehne dich ein wenig zurück, hebe das andere Bein und strecke es gerade. Halte es parallel zum Boden (oder so annähernd parallel, wie du kannst). Halte die Position und konzentriere dich auf dein inneres Zentrum der Schwerkraft. Wiederhole dreimal auf jeder Seite.

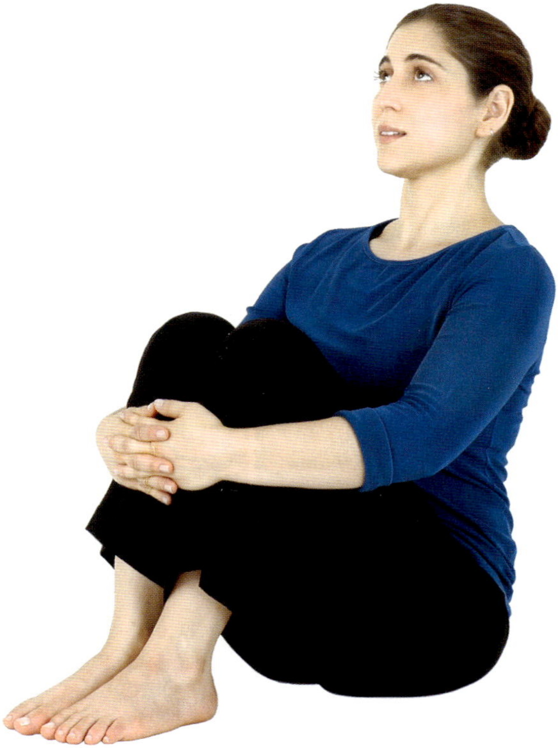

Innen und Außen in Harmonie bringen ~ Teil 3

Sitze direkt auf dem Boden oder bleibe auf dem Kissen, beide Knie vor der Brust hochgezogen. Lege die Hände um die Knie und verschränke die Finger. Lass die verschränkten Hände die Knie zur Brust ziehen, ohne dass die Füße sich vom Boden heben. Schaue sanft nach oben und fühle die Energie entlang der Wirbelsäule und deinen Körper, der den Boden berührt.

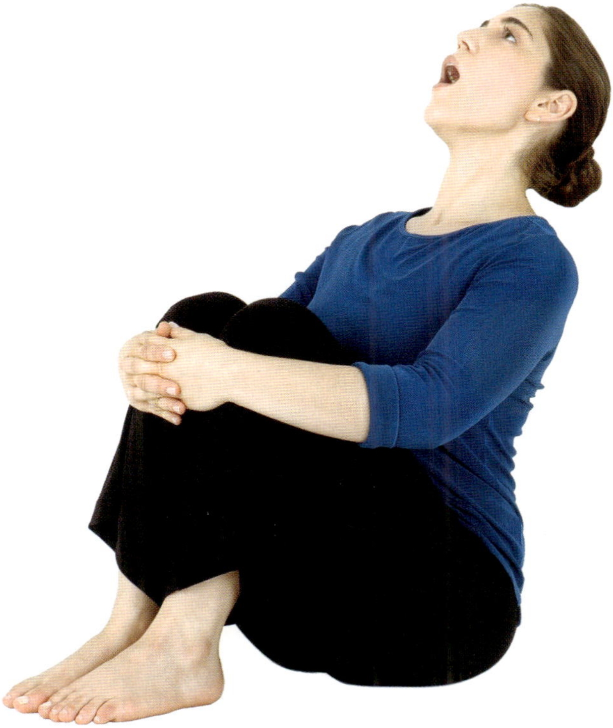

Innen und Außen in Harmonie bringen ~ Teil 4

Sanft lehne dich zurück, drücke die Brust nach hinten, halte das Kinn sanft eingezogen, das Gesicht zeigt zur Decke. Schau nach oben und lass den Mund ein paar Minuten lang offen. Kehre zum halben Lotus zurück und sitze eine Weile still.

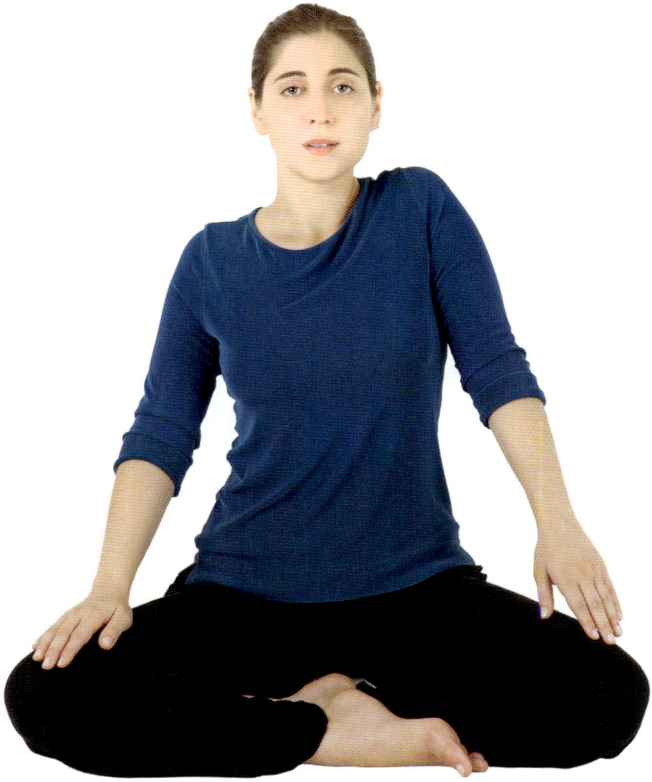

Gegensätze in Harmonie bringen ~ Teil 1

Sitze im halben Lotus, Hände auf den Knien. Ziehe eine Schulter nach oben und lass sie von vorn nach hinten, dann von hinten nach vorn kreisen. Mache dann dasselbe mit der anderen Schulter. Lass den Nacken entspannt und gerade. Mache drei Wiederholungen auf jeder Seite.

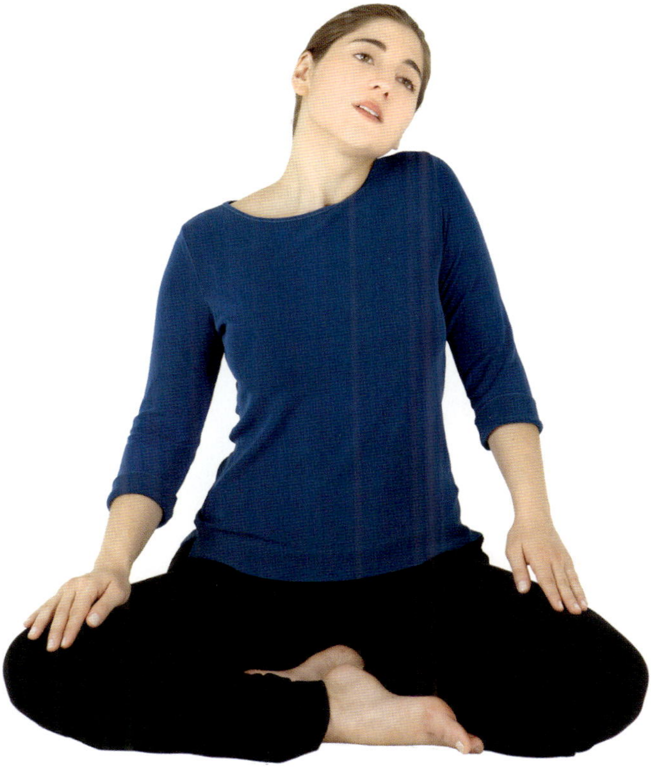

Gegensätze in Harmonie bringen ~ Teil 2

Wiederhole jetzt das Heben der Schulter und lass deinen Kopf folgen, während eine Schulter nach oben geht. Beuge den Kopf zur Seite der gehobenen Schulter und strecke die andere Seite des Halses sanft. Halte den Rücken sehr gerade, aber lass deinen Bauch locker sein. Wiederhole mehrmals auf jeder Seite.

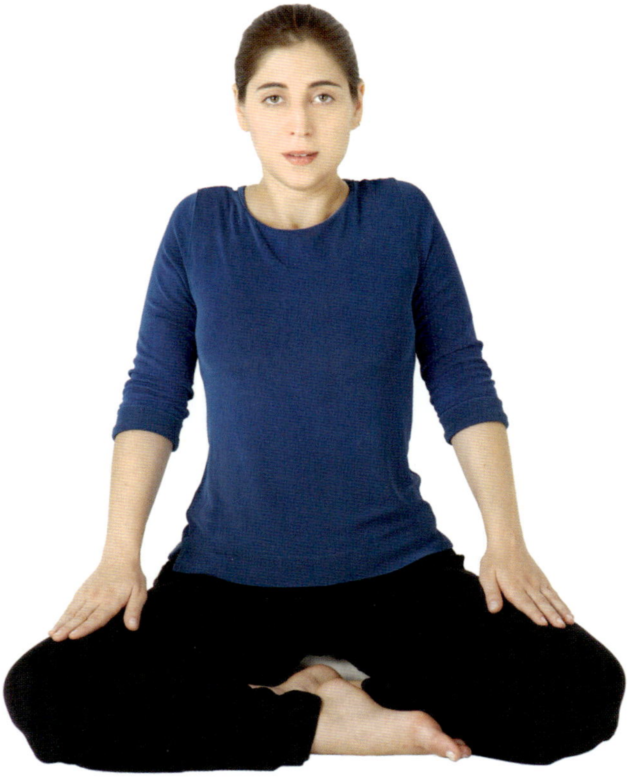

Gegensätze in Harmonie bringen ~ Teil 3

Jetzt spanne den Bauch an und halte den Rücken gerade und stark. Hebe beide Schultern ein wenig und spanne sie an. Halte diese Position eine Weile. Dann atme langsam aus und entspanne.

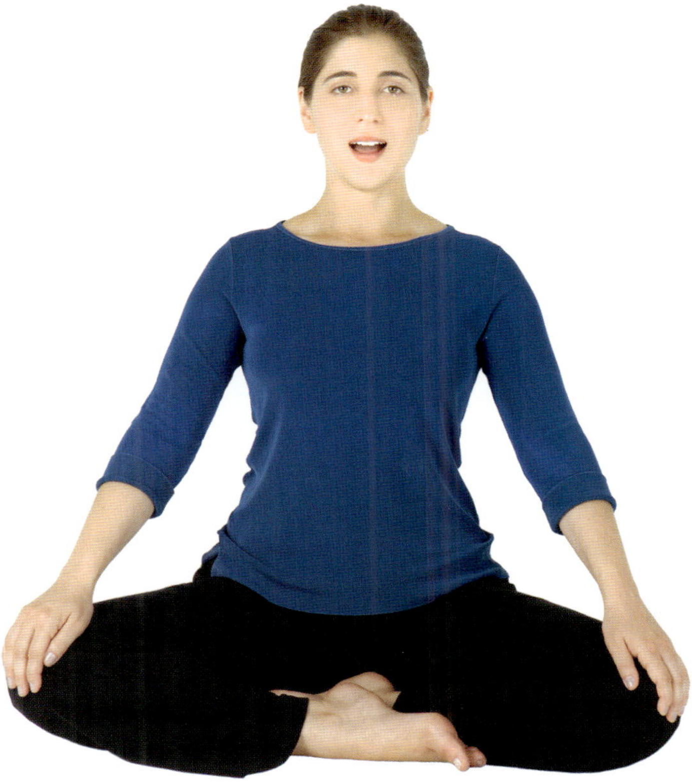

Bilder loslassen

Nimm eine Sitzhaltung ein, Hände auf den Knien. Lass die Arme gerade sein, auch die Hände und den Rücken. Fühle die Stärke der Position. Atme langsam aus, AAH, AAH. Das erste Ausatmen ist kräftig, das zweite Ausatmen ist sanft. Sitze still.

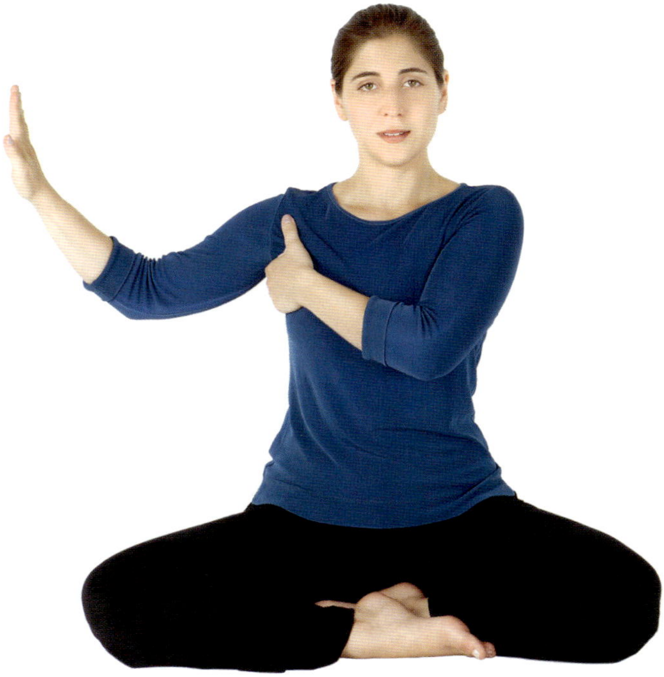

Widerstand lösen ~ Teil 1

Nimm die Sitzhaltung ein oder stehe. Strecke einen Arm zur Seite aus, Handfläche nach außen. Lege die Hand des anderen Arms in die Achselhöhle. Beuge den gestreckten Arm im Ellbogen und ziehe den Arm ganz zurück, die Handfläche bleibt nach außen gerichtet.

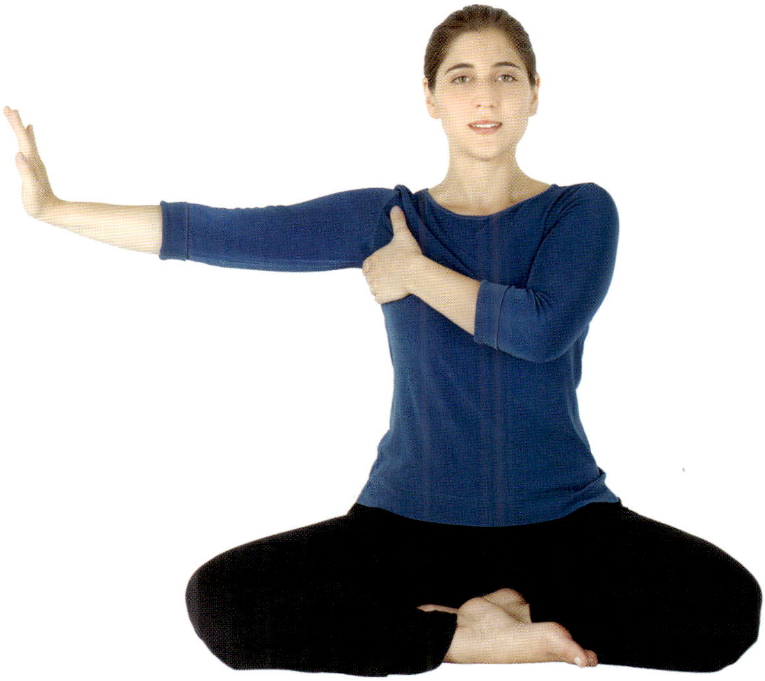

Widerstand lösen ~ Teil 2

Dann strecke den Arm wieder aus, Handfläche nach außen, in den Raum schiebend. Wiederhole dreimal auf jeder Seite.

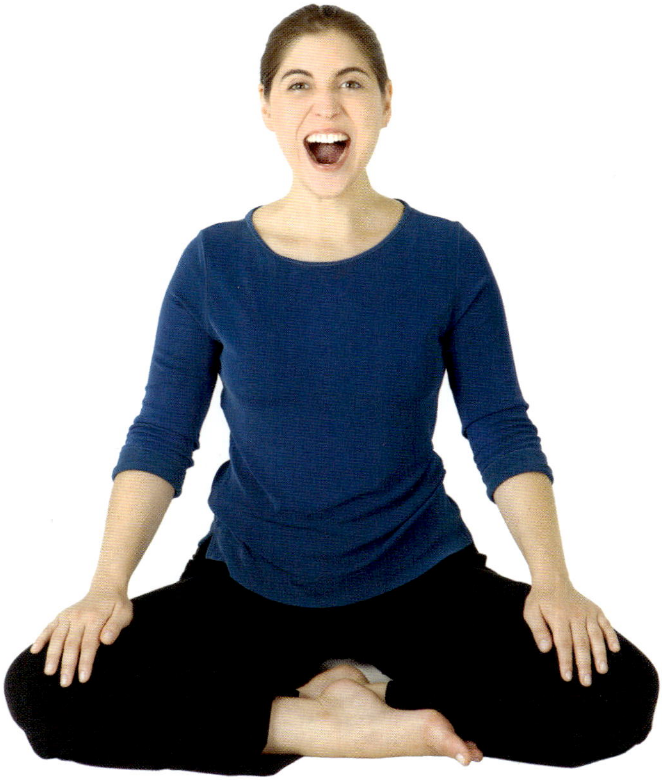

Vibrierende Harmonie ~ Teil 1

Sitze in den Sieben Gesten. Setze ein wildes Grinsen auf und übertreibe den Ausdruck. Spanne die Halsmuskeln an und spüre die Spannung in Gesicht und Hals. Halte den Ausdruck für eine kleine Weile.

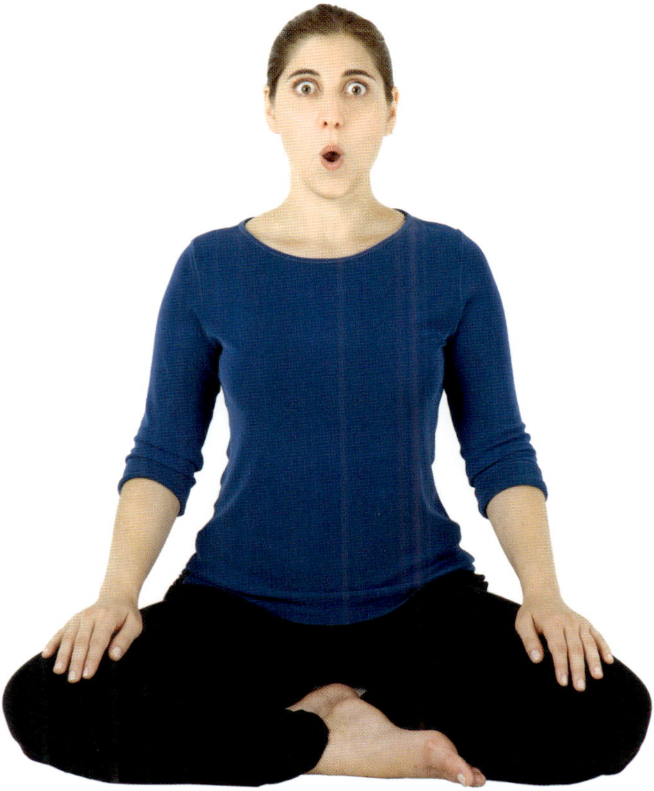

Vibrierende Harmonie ~ Teil 2

Dann forme einen kleinen Kreis mit den Lippen, die sehr stark zusammengezogen sind, die Augen weit offen und rund. Halte den Ausdruck. Wechsle ein paar Mal zwischen den beiden Positionen hin und her.

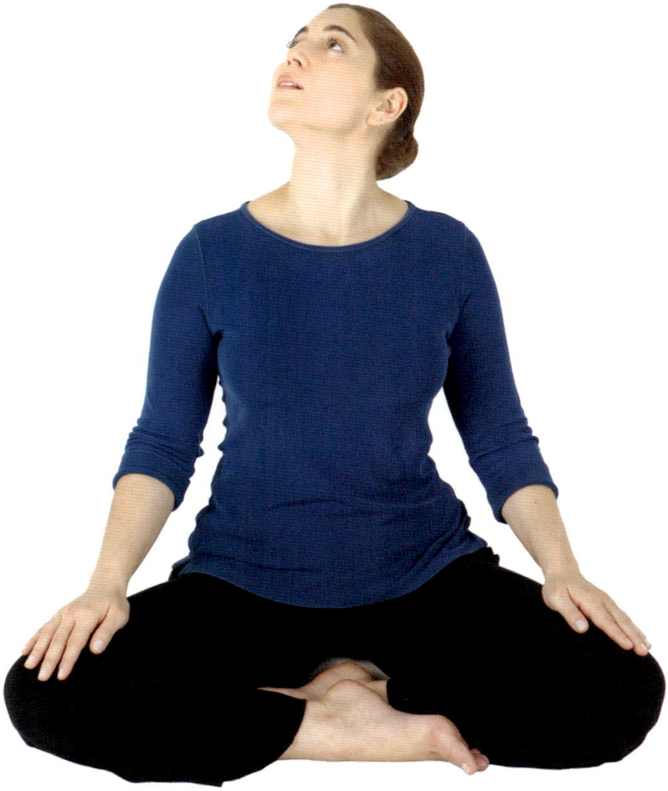

Vibrierende Harmonie ~ Teil 3

Strecke das Kinn zu einer Seite nach oben und bewege es sanft vor und zurück. Wiederhole auf der anderen Seite. Atme kräftig aus. Sitze still und fühle das Fließen der Energie, besonders in der Kehle.

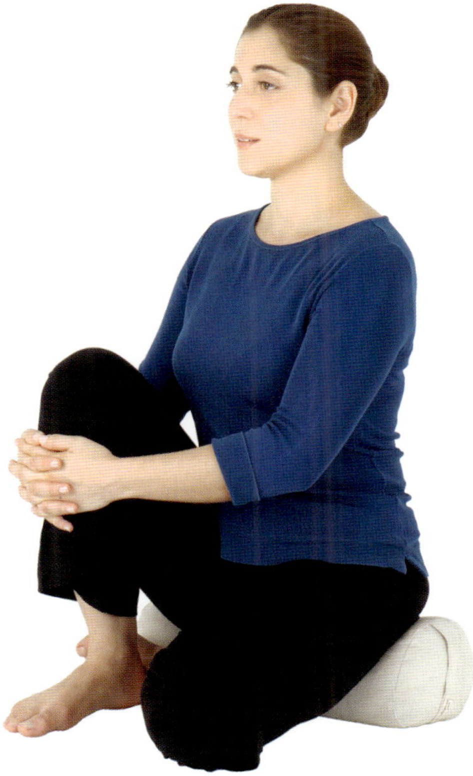

Negativität loslassen ~ Teil 1

Nimm eine Sitzhaltung ein und bringe ein Knie nah zur Brust. Schließe die Hände um das Knie und halte den Fuß nah am Körper.

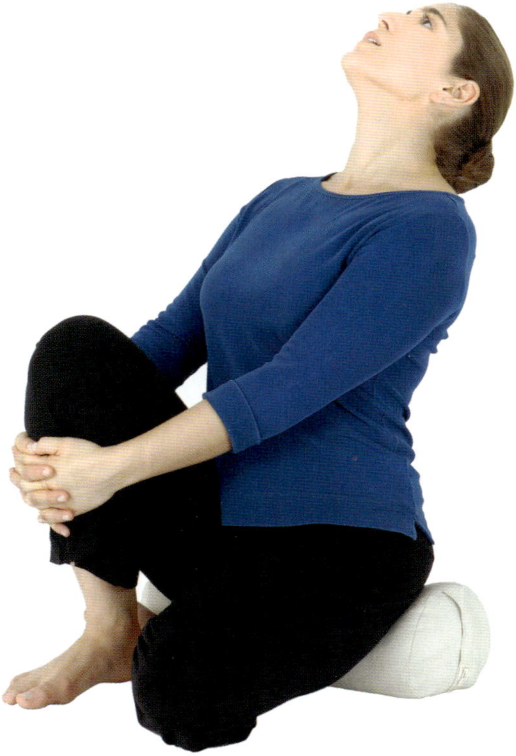

Negativität loslassen ~ Teil 2

Halte den Rücken gerade und lehne dich dann sanft nach hinten, beuge dabei den Kopf zurück. Wiederhole diese Haltung auf der anderen Seite.

Gruppe Sechs

Präsenz öffnen

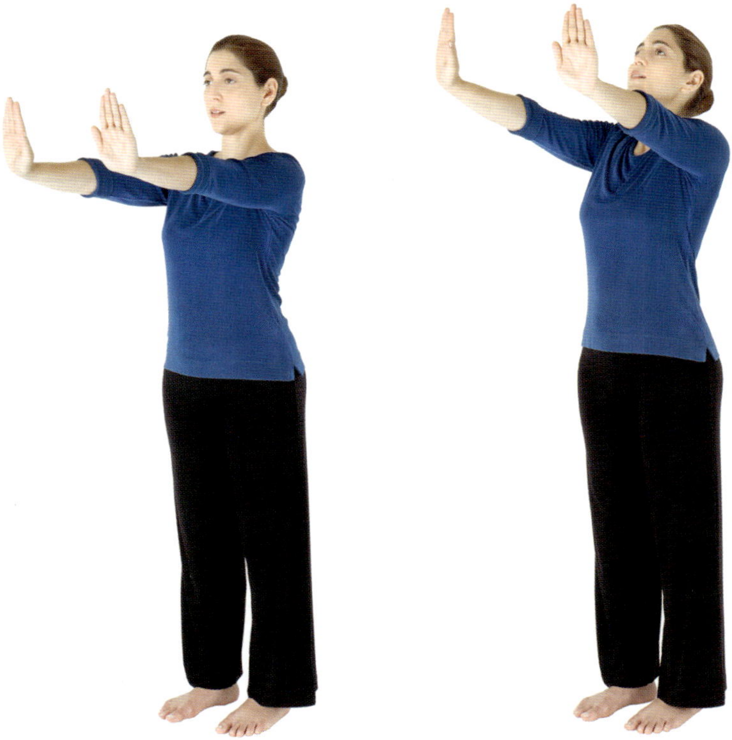

Geist und Körper öffnen ~ Teil 1

Stehe mit den Füßen etwa zehn Zentimeter auseinander. Strecke die Arme vor dir aus, Hände auf Augenhöhe, Handflächen nach außen und Finger nach oben. Bewege das Kinn ein wenig nach vorn und hebe die Schultern etwas an. Lass die Augen nach vorn zu den Fingerspitzen schauen. Fühle das Fließen der Energie in Nacken und Rücken, und verbinde diese Empfindungen sanft durch die Schultern in die Arme hinein.

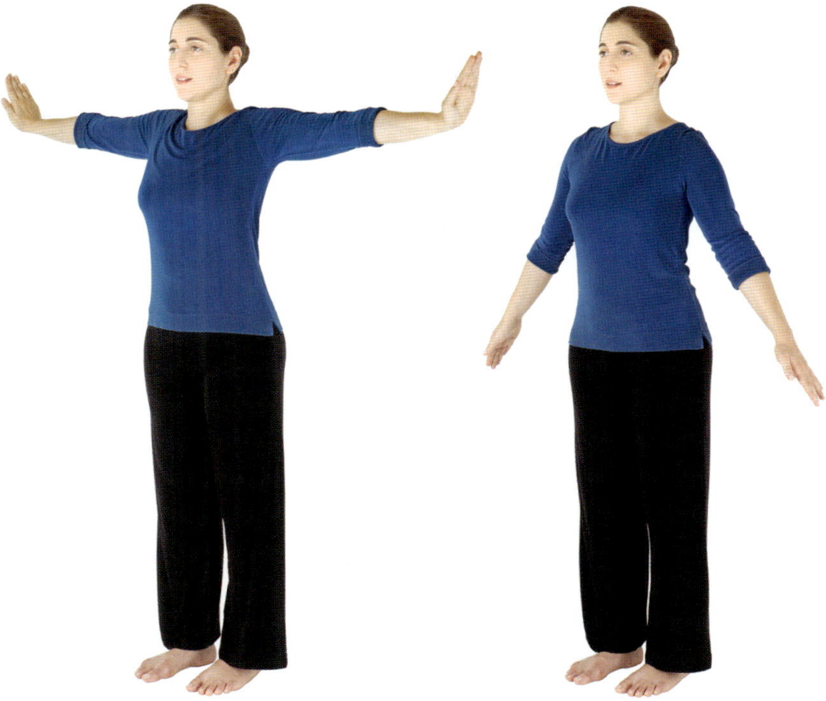

Geist und Körper öffnen ~ Teil 2

Bewege die Hände dann auseinander, bis die Arme auf Schulterhöhe zu den Seiten gestreckt sind. Halte eine Weile. Dann lass die Arme sinken, Handflächen nach innen zum Körper gerichtet. Wiederhole einige Male. Richte deine Aufmerksamkeit auf Empfindungen in den Schultern, Ellbogen und Handgelenken und auf das Fließen der Gefühle in der Brust. Während du die Arme sinken lässt, bleibe auch mit den Empfindungen im Unterkörper in Berührung.

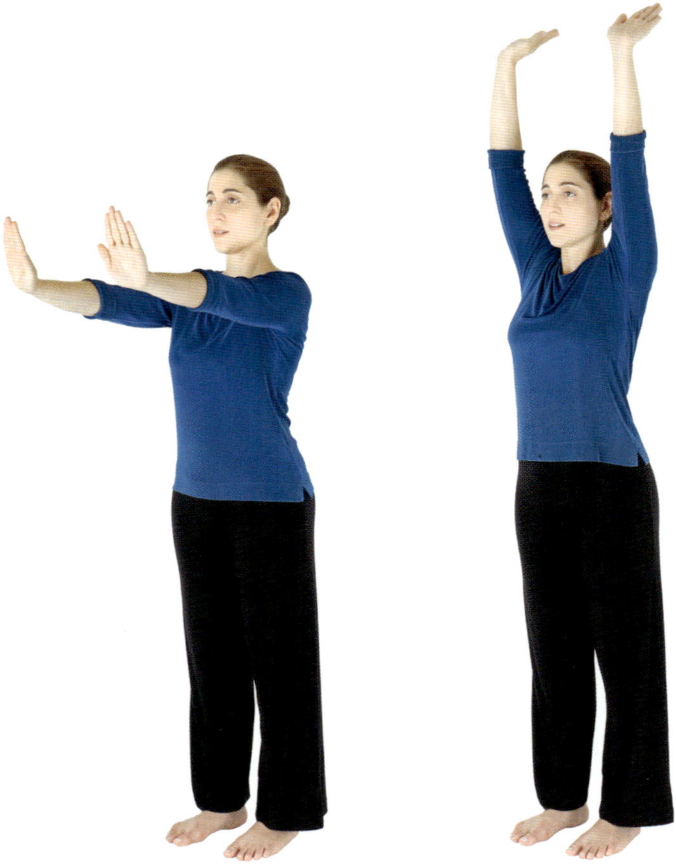

Geist und Körper öffnen ~ Teil 3

Stehe und halte die Arme vor dir ausgestreckt, Handflächen nach außen und Finger nach oben. Dann hebe die Arme, bis die Hände über dem Kopf sind, Handflächen weiterhin nach außen abgewinkelt.

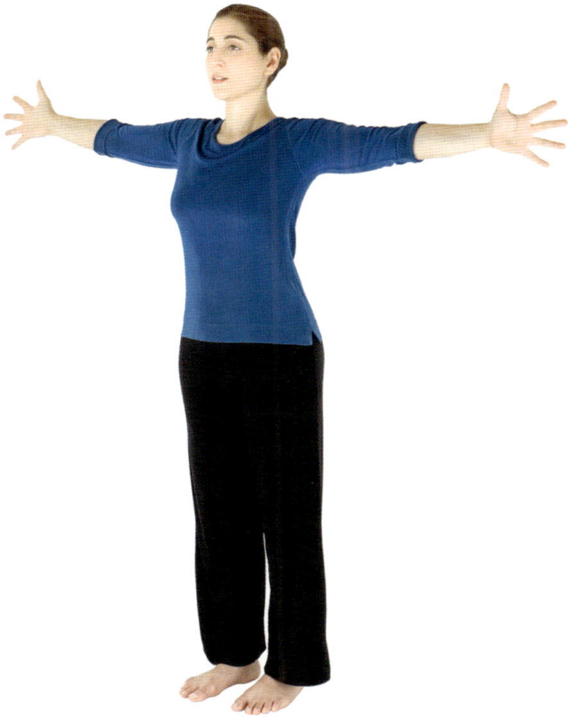

Geist und Körper öffnen ~ Teil 4

Dann bringe die Arme nach unten auf Schulterhöhe, spreize die Finger weit, sie berühren Luft und Raum. Atme sanft, Empfindungen verbinden sich mit Gefühlen.

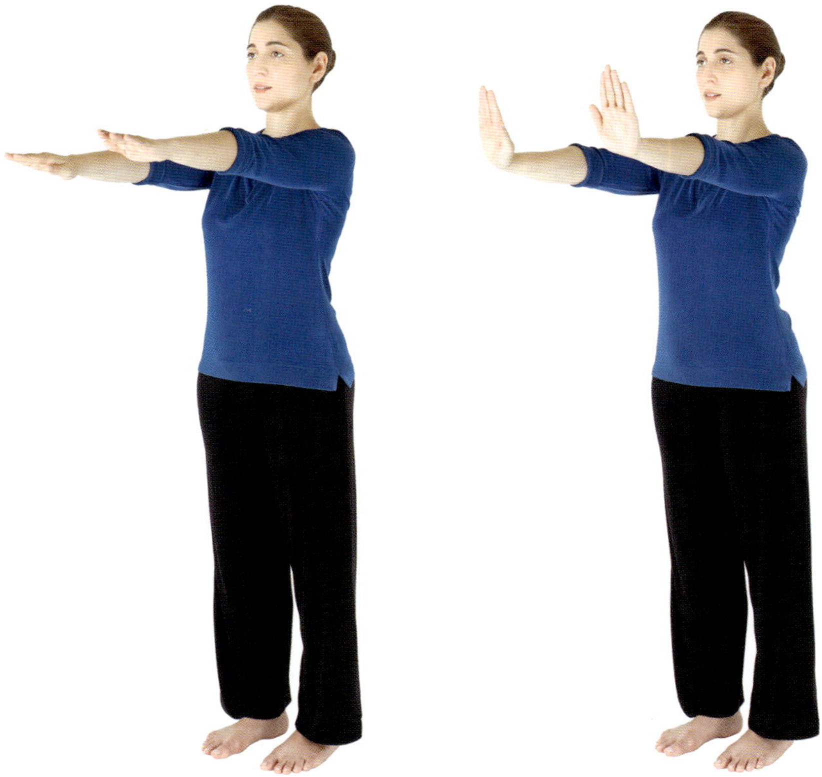

Geist und Körper öffnen ~ Teil 5

Halte die Arme auf Schulterhöhe, aber bewege sie nach vorn, bis sie vor dir ausgestreckt sind. Beuge die Handgelenke, strecke die Handflächen nach vorn und halte die Position. Bleibe mit der Energie in Schultern, Armen, Nacken und Wirbelsäule in Kontakt.

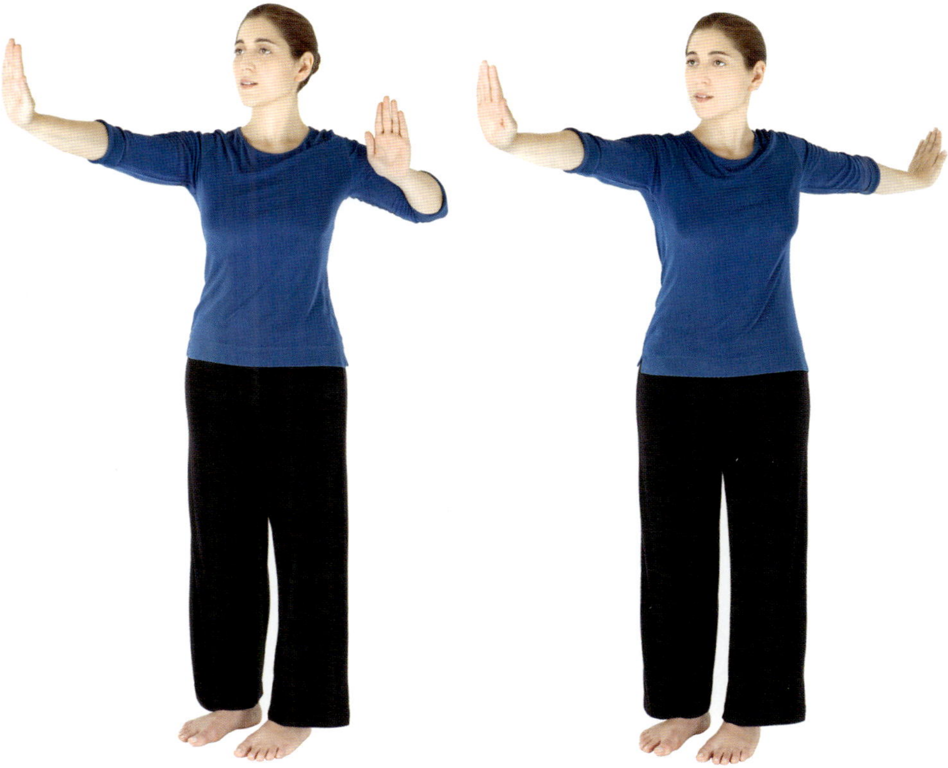

Geist und Körper öffnen ~ Teil 6

Dann ziehe einen Arm nach hinten, am Kopf vorbei, lass die Handfläche nach außen gerichtet. Fühle die Spannung in den Schultern, während du einen Arm nach vorn streckst und den anderen nach hinten. Die Füße bleiben an ihrem Platz, aber lass die Hüfte sich drehen, sodass du Schulter, Arm und Hand ganz drehen kannst, bis die Hand nach hinten zeigt. Dann wechsle die Seiten und wiederhole.

Zuerst wiederhole diese sechs Positionen in der Reihenfolge weich und sanft. Sobald du mehr Erfahrung hast, kannst du die ganze Abfolge kraftvoller üben.

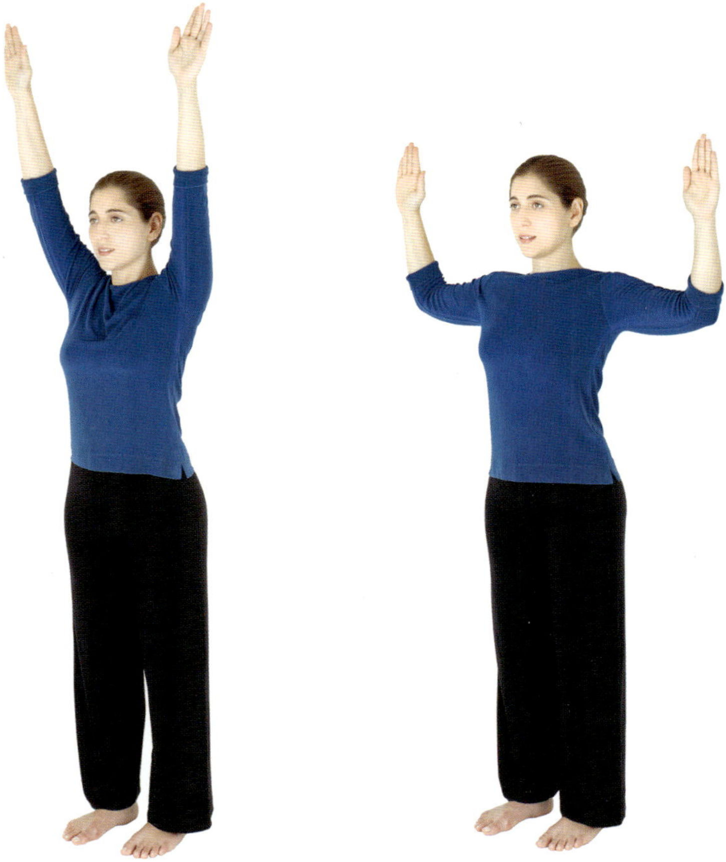

Schönheit freisetzen ~ Teil 1

Stehe und halte die Arme über dem Kopf ausgestreckt, Handflächen nach außen. Beuge die Arme in den Ellbogen und bringe die Hände nach unten, bis sich die Ellbogen im rechten Winkel zum Boden befinden. Lockere Kehle und Brust und atme immer sanft.

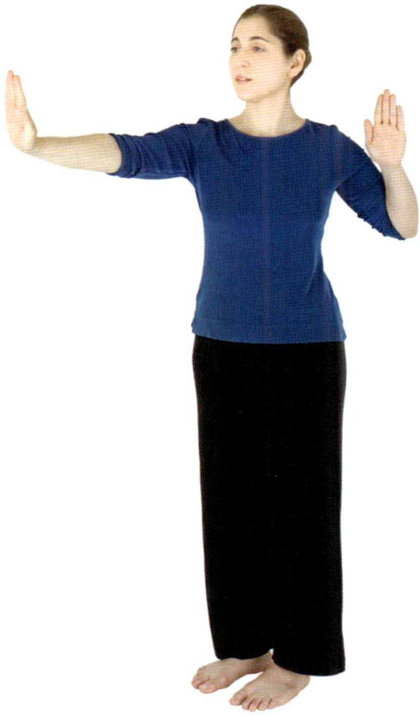

Schönheit freisetzen ~ Teil 2

Dann ziehe einen Arm zurück, halte den Ellbogen gebeugt und die Handfläche nach außen, und strecke den anderen Arm, Handfläche nach außen, nach vorn bis der Ellbogen gestreckt ist. Das Gesicht ist nach vorn gerichtet. Halte die Position eine Weile, entspanne und lass die Arme an den Seiten kommen. Kehre die Position um und wiederhole.

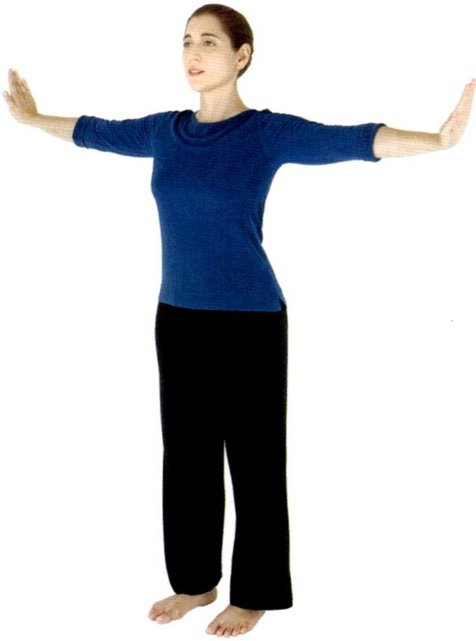

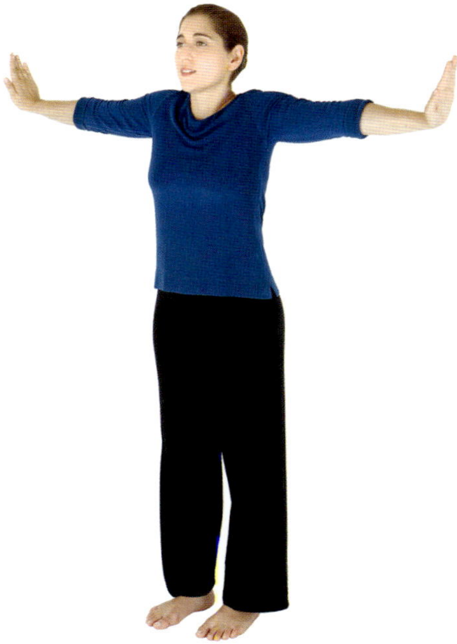

Freude ausdehnen ~ Teil 1

Stehe so, dass deine Arme an den Seiten in Schulterhöhe ausgestreckt sind. Mache die Ellbogen gerade und beuge die Handgelenke, sodass die Handflächen im rechten Winkel zum Boden ausgerichtet sind. Dann hebe die Schultern und fühle die Empfindungen in der Brust.

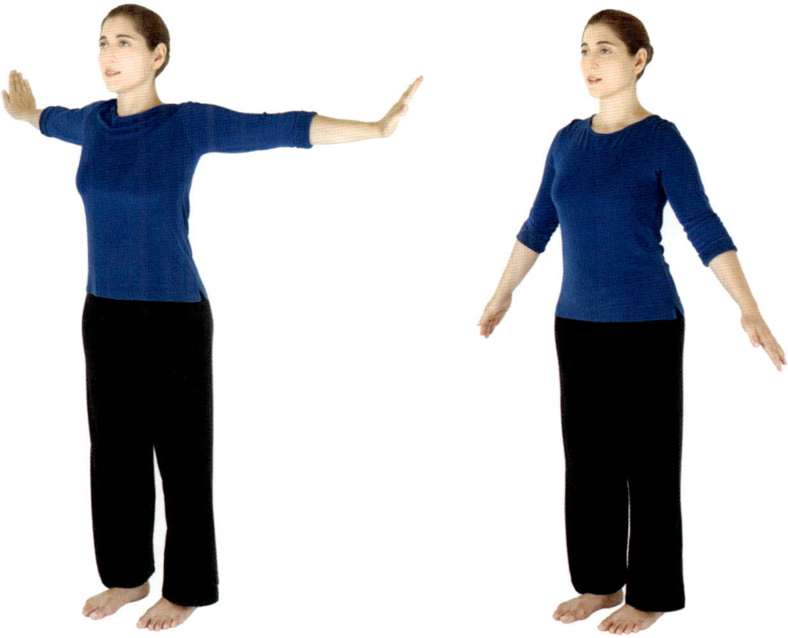

Freude ausdehnen ~ Teil 2

Spanne die Rückenmuskeln an, indem du beide Seiten zur Wirbelsäule ziehst, und lass die Arme sich nach hinten bewegen. Lass die Handflächen nach außen zeigen. Hebe den Kopf ein wenig an und halte die Position eine Weile. Dann entspanne die Arme allmählich und stehe still.

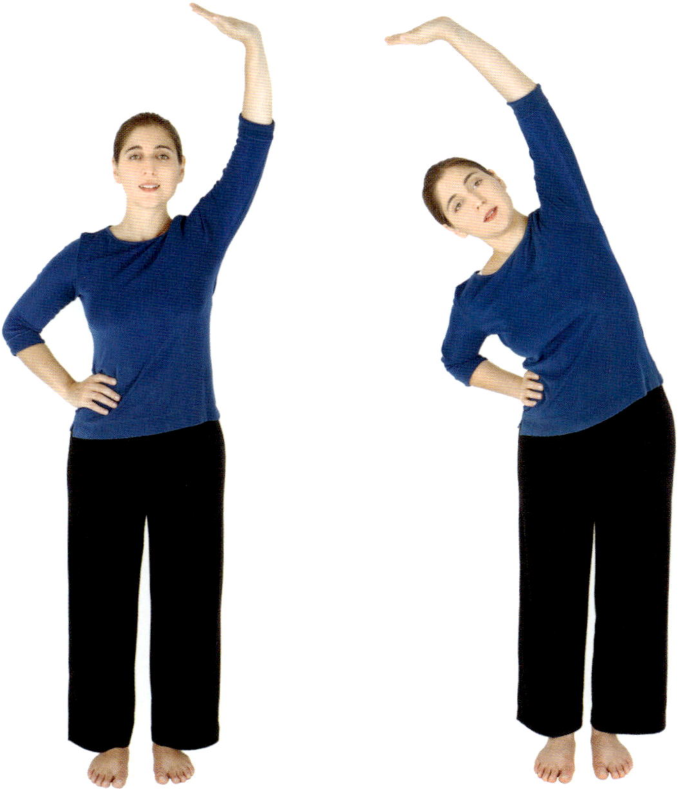

In Raum hineinfließen ~ Teil 1

Stehe so, dass eine Hand auf der Hüfte liegt und die andere in großem Bogen über den Kopf gehoben ist, die Handfläche zeigt zum Himmel. Halte das Gesicht nach vorn und beuge dich zu der Seite, an der die Hand auf der Hüfte liegt. Fühle die Energie, die durch die gedehnte Seite des Körpers fließt. Dann wiederhole auf der anderen Seite.

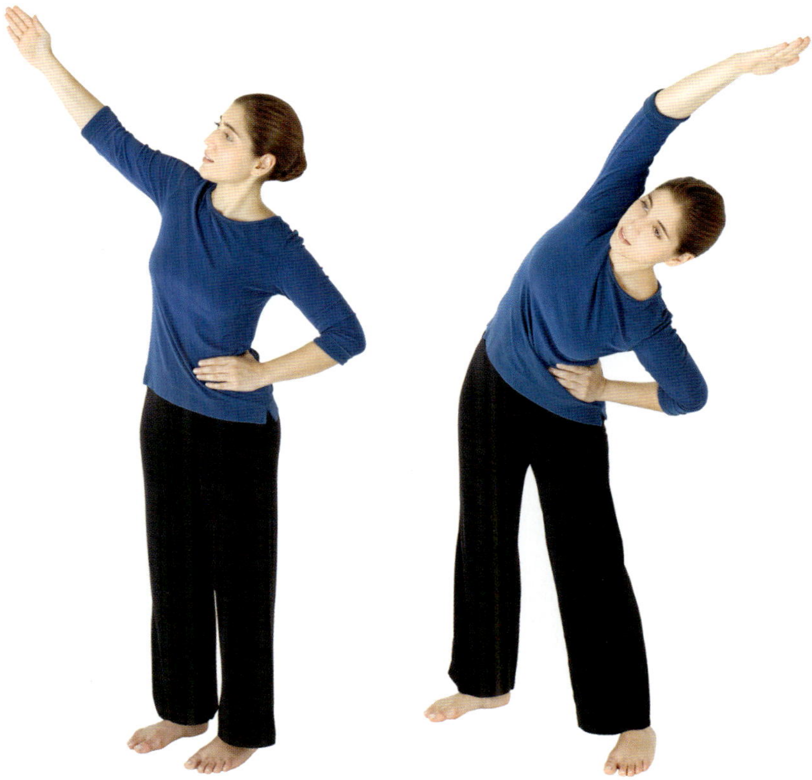

In Raum hineinfließen ~ Teil 2

Lass eine Hand auf der Hüfte, hebe den anderen Arm wieder, bringe ihn in einem großen Bogen über den Kopf und beuge den Körper langsam zu einer Seite. Fühle die Dehnung auf der gestreckten Seite, während du dich langsam beugst, so weit du kannst. Halte das Gesicht und die Brust nach vorn. Halte die Position für eine Weile. Wiederhole dann auf der anderen Seite. Stehe am Schluss ganz still, die Arme an den Seiten.

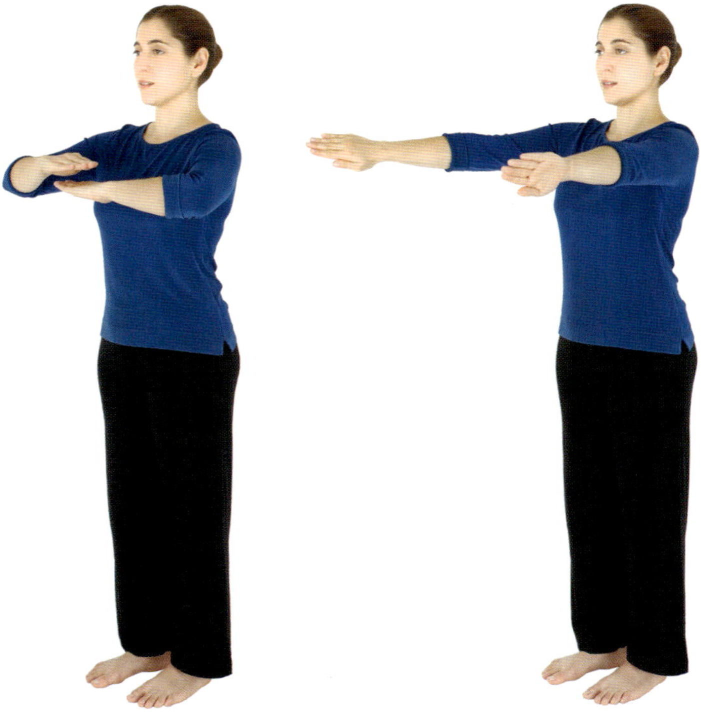

Präsenz schaffen ~ Teil 1

Stehe so, dass deine Arme in den Ellbogen gebeugt und die Hände auf Herzhöhe übereinander gehalten sind, sich aber nicht berühren. Beide Handflächen zeigen nach unten. Dann strecke von den Ellbogen aus die Arme langsam, aber mit Kraft nach außen und bringe sie wieder zusammen. Halte die Brust angehoben und den Bauch eingezogen.

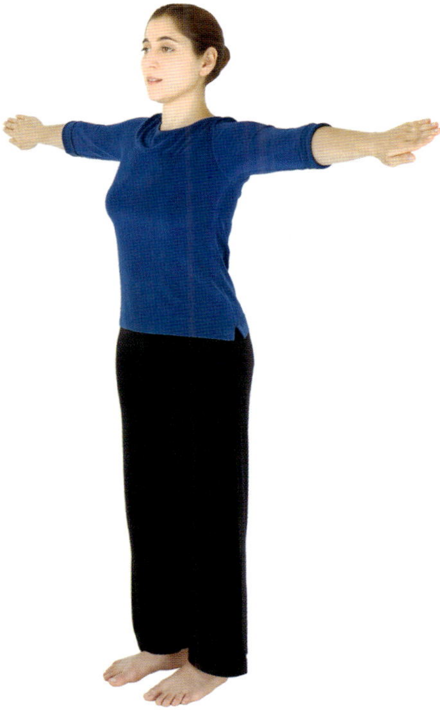

Präsenz schaffen ~ Teil 2

Während du Teil 1 und 2 übst, nimm die Ganzheit des Körpers wahr: Die Teile, die sich nicht bewegen, nehmen ganz an der Bewegung teil. Bemerke das Verschmelzen von Geist und Körper, während Bewusstheit die Bewegungen durchdringt. Und bemerke die Vertrautheit von innen und außen, während die Arme einen unsichtbaren Vorhang in das Zentrum des Raumes öffnen.

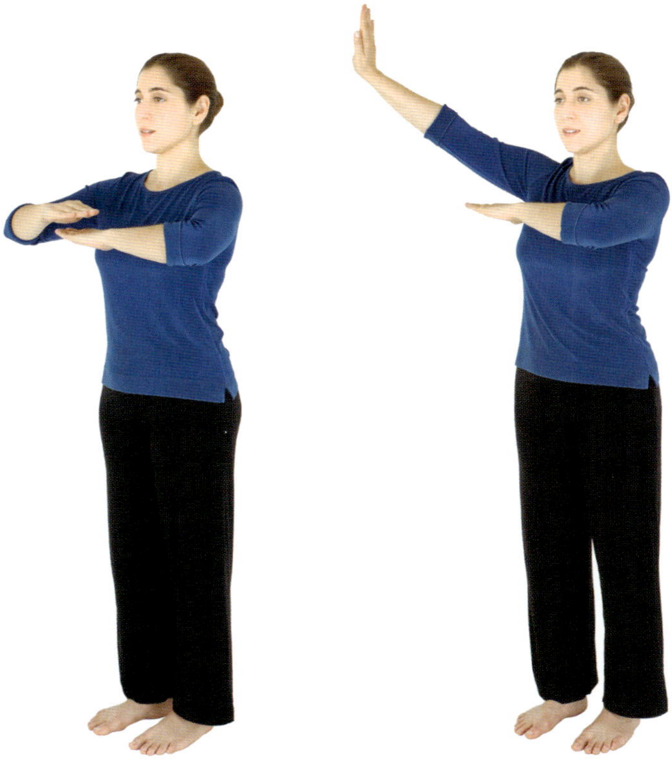

Präsenz schaffen ~ Teil 3

Gehe zurück zu Teil 1 und hebe dann einen Arm über den Kopf hinauf; halte dabei den Ellbogen gerade und die Handfläche nach außen. Lass den anderen Arm vor der Brust auf Herzhöhe im Ellbogen gebeugt, Handfläche nach unten.

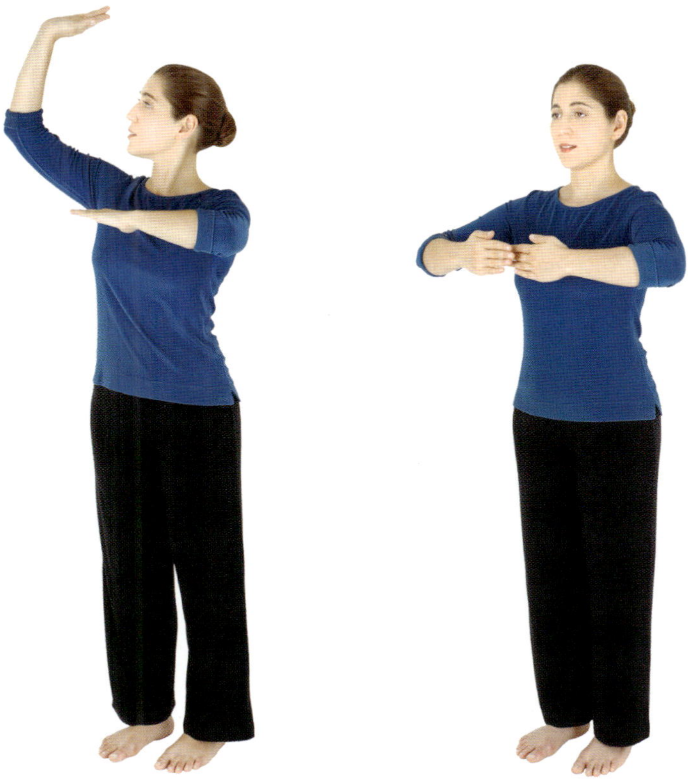

Präsenz schaffen ~ Teil 4

Bringe den gehobenen Arm nach unten, indem du ihn im Ellbogen beugst, und lass die Handfläche nach oben gedreht. Halte diese Position eine Weile. Bemerke die Empfindungen oben in der Brust. Dann bringe beide Arme zusammen nach unten, sodass die Handflächen auf Herzhöhe zur Brust zeigen und voreinander liegen. Wiederhole auf der anderen Seite.

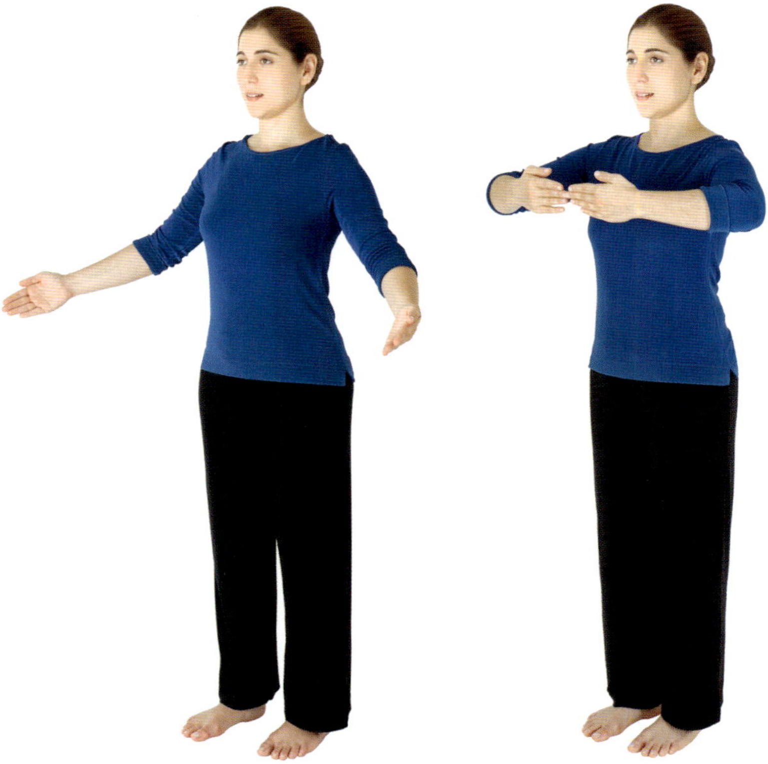

Präsenz schaffen ~ Teil 5

Bewege beide Arme zu den Seiten nach außen, Handflächen nach vorn. Dann bringe beide Arme zurück, sodass sie auf Herzhöhe zur Brust zeigen, Handflächen nach innen, die Finger berühren sich beinahe.

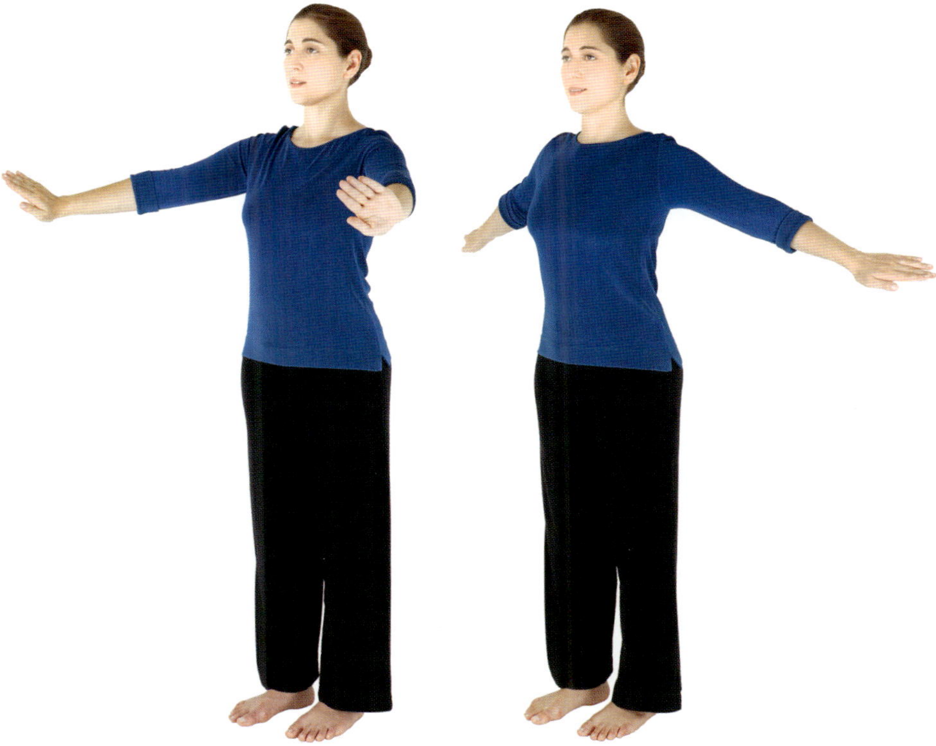

Präsenz schaffen ~ Teil 6

Drehe beide Hände in den Handgelenken, bis die Handflächen nach außen zeigen. Strecke sehr langsam die Arme zu den Seiten aus, als ob du gegen eine starke Kraft drücken würdest, bis die Arme mit geraden Ellbogen nach hinten gestreckt sind. Halte während der ganzen Bewegung die Handgelenke gedreht und die Handflächen nach außen gerichtet. Halte die Position eine Weile.

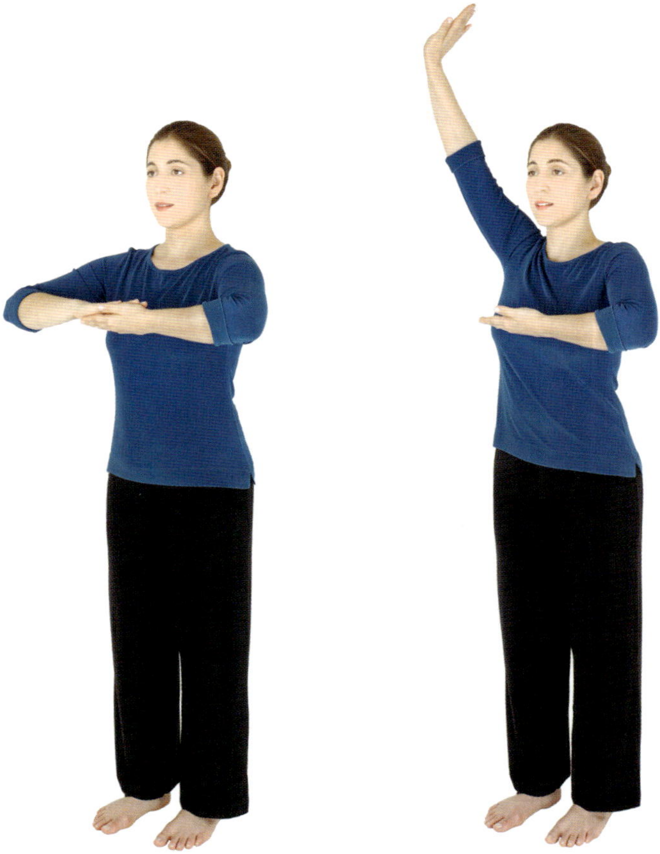

Präsenz schaffen ~ Teil 7

Bringe deine Arme wieder auf Herzhöhe, die Hände übereinander, die untere Handfläche zeigt nach oben, die obere nach unten. Hebe einen Arm mit gebeugtem Handgelenk, Handfläche nach außen, Ellbogen gerade. Dann bringe den Arm wieder nach unten auf Herzhöhe. Wiederhole auf der anderen Seite.

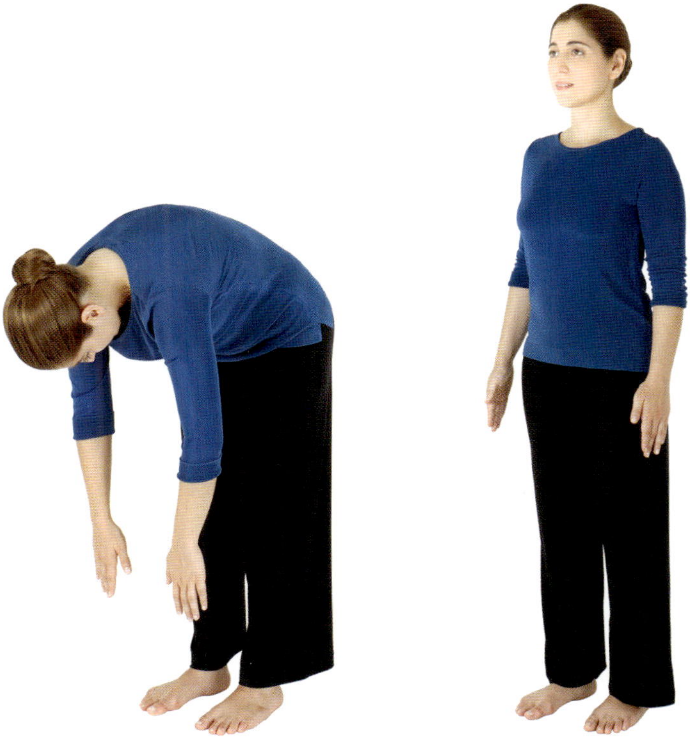

Präsenz schaffen ~ Teil 8

Beuge dich von der Hüfte aus nach vorn, lass den Hals sich entspannen und den Kopf locker nach vorn hängen. Bewege das Kinn nach vorn und atme aus. Halte diese Position für einen Augenblick. Dann kehre sanft zum Stehen zurück und entspanne dich tief in lebendig gegenwärtige Energie.

Langzeit-Praktizierende sprechen über Kum Nye

Kum Nye war in vielen verschiedenen Kursen, die ich unterrichtet habe, nützlich, sowohl in Swarthmore als auch am Nyingma Institute in Berkeley. Kum Nye gibt Menschen direktes Feedback aus ihrer Erfahrung. Sie haben mehr Raum, etwas mehr zu ‚sehen' von dem, was so vor sich geht, und das schätzen sie. Leute mögen es sehr, dass sie so schnell Entspannung erleben können. Es ist eine Offenbarung für sie, dass sie von alten Mustern und Schmerz lernen können und sie einfach dadurch loslassen können, dass sie beginnen zu fühlen. Das trifft generell zu, sogar für Leute ohne Meditationserfahrung.

Kum Nye und Meditation haben mir geholfen, ganz und gar bei meinem leidenden Vater zu sein und schließlich die Erfahrung zu transformieren, als er starb … Ich meditierte beinahe jeden Tag und übte ausgleichende Kum Nye-Übungen, bevor ich zu meinem Vater im Altersheim ging, wo er neun Jahre lang als Alzheimer-Patient lebte. Ich begann, mich mit etwas in ihm zu verbinden, das mehr wirklich und lebendig war. Irgendwie erlaubte mir das, tiefer mit ihm zusammen zu sein, denn er hatte längst den Punkt überschritten, in gewöhnlicher Weise zu kommunizieren.

Abbe Blum hat am Nyingma Institute Berkeley (Kalifornien) viele Jahre lang Kum Nye gelehrt.

Für mich ist Kum Nye eine Lebensweise. Es ist ein Weg der Heilung und Spiritualität; es ist sehr kostbar, und die Übungen sind sehr kraftvoll. Der erste und wichtigste Nutzen, den ich erlebte, war, dass ich das Vertrauen gewann, mit emotionalen Zuständen auf direkte Weise umzugehen. Durch Kum Nye begann ich zu sehen, dass es möglich war, alte Verletzungen zu heilen. Wenn ich heute übe, kann ich meinen Gefühls-Sinn sehr tief berühren. Jeden Tag wird die innere und äußere Massage des Fühlens deutlicher. Es ist auch leichter, sanfter und freundlicher mit mir selbst und anderen zu sein.

Am Anfang machen meine SchülerInnen gerne einfache Übungen ohne schwierige Bewegungen. Sie mögen Übungen, die sich bequem anfühlen, wie zum Beispiel die Haltung der Sieben Gesten. Sie erfahren gerne etwas über jede einzelne Geste und darüber, was die Übungen anregen. Nachdem sie eine Weile geübt haben, entdecken sie, dass sie in der Sitzhaltung entspannter geworden sind. Sie mögen Atemübungen, und sie möchten auch gerne wissen, wie der Atem mit ihrer Energie zusammenwirkt.

Christina Bustamante praktiziert Kum Nye seit 19 Jahren und unterrichtet Kum Nye in Rio de Janeiro, Brasilien, seit 1995.

Kum Nye hat mir auf vielen Ebenen geholfen. Körperlich bin ich stärker und gesünder. Emotional fühle ich mich ausgeglichener. Psychologisch hat Kum Nye mir ein besseres Verständnis meiner inneren Reaktionen auf innere und äußere Muster gegeben. Intellektuell hat die Erfahrung von Kum Nye für mich Interesse an anderen Studiengebieten geöffnet, wie zum Beispiel Meditation, Nyingma Psychologie und buddhistische Studien. Kurz gesagt, in meinem Leben bedeutet Kum Nye Integration und Transformation. Während eines Kum Nye-Kurses merke ich oft, dass Leute es gerne spüren, wie sich die Verkrampfungen durch inneren Druck und vom Druck des Großstadtlebens lösen. Sie genießen die Vertrautheit und Ruhe, die sie erfahren, wenn sie nach den Übungen ausruhen. Ich spüre, dass meine eigene Erfahrung von Kum Nye sich ständig vertieft, und ich wünsche mir die Gelegenheit, das mit anderen LehrerInnen und Langzeit-Übenden zu diskutieren.

Rita Toledo, Sao Paulo, Brasilien.
Sie übt Kum Nye seit 22 Jahren.

Ich habe Kum Nye in vieler Hinsicht nützlich gefunden. Als Therapeutin arbeite ich mit einem Körper-Geist Ansatz und war sehr erstaunt über die Wirkung der Kum Nye-Praxis. Sie stellte sich schnell ein und half mir sehr, Achtsamkeit sowohl für den Körper als auch für den Geist zu entwickeln. Die Übungen bringen mich in den gegenwärtigen Augenblick. Die Entspannung ist auch ein wichtiger Aspekt. Damit beginnt die Praxis. Kum Nye ist ein kraftvolles Werkzeug, um Emotionen, Gefühle und Empfindungen zu transformieren. Es hat wirklich meinen Geist geöffnet.

Roselene Costa, Therapeutin aus Rio de Janeiro, Brasilien, unterrichtet Kum Nye seit 23 Jahren.

Kum Nye hat mir geholfen, mein inneres Wesen zu berühren, indem ich Bewusstheit für Empfindungen, Gefühle und für die Energiezentren im Körper entwickelt habe. Das Gefühl von Ausgeglichenheit kann in stressreichen Situationen – körperlich oder geistig – leichter wieder hergestellt werden. Einige Übungen sind Teil meiner täglichen Gewohnheiten geworden, wie die Morgenübungen und Bewusstheit des Atems während des Tages.

Menschen mögen Kum Nye, weil es sofort Ergebnisse bringt. Wir können tiefer gehen, indem wir die verborgenen Spannungen erforschen, die durch Konzeptualisierung verursacht werden. Wenn wir den Geschmack von Gefühlen und Empfindungen berühren, stellen wir ein Gefühl der Einheit wieder her, niemals getrennt zu sein vom Universum. Unsere Kum Nye-LehrerInnen in Brasilien schätzen den Wert von Kum Nye so sehr, dass wir glauben, es könnte als ergänzende Heilmethode für viele allgemeine Krankheiten benutzt werden.

Wir unterrichten zurzeit eine Gruppe von 18 Fachleuten der städtischen Gesundheitsabteilung (ÄrztInnen, PsychologInnen, PhysiotherapeutInnen und SozialarbeiterInnen), die Kum Nye als wirksames Mittel innerer Entspannung erforschen wollen, zugänglich für Menschen jeder Ebene von Verständnis. Wir präsentieren es erfahrungsorientiert, mit klaren Anweisungen, wie man den Körper betrachtet und beobachtet und wie man Spannung langsam löst.

Paula Rozin, Sao Paulo, Brasilien, übt Kum Nye seit 1984.

Von Anfang an hat mich die Wirkung von Kum Nye-Übungen tief beeindruckt. Ich habe es so empfunden, dass ich einen ‚neuen' Körper bekommen habe, und damit einen neuen Ausblick auf das Leben. Ich war entspannter, glücklicher und hatte mehr Energie, ich war weniger sorgenvoll, ängstlich und reizbar. Der Nutzen dauert an und wird stärker: Ich werde immer empfindsamer für den Körper, sodass er im täglichen Leben unmittelbar Feedback gibt. Der Nutzen vertieft sich, da ich mich auf immer subtilere Empfindungen von Atem und Fühlen konzentriere. Das bringt meine Handlungen und meinen Geist in Einklang mit Erfahrung, sowohl wie sie sich in der Meditation entfaltet als auch besonders im täglichen Leben. Übenden gefällt, dass sie sich durch Kum Nye besser fühlen. Sie mögen, dass sie in den Übungen nichts ‚erreichen' müssen, aber sie schätzen auch die Herausforderung, die die Übungen bieten.

Charaka Jürgens übt Kum Nye seit 18 Jahren und unterrichtet Kum Nye seit 13 Jahren am Nyingma Zentrum in Amsterdam.

Wenn ich Kum Nye nicht für die Vorbereitung eines Kurses, sondern für mich übe, ist es heilsam. Gleichzeitig entspannend und belebend enthüllt es tiefere Schichten von Körper und Geist als Denken und Aufregung. Nach dem abendlichen Üben von Kum Nye ist mein Schlaf erfrischender. Kum Nye am Morgen nimmt den ‚Stress' aus meinen Träumen und hilft meinem Körper aufzuwachen. Ich erforsche gerne den Zusammenhang zwischen den Bewegungsübungen und ihrer Wirkung auf den Körper bzw. die Körperenergie. Die Tageszeit macht einen Unterschied in der Erfahrung, ebenfalls das Tempo der Bewegung. Ich mag es auch, den Punkt zu bemerken, wo Spannung und Entspannung anscheinend aufeinander treffen.

Joleen Vries hat Kum Nye am Nyingma Zentrum Amsterdam unterrichtet.

Ich würde gerne tiefer in Kum Nye hineingehen. Ich wollte immer die ‚Körpermechanik' der Übungen erforschen. Warum funktioniert sie in der Weise, wie sie es tut? In welche andere Richtung kann es gehen? Ich würde auch gerne eine Methode des Trainings entwickeln und eine Progression, vor allem als Unterrichtshilfe für mich selbst und auch für andere. Ich sage im Scherz oft: „Kum Nye ist das am besten gehütete Geheimnis in der Bay Area ." Vielleicht ist die Zeit gekommen, dass es in den USA und auch auf der ganzen Welt weiter verbreitet und praktiziert wird.

Santosh Phillip unterrichtet Kum Nye seit 2001
am Nyingma Institute in Berkeley, Kalifornien.

Kum Nye ist eine wunderbare Praxis, um zu entspannen, um im Körper anzukommen und sich in Erfahrung einzustimmen – etwas, was den meisten Menschen schwerfällt. Wenn man es tiefer versteht, fordert Kum Nye die Strukturen heraus, die wir benutzen, um die Welt, wie wir sie kennen, zu formen. Unser Selbstbild und unsere fixierte Vorstellung davon ‚wie die Dinge sind' lockert sich und lässt neue und unerwartete Möglichkeiten zu.

Jack Petranker, früher Direktor des Nyingma Institute
und Gründer des ‚Institute for Creative Inquiry'.

Kum Nye hilft mir, Entspannung zu vertiefen und Bereiche festgehaltener Spannung allmählich aufzudecken und zu lösen. Durch meine Praxis wird die Notwendigkeit, Bewusstheit aufrechtzuerhalten und zu pflegen, wieder betont: Bewusstheit des Atems auf einer kontinuierlichen Grundlage, Bewusstheit darüber, wie ich in meiner Umgebung handle, Bewusstheit meiner Reaktionen und der Gedanken, Emotionen und subtilen Körperenergien, die mit ihnen verbunden sind. Erfahrung ist leichter geworden und Emotionen weit weniger störend.

Durch Kum Nye erfahre ich direkt die subtilen Körperenergien, wie sie ständig entstehen, sich entfalten und verändern. So dient Kum Nye als dauernde Erinnerung an das Wesen von Veränderung und

Vergänglichkeit. Es hat mir geholfen, zu verstehen, wie wichtig die Wirbelsäule für den Fluss der Energie im Körper ist; zu verstehen, auf welche Weise Spannung in den Fasern der Bänder und Sehnen gehalten wird. Dadurch ist mir klar geworden, wie wertvoll es ist, die Gelenke tiefgreifend zu öffnen.

Donna Morton, Physiotherapeutin, übt Kum Nye seit 11 Jahren. Sie unterrichtet Kum Nye am Nyingma Institute in Berkeley, Kalifornien.

Empfohlene Lektüre zu Geist und geistige Ereignisse auf Englisch

Mind in Buddhist Psychology
„Necklace of Clear Understanding" von Yeshe Gyaltsen
Translated by H.v. Guenther und L.S. Kawamura
Dharma Publishing, 1975

Ways of Enlightenment
Buddhist Studies at Nyingma Institute
Based on Lama Mipham's mKhas-'jug
Dharma Publishing, 1993

Gathering the Meanings: Essential Teachings of the Buddha
The Arthaviniścaya Sūtra and its Commentary, Nibandhana
Translated by N.H.Samtani

Kurse und Retreats an Nyingma Zentren in Deutschland und weltweit

Wenn du gerne an Kursen oder Retreats teilnehmen möchtest, nimm bitte Kontakt auf zu einem der unten genannten Institute. Wenn du interessiert daran bist zu lernen, wie man Kum Nye unterrichtet, nimm Kontakt auf zum Nyingma Institute in Berkeley, CA oder zu Dharma Publishing, Ratna Ling, CA, oder frage am deutschen Nyingma Institut nach.

Deutschland
Nyingma Institut Deutschland
Siebachstr. 66
50733 Köln
Deutschland 0049-221-58 90 474
www.nyingmazentrum.de
info@nyingmazentrum.de

Niederlande
Nyingma Centrum Holland
Reguliersgracht 25
1017 LJ Amsterdam
Niederlande
0031-20-620 52 07
www.nyingma.nl
nyingmacentrum@nyingma.nl

USA
Nyingma Institute
1815 Highland Place
Berkeley, CA 94709
001-510-809-1000
www.nyingmainstitute.com
info@nyingmainstitute.com

Dharma Publishing
35788 Hauser Bridge Road
Cazadero, CA 95421
001-707-847-3717
www.dharmapublishing.com
contact@dharmapublishing.com

Brasilien
Instituto Nyingma do Brasil
Av. Prof. Fonseca Rodrigues, 224
Alto de Pinheiros - São Paulo – SP
0055-11-3864-4785 /11-3021-9376
Brasilien
www.nyingma.com.br
nyingmasp@nyingma.com.br

Instituto Nyingma do Rio de Janeiro
R. Casuarina, 297 – Casa 2 – Humaitá
CEP 22261-160
Rio de Janeiro, Brasilien
0055-21-2527-9388 / 2286-8426
www.nyingmario.org.br

Glossar

Äon – in der buddhistischen Kosmologie ein unermesslich langer Zeitraum.

Abhidharma – Sammlung von Lehrtexten des Buddha. Darin werden die Bestandteile von Erfahrung, die Tätigkeit von Körper und Geist, die Wirkungsweise von Karma und Emotionen, die Stufen des Weges und die Hindernisse auf dem Weg beschrieben.

Amrita – Nektar der Unsterblichkeit.

Arhat – eine Person, die Verwirklichung erreicht hat, indem sie die Fesseln der emotionalen Verdunkelungen überwunden hat.

Bhavacakra – das Lebensrad.

Bhavanakrama – die Einheit der drei Abhandlungen über Meditation, worin die voranschreitenden Meditationstechniken mittels der Entfaltung von Weisheit und „Geschickte Mittel" beschrieben werden.

Brahma – Herr über das erhabenste Paradies.

Bodhicitta – Herz und Geist des Bodhisattva, ungeheuer weit in Mitgefühl und tiefgründig in Weisheit.

Bodhisattva – eine Person, die Bodhicitta praktiziert, indem sie die Absicht lebt, alle Lebewesen zur Erleuchtung zu führen.

Buddha – der Erleuchtete, der vollkommen Erwachte, der alles erreicht hat, was es zu erreichen gibt.

Bhumi – jede einzelne von zehn Stufen des Bodhisattva-Weges.

dBu-ma Chen-po – mit Mahamudra und rDzogs-chen zusammen, eines der drei großen meditativen Systeme Tibets.

Chakra – Energiezentrum des Körpers.

Dharani – von einem Buddha oder Bodhisattva gesegnetes Mantra mit der Kraft, Lebewesen zu helfen. Einige findet man in den Sutren; im Allgemeinen sind sie ziemlich lang.

Dharma – die Lehre des Buddha, in der die Vision und der Weg zur Befreiung weitergegeben wird.

Dharmakaya – ein Teil oder eine „Verkörperung" des Buddha, der auch als die absolute Natur des Buddha bezeichnet wird.

rDzogs-chen – die höchste Lehre der Nyingma-Tradition. Der Begriff bedeutet „große Perfektion" oder „große Vollkommenheit".

Jambudvipa – der Erdteil, wo nach der Beschreibung in der Kosmologie des Abhidharma Menschen und Tiere leben.

Karma und Klesa – Handlungs- und Emotionsmuster, welche den Impuls für die Konstruktionen des Geistes geben. Sie halten unsere ständige Weigerung aufrecht, zu durchschauen, was der Geist uns zeigt.

Karuna – Erleuchtetes Mitgefühl.

Madhyamika – Philosophische Schule verbunden mit Prajnaparamita, entstanden aufgrund der Lehren von Nagarjuna.

Mahamudra – die höchste Lehre der Kagyud-Tradition. Der Begriff bedeutet „das große Symbol": das zugrundeliegende Symbol, welches alle andere beinhaltet.

Mahayana – Das Große Fahrzeug: Der Weg, den die Menschen gehen, die Bodhicitta erweckt haben.

Mantra – eine Methode für die Transformation des Geistes mithilfe der Energie von Sprache.

Nadi – Nervensystem.

Nagarjuna – großer buddhistischer Meister.

Nagas – schlangenähnliche Wesen, die in den Tiefen des Wassers oder auf der Erde leben. Obwohl sie wundersame Kräfte haben, gehören sie zum Tierreich.

Nama – Name.

Nyingma – bedeutet „die Ältesten“ und ist die älteste der vier Hauptschulen des tibetischen Buddhismus.

Prajna – der symbolische Name eines transzendenten erwachten Bewusstseins, eine wesentliche und allumfassende Erkenntnis, die über Begriffe, Gefühle und Denken hinaus geht. Eine der drei Schulungen, die zeigt, wie die Konstruktionen des samsarischen Geistes entstehen.

Prajnaparamita – die Lehre der vollkommenen Bewusstheit, der Kern der Verwirklichung des Buddha.

Pretas – Wesen, die von einer unerbittlichen Gier getrieben werden.

Rupa – Form.

Sadhana – Praxis einer Zeremonie und die entsprechenden Texte.

Samadhi – eine der drei Schulungen. Sie besteht aus einer Reihe von Übungen und Erkenntnissen, die dazu dienen, die Geistesformationen zu lenken und zu verwandeln.

Samvritya-satya – relative oder konventionelle Wahrheit. Sehen, Denken und Handeln sind geprägt durch eine Subjekt-Objekt-Beziehung.

Samsara – die gewöhnliche Wirklichkeit: Ein unendlicher Zyklus von Leiden und Frustration, der als Ergebnis von Karma entsteht.

Shariputra –Schüler des Buddha.

Siddha – ein verwirklichter Yogi, der Herrschaft über den Geist erlangt hat.

Shunyata – ein Begriff, der oft als Leerheit oder vollkommene Offenheit übersetzt wird.

Sutra – der Begriff Sutra bedeutet Zusammenfassung oder kurze Inhaltsangabe der Lehre. Sutren beinhalten die direkte Weitergabe vom Wissen des Buddha über die Natur der Existenz.

Upaya – geschickte Mittel.

Vajra-Guru-Mantra – ein Mantra von Guru Padmasambhava, ein Gegenmittel zu Verwirrung und Frustration. Es besitzt eine besonders starke transformierende Wirkung in der heutigen unruhigen Zeit.

Vayu – vitale Energie.

Yana – eines der drei (oder neun) Fahrzeuge, die Dharma-Praktizierende benutzen, um den Pfad zur Erleuchtung zu gehen.

Index

Weitere Bücher von Dharma Publishing Deutschland

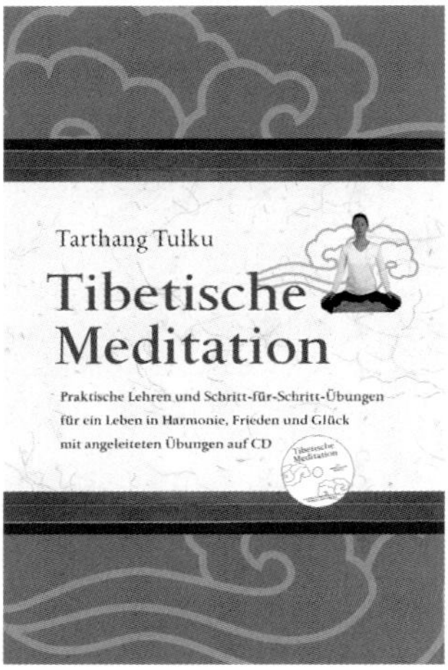

Tarthang Tulku
Tibetische Meditation
Praktische Lehren und Schritt-für-Schritt-Übungen für ein Leben in Harmonie, Frieden und Glück. Mit angeleiteten Übungen auf CD

„Meditation ist weder eine schwierige Aufgabe nocht etwas Fremdes – sie ist Bestandteil unserer Natur.“
– Tarthang Tulku

Unabhängig von Ihrer persönlichen Philosophie oder Ihrem religiösen Glauben zeigt *Tibetische Meditation* Ihnen, wie Sie die Meditation als täglichen Lebensstil entdecken – als einen natürlichen, friedlichen Zustand, der jederzeit bei und in Ihnen ist.

Paperback, erschienen 2007, mit CD, ca. 160 Seiten, Format 16,5 x 23,5 cm
ISBN 978-3-928758-18-5, € 24,80
CD ca. 60 Minuten ISBN 978-3-928758-28-4, € 11,50

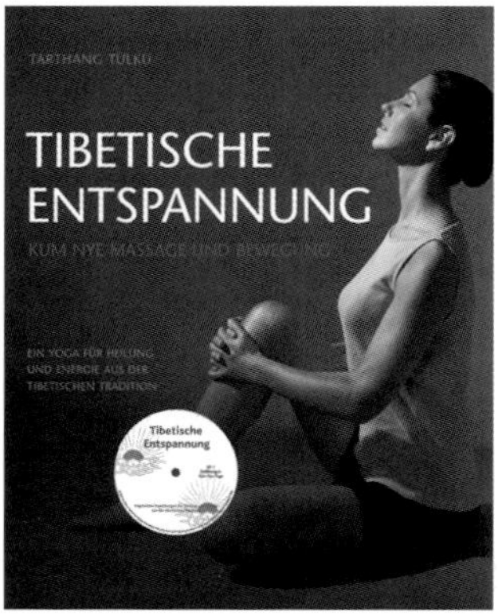

Tarthang Tulku
Tibetische Entspannung
Mit Übungs-CD zum Buch
60 Minuten angeleitete einführende Übungen in die Kum Nye Yoga-Praxis, leicht verständlich und zum Mitüben.

Kum Nye, ein Yoga für Heilung und Energie aus der tibetischen Tradition, besteht aus Übungen im Stehen, Sitzen und Liegen sowie Atemübungen und Selbstmassage. Energie wird stimuliert, Verspannungen schmelzen und die in ihnen festgehaltenen Gefühle beginnen wieder zu fließen – ein Zustand von tiefer Entspannung und umfassendem Wohlbefinden entsteht.

Buch Hardcover, erschienen 2004, 114 Seiten, Format 24 x 29 cm
ISBN 978-3-928758-19-2, € 24,80
Buch inkl. CD ISBN 978-3-928758-25-3, € 29,80
CD ca. 60 Minuten 978-3-928758-26-0, € 11,50

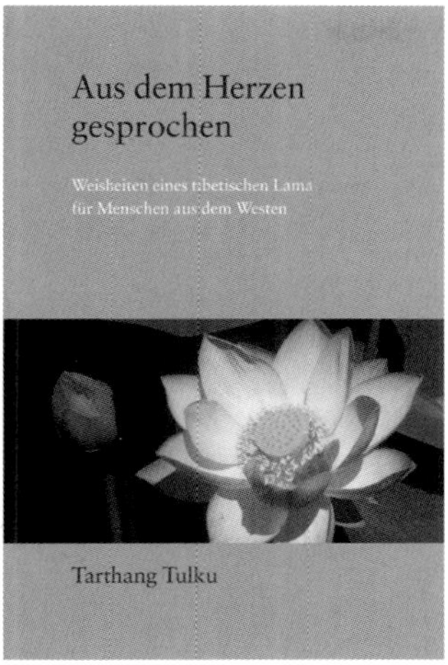

Tarthang Tulku
Aus dem Herzen gesprochen

Während die Welt dichter zusammenrückt, ist es Zeit, nach innen zu schauen, zu verstehen, wie unser Geist arbeitet und dieses Wissen zu nutzen, um unser eigenes Leben und darüber hinaus das Leben zukünftiger Generationen zu bereichern. Mit Wärme und Weisheit präsentiert *Aus dem Herzen gesprochen* Gedanken über Geist und Meditation, über eine neue Art des Arbeitens, über menschliche Freiheit und über das Spiel von Wissen in Zeit und Raum. Dreiunddreißig Aufsätze – Auszüge aus Artikeln, Interviews und Einführungen – umfassen mehr als dreißig Jahre Arbeit des tibetischen Lama Tarthang Tulku im Westen. Sie erforschen Weisen zu wissen, die begrenzende Muster transformieren und unsere besten Qualitäten anregen.

Paperback, erschienen 2007, 271 Seiten
ISBN 978-3-928758-17-8, € 14,90

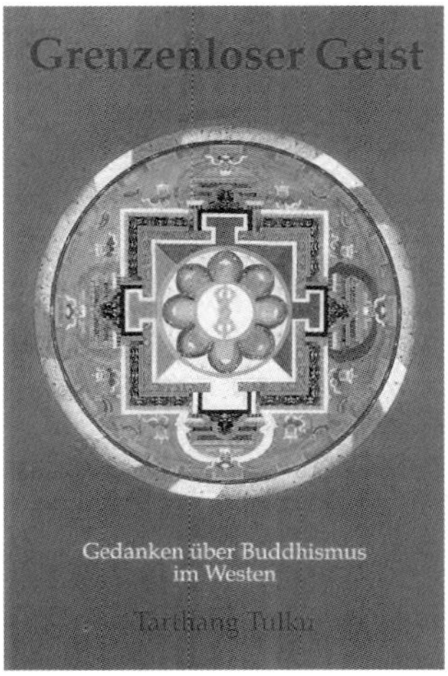

Tarthang Tulku
Grenzenloser Geist
Reflektionen zu Buddhismus im Westen

Was hat die zweieinhalbtausend Jahre alte Lehre des Buddha, der Dharma, uns in der heutigen Zeit zu sagen?
Seit 1969 lebt und arbeitet Tarthang Tulku, ein tibetischer Lama, im Westen. In diesem Buch beschreibt er vor dem Hintergrund seiner reichen Erfahrung mit Menschen im Westen seine Gedanken zu Sinn und Bedeutung des Dharma-Studiums und Nutzen des Buddhismus für das heutige Leben. Er geht auf akademische und therapeutische Herangehensweisen ein und beschreibt Arbeit als transformative Dharma-Übung.

Paperback, erschienen 2004, 213 Seiten
ISBN 978-3-928758-20-9, € 14,90